精神医療の最前線と心理職への期待

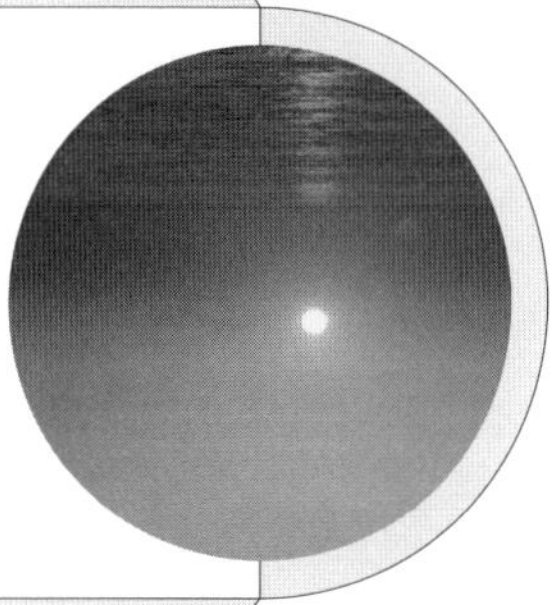

野村俊明・下山晴彦 編著

まえがき

現在、日本のメンタルヘルスの領域では大きなパラダイムシフトが進行している。厚生労働省は二〇〇四年に「精神保健医療福祉の改革ビジョン」、二〇一〇年に「今後の精神保健医療福祉のあり方等に関する検討会」報告書を出し、「入院医療中心から地域生活中心へ」をモットーに政策転換を進め、**多職種協働のチーム医療**を採用する方針を固めている。したがって、国民のメンタルヘルスに関わる専門職は、医療職や心理職といった枠組みを超え、精神保健医療福祉の改革に向けて協働していくことが社会的に強く求められている。

日本の臨床心理学は、一九九五年に試験的に導入された公立中学のスクールカウンセラー制度の主な担い手として臨床心理士が採用されたこともあり、学校教育領域を中心に発展してきた。しかし、上述したような精神保健医療福祉領域における社会的要請を考えるならば、多職種協働のチーム医療において適切な役割を担うことができる心理職の養成が不可欠である。そこで、本書の編者の一人である下山は、「医療領域における心理職の教育訓練プログラムの開発」をテーマに研究を行ってきた。幸い文部科学省の科学研究費〔「医療領域における臨床心理研修プログラムの開発・評価研究」（二〇〇七～二〇〇九年　基盤研究B/19330153）および「医療領域の心理職養成カリキュラムに関するプログラム評価研究」（二〇一一～二〇一五年　基盤研究A/23243073）〕を得て研究を発展させてきている。その研究の一環として精神医療の最前線で活躍されている医師を講師に招き、ご自身の専門の観点から心理職に期待することをお話いただく研究会を主催した。

本書は，その研究会でご講演をいただいた講師の先生方に，改めて同じテーマで論考執筆をお願いして出来上がったものである。目次をみればわかるように，まさに日本の精神医学の最前線のトピックが語られ，それとの関連で心理職へ要望が書かれている。その点で，心理職だけでなく，精神科医をはじめとして精神医療に関わるすべての人びとにとって，とても興味深い内容となっており，ぜひ多くの方にお読みいただきたいと思っている。

研究会の企画運営については，本書のもう一人の編者である野村俊明氏と協働して行った。私たちは，ともに東京大学大学院教育学研究科で臨床心理学の教育訓練を受けた経験をもつ。その後，野村氏は医学に転じて精神医学を専攻し，精神科医として活動をしてきている。博士課程で臨床心理学を修め，臨床心理士資格をもつ一方で精神科医として仕事をする野村氏は，医療領域における心理職の役割を多角的に理解できる立場にいる。そこで，本書の編集にあたってはリーダーシップをとっていただいた。

なお，本書の姉妹編として同じ誠信書房から『今，心理職に求められていること——医療と福祉の現場から』（下山晴彦・村瀬嘉代子　編著）が出ている。併せてお読みいただければ幸いである。

最後に本書が日本のメンタルヘルス活動の発展に少しでも寄与できることを祈って筆を擱くことにする。

編者を代表して

下山晴彦

目　次

精神医療の最前線と心理職への期待

第Ⅱ部　社会的要請のなかで心理職との協働が重要となっている医療領域

序章　精神医療の現状と臨床心理学

日本医科大学
野村俊明

本章ではわが国の精神医療の現状とその背景にある精神医学の動向を概観する。本書が主たる読者と想定している医療・福祉・教育などの関係者に精神医療の現状を紹介し、精神医療がいかに心理学的援助の専門家を必要としているかを明らかにし、さらにこうした専門家が育成される条件について私見を述べる。

第1節　精神医療の現状

1．現代精神医学の動向

精神医療の歴史は人類の歴史とともに古い。いわゆる近代精神医学は、これがシャーロット、ピネル、グライシンガー、クレペリン（Charcot, Pinel, Griesinger, Kreapelin）らを嚆矢とすると考えれば、その成立は18世紀後半である。(1) では現代精神医学の始まりをどの時点とするかについては幾つかの考え方があるだろうが、アメリカ精神医学会がＤＳＭ－Ⅲを発表した１９８０年を一つの区切りとする立場が成り立ちうると思われる。(2)

アメリカ精神医学会が、それまでとは大幅にスタイルを変えた症候論的・記述的な診断基準であるＤＳＭ－Ⅲを作成した背景にはさまざまな事情が指摘されている(3)。精神医学の内部からは、アメリカ精神医学の中心であった精神分析ないし力動精神医学の治療効果への疑問や批判、生物学的知見を無視した反精神医学による一面的な疾患理解への反省、不明確あるいは恣意的な診断基準による混乱と研究成果の遅れ、実際に同じ英語を母国語とするアメリカと英国の間での診断基準の乖離の指摘等々の動きがあった。同時に、ディレイ（Delay）らの抗精神病薬の開発（１９５２年）に始まる薬物療法の発展やさまざまな生物学的診断の進歩があった。ＤＳＭ－Ⅲは、生物学を土台とする医学の一分科としての精神医学を構築しようとする「再医学化」の象徴であったといえる。また、社会経済的には、先進諸国、特にアメリカにおいて医療費の増大をどのように抑制するかという課題が、費用対効果の追求を求めた。こうした背景のなかで、精神医療は医学的にも社会経済的にも診断と治療の根拠が明確であることが求められるようになってきた。医師の個人的経験に依拠した治療から、科学的な根拠に基づく治療（evidence based medicine: EBM）への転換が進んでいる。この理念自体は今後とも大きく揺らぐことはないだろう。

ＥＢＭを支える生物学的精神医学の発展は目覚ましいものがある。特に画像診断と精神神経薬理学の進歩が際立っている。画像診断では、これまでのＣＴスキャンやＭＲＩによる形態面からの解析に加え、ＰＥＴ、ＳＰＥＣＴ、ｆＭＲＩなどの脳の機能分析に結びつく理解が進んでいる。これらの知見は今のところ精神科臨床に直結するものではないが、今後さらなる発展により、診断や治療につながる成果が期待される。精神神経薬理学は、主として神経伝達物質に関連した知見が集積されており、新規向精神薬の開発に結びついている。また、受容体の占拠率に関する研究などから、適切な投与量について新しい知見が得られている。さらに、遺伝学的なアプローチ、とりわけＤＮＡレベルでの精神障害の病因探索も進められている。精神障害の大部分はいわゆる多因子遺伝であり、さらに環境要因が加わるので、ＤＮＡレベルですべての精神障害の診断が可能になるとは考えにくい。しかし、今後これらの研究成果は、精神医学の診断と治療をより明確な科学的根拠をもった水準に高めていくであろう。

これに対して、心理学的な精神医学ないし精神療法は、相対的に精神医学における位置付けが低下していることは否めない。世界的にみればわが国は精神病理学が盛んな国であり、少なくとも１９８０年代までは、臨床に結びつく理論が展開されてきた。笠原・木村のうつ病分類[4]、統合失調症の寛解過程論（中井）[5]なども今日も臨床的に活用されうる業績である。ところが１９９０年代ごろからの精神病理学はきわめて難解かつ抽象的で、少なくとも一般的な知識と関心しか持たない精神科医には近づきにくい性格を帯びるようになったように思われる。精神病理学のこうした傾向も精神療法への関心が衰退していった一因ではないだろうか。心理学的な精神医学への関心の低下は、生物学的精神医学の進歩だけが要因ではなく、それが臨床から乖離していたことも大きな要因であったように思われてならない。

このように１９８０年代以降、生物学的精神医学が支配的となり、心理学的な立場は弱体化したが、その傾向は現在も続いている。ただし、ＤＳＭ－Ⅲ以来の操作的診断基準と記述主義は、今後変化していく可能性がありそうである。ＤＳＭの旗手とみなされていたアンドレーセン（Andreasen）によるＤＳＭの弊害についての議論などは変化を予感させるものである[6]。目下準備されつつあるＤＳＭ－Ｖでは、大幅な変更が行われる可能性があるという[7]。わが国はこれにもまた追従していくのか、それとも自国の実情を考慮した新たな方向を模索するのか、いずれにせよＤＳＭの改訂はわが国の精神医学にも大きな影響を与えることは間違いないだろう。

2．うつ病の蔓延と診療所（クリニック）の増加

近年のわが国の精神医療の特徴の一つは、診療所の爆発的ともいえる増加である。名称は精神科・神経科・心療内科・メンタルクリニックなどさまざまであるが、その診療内容や外来患者の病状に大きな違いはないと

表1　精神科診療所の急増

	1987	1990	1993	1996	1999	2002	2005
総診療所	79,134	80,852	84,128	87,909	91,500	94,819	97,442
精神科	1,765	2,159	2,644	3,198	3,682	4,352	5,114
神経科	1,604	1,797	2,016	2,231	2,454	2,590	2,839
心療内科	—	—	—	662	1,573	2,317	3,092

［厚生労働省「平成20年医療施設調査」より（重複集計）］

思われる。精神科医が開業するにあたって精神科・神経科を名乗らず、心療内科を標傍するのはよく見かけることである。

平成20年医療施設調査に示された、精神科・神経科・心療内科の診療所数の推移を**表1**に示す[8]。

これだけの急増にもかかわらず、多くの診療所の経営が成り立ち「繁盛」しているらしい。予約制をとっている場合、初診の予約待ちが数週から数カ月に及ぶことがあり、診療所の予約がとれないため、早く診察を受けようと予約制をとっていない大学病院を受診する患者がいるという[9]。身近にあって簡便に診察を受けやすいはずの診療所がすぐに受診できないという逆説的な事態が生じている。統合失調症や躁うつ病（双極性障害）の比率が急増したとは考えにくいので、うつ病や不安障害圏（神経症圏）の患者層が増えていることが推定される。

事実、厚生労働省の患者調査によればうつ病患者は増え続けており、１９９９年に44万1千人だったうつ病患者が２００２年には71万1千人、08年には１０４万1千人に急増している[10]。この統計は躁うつ病に関する数字だが、双極性障害が急増しているとは考えにくく、いわゆる単極性うつ病の増加を反映していると考えてよいだろう。この「うつ病患者の急増」が精神科診療所の爆発的な増加を支えている。「需要」がなければ診療所がこれほど増加する余地はないからである。

うつ病が深刻な問題であるのは日本に限ったことではなく、ＷＨＯもうつ病が能力障害を招来する重大な疾患であるとの認識を示している。世界疾病負担研究（The Global Burden of Disease Study）においても国民所得の高低を問わず、生活に支障を与える疾患の第一に挙げられている[11]。精神障害、特にうつ病の予防と治療は、21世紀における世界的な医療課題である。

うつ病と関連が深い自殺についてみると、わが国の自殺者は1998年に3万人を超え、以降減少に転じていない。いわゆる先進諸国のなかではロシアに次ぐ数字である。この背景に経済不況があることは間違いないが、一時的に不況からの脱却が語られた時でも自殺者は目立って減っておらず、経済状況だけが問題ではなさそうである。一人の自殺既遂者の背後には何倍かの未遂患者がいるとされること、自殺者の60％はうつ病患者であると指摘されていることなどを考えるならば、この点からもうつ病患者は増加していると推定される[11]。

うつ病患者の増加がDSMやICDなどの操作的診断基準の浸透と関連するという意見もある[3]。本来、DSM－Ⅲは心理社会モデルによる「正常と異常の境界欠如」による精神医学の拡大に対する批判的な見地を含んでいたとされる。しかし、症候論的記述的な診断学からは、症状を形成した要因や症状の質的な差異が考慮されにくいという嫌いがある。たとえば、うつ病と関係の深い「抑うつ気分」について言えば、正常な悲哀とうつ病の違いを弁別する観点が失われがちである[12]。また、アキスカル（Akiscal）などによる感情スペクトラムに関する理論的展開が大きな影響を与え、これまで神経症性うつ病（抑うつ神経症）と診断されていた患者やパーソナリティ障害とみなされていた患者がうつ病ないしうつ病類縁の気分障害と診断される傾向が強まっている[13]。

一方、自殺に至るうつ病患者とは多少異なるタイプのうつ病患者の増加が指摘されている。新しいうつ病と総称される一群である[14]。これらが1980年代に、退却神経症（笠原[15]）あるいは逃避型うつ病（広瀬[16]）として記述された抑うつ症候群の延長上にあることは異論がないだろう。これらの患者は、メランコリー親和型性格ないし執着気質の人が疲労消耗の延長上にうつ病を発症するという枠組みでは理解しにくく、休養と服薬によって少しずつ着実に回復していくという治療モデルが当てはまりにくい。そもそも休養にどれほどの治療的意義があるのか明確でないと感じられる事例もある。これらのうつ病患者は症状レベルでみれば確かに軽症であるが、軽症であるから治りやすいというわけではない。実際には、患者の何割かは年余にわたって通院し、服薬し、さらには就労が困難になる者も少なくない。

これらの事情と絡み合いながらうつ病概念を拡大しているもう一つの要因は、薬物療法の隆盛である。1950年代に精神医療に本格的に導入された薬物療法は、その後新しい向精神薬の開発が続々と進められてきた。とりわけこの10～15年、抗うつ薬と抗精神病薬（神経遮断薬）の分野では新規薬物の導入が目覚ましい。

両者に共通しているのは、副作用の軽減と使用（適応）範囲の拡大である。特に、抗うつ薬は、うつ病・うつ状態だけでなく、不安障害（神経症）全般に第一選択薬として使用されている。この適応範囲の拡大は、最近まで頻用されていたベンゾジアゼピン系抗不安薬が持つ依存性や脱抑制などの副作用の強調と相俟って、新規抗うつ薬（ＳＳＲＩ〈選択的セロトニン再取り込み阻害薬〉やＳＮＲＩ〈セロトニン・ノルアドレナリン再取り込み阻害薬〉など）の急速な使用量の増加をもたらした。最近は新規抗うつ薬の副作用も取り上げられるようになってきたが、一時期はその安全性ばかりが強調されていた面があるのは否定できない。副作用が少ないことを意識した薬物の開発や流通が望ましいことは言うまでもないが、一方で安易な処方につながりかねないリスクを持ち、明確な病気ではない状態でも抗うつ薬が投与される傾向が助長されているとの指摘もある。[17][18]

うつ病は「こころの風邪」であるという言葉が広められたことは、精神障害への偏見を軽減し早期受診を促すという点では有意義であったが、一方で「誰でもすぐにうつ病になる」「治療すれば必ずすぐ治る」「薬を飲めば良くなる」という誤解を引き起こしたマイナス面があったことを見逃すことはできない。インターネットで簡単な自記式チェックリストを試み、「自分はうつ病の診断にあてはまる」と外来を訪れる患者が後をたたず、その患者にＤＳＭの項目を機械的に問診し、症状の持続性（罹病期間）や重症度を十分に確認せずうつ病の診断を下す精神科医が少なくない。

表2　精神科病院数の変化

	1990	1993	1996	1999	2002	2004	2005	2006
総病院数	10,096	9,844	9,490	9,286	9,187	9,077	9,026	8,943
精神科病院	1,049	1,059	1,057	1,060	1,069	1,076	1,073	1,072
精神科病床	359,100	362,400	360,900	358,500	356,000	354,900	354,300	352,400

［厚生労働省「平成20年医療施設調査」より（重複集計）］

同様の現象は、パニック障害や社会不安障害などについても起きているとの指摘がある。[19] 漫然と投薬を受けながら何年も診療所に通っている患者も少なくないのではないだろうか。

3．病院における精神医療の動向

わが国の精神科病院は、入院患者数が世界的にみてあまりに多いことがしばしば批判され、厚生労働省が病床削減を推進しようとしているにもかかわらず、今のところさほど減少していない。医療施設調査によれば、1990年1049であった全国の精神科病院は、2006年には1072とむしろ増加している[8]（表2）。

精神科病床自体はおよそ3％減少しており、一部の病院で病床削減が行われていることを示している。ただし、この病床数の変化は、いわゆる精神科病院における削減だけでなく、総合病院における精神科病床の減少も反映していることに留意すべきである。

精神科病床に入院している患者の60～70％を占める統合失調症患者を対象とするさまざまなリハビリテーションの取り組みは着実に進んでいる。現在では、院内に作業療法室やデイケアを持たない精神科病院は少なくなり、地域には作業所・グループホーム・生活支援センターなどが設置されている。それらの施設は質・量とも十分であるとはいえず、予算も十分であるとはいえないが、精神科病院がかつての収容型医療に戻ることはもはやありえないであろう。

しかし、リハビリテーションの進展にもかかわらず在院を続けざるを得ない患者も多く、精神科病院の長期入院患者は高齢化しつつある。[10] その一方で、新規入院患者の入院期間は確実に短縮されており、外来だけで維持できる統合失調症患者の増加も指摘されている。したがって、精神科病院の入院患者は今後急速に減少する可能性があるが、患者調査では精神科病床に入院している認知症患者は増加傾向にあり、統合失調症患者の減少により生じた空床を認知症患者が埋めていくという現象が見られる。これらの病床が認知症専門の病床として人員配置や治療内容その他が再構成されているかといえば、必ずしもそうとは言えないようである。周辺症状（行動障害）のため在宅ないし施設で介護しきれなくなった認知症患者が精神科病院に入れられ、鎮静中心の治療を受けているとすれば憂うべき事態だと言わねばならない。[20]

次に、総合病院の精神医療について述べる。精神医療の場は、診療所・精神科病院・総合病院に大別される。身体疾患を合併している患者や身体症状をともなう精神障害患者は総合病院への通院入院が望ましいだろう。精神科患者が身体疾患に罹患して治療が必要になる場合、自殺企図によって身体面の管理が必要になる場合、身体疾患の既往の有無が明確でない場合の精神科救急などでは、診療所では勿論、精神科病院でも設備面や医師の専門性の制限から十分な管理が難しいことがあり、総合病院精神科が窓口にならざるを得ない。

身体疾患で総合病院に入院あるいは通院している患者が精神医学的治療を求めるケースも多い。正確な数字はないが、総合病院に入院している患者のうち、精神科治療の必要があるのはおよそ5～10％という説がある。[21] こうしたリエゾンないしコンサルテーションは、今後とも社会的要請が増えていくと予想される。特に、緩和ケア・透析・臓器移植など特別な領域におけるリエゾン・コンサルテーションの要請は高まっていくであろう。高齢化社会の到来にともない、精神疾患と身体疾患を合併する患者が増えていく可能性が高い。

このように医療全般において精神医学への要請が増大すると見込まれるにもかかわらず、総合病院における精神科病床は減少傾向にある。総合病院精神医学会による調査の結果をみると、総合病院における精神医療の深刻な状況がよく分かる（表3）。

表 3　総合病院精神科の施設数・病床数の推移

	2005 年	2008 年	減少数（減少率）
有床精神科施設数	261	248	13(5.0%)
精神科病床数	21,160	19,103	2,057(9.7%)
無床精神科施設数*	245(2006 年)	181	64(26.1%)

［日本総合病院精神医学会基礎調査等］
＊中島の調査による

特に外来部門の減少が著しいことに留意すべきである。外来部門の減少の大きな理由は過重労働に由来する医師不足にある。「医療崩壊」が精神科でも起きているといっても過言ではないだろう。入院病床の減少はこれに加えて、精神科の非採算性という問題、患者の管理にどうしても身体科とは違う意味での大変さがあり、敬遠されてしまうという問題が加わっている。しかし、高度な身体的治療を行わなければならない精神科患者や入院治療を要する身体疾患患者の精神医学的治療のためには、総合病院内に精神科病床が必要不可欠である。精神医療は診療所と精神科病院だけでは完結できないのであり、この現状に危機感を抱いている医師が多い[22]。

4. 精神科治療対象の多様化

症状の軽症化はうつ病だけでなく、その他の精神障害についても言われている。一般に、病気は進行して重症化すれば、それに比例して患者の個性が失われ典型像を示すようになる。統合失調症であれ、認知症であれ、脳炎であれ、重症例が長い経過をたどった後の最終的な病像は全般的な大脳の高次機能の低下に対応する病状を示すことになる。逆に症状が軽症化することは、患者のパーソナリティや生活史を反映する個性が前面に出てくることを意味する。うつ病であれば、休養と抗うつ薬の服用を指示すれば事足りるというわけにいかず、患者の病状に応じた多様な対応が求められることになる。企業で働く患者の場合であれば、休職や復職の判定が難しさを増していると思われる。同様のことが、統合失調症・不安障害・身体表現性障害（心身症）・解離性障害等々にも起こっている。患者の個性や個別事情に見合った対応をしようと心掛けるならば、時間をかけた丁寧な診療が必要である。

また、最近精神科では、虐待、DV、性の問題、非行、さまざまな嗜癖や依存など多様な問題への対応が求められるようになっている。自らカップル・カウンセリングを求めて受診する事例も少なくない。高齢化社会の到来にともない、さまざまな合併症をもった精神科患者、単身生活をする高齢患者の増加も予想され、診察室での診療では対応できないソーシャルワークが必要な患者が増えてくるだろう。医療施設の外でも、精神医学に対する期待は広がりを見せている。産業精神保健の領域、災害や犯罪にともなうトラウマ体験由来の症状の診断と治療、司法・警察領域、教育現場やコミュニティのメンタルヘルス活動などがその代表である。症状の軽症化の一方で対象が多様化し、複雑化している。これらの問題をすべて精神医学が引き受けるべきであるのかどうか疑問の余地はある。少なくとも他領域、他職種との連携においてしか役割を果たすことができない事柄が少なくないと思われる。また、社会経済的要因によって生じている事象を医学や心理学の問題に還元するのは適切な対応ではないと考えられる。したがって、精神医療の対象の拡大を無条件に善いことであるとは到底言えないが、現状では他に相談の窓口がなく、精神医学が一定の役割を引き受けざるを得ない場合があるのも確かなことである。総じて精神医療の守備範囲は明らかに広がっており、当面は広がっていく傾向が続くと予想される。

近年新たに制定された医療観察法は、司法精神医学に大きな影響を与えている。これまでの司法精神医学は、精神鑑定を中心とする理論的な責任能力研究と矯正施設内での治療に限定されていたが、医療観察法の施行で新たな局面を迎えている。わが国では、司法精神医学が精神医学全体のなかに占める比重は決して大きくなかったが、欧米では歴史的にみれば司法精神医学の位置付けは非常に大きい。現在、医療観察法関連には膨大な予算が投入されている。今後もこれが続くのかどうか、その妥当性をめぐってはさまざまな議論があるが、重要な領域であることは間違いない。また、司法・矯正関連では、1990年代後半から少年非行・児童虐待などをめぐって医療・福祉の役割がいっそう重視されるようになっている。

高齢化社会を迎えているわが国にとって焦眉の課題の一つは認知症への対応である。軽度認知障害ＭＣＩ(Mild Cognitive Impairment) に関する研究、塩酸ドネペジルに続く治療薬やワクチンの開発など認知症の予防・早期発見・早期対応に関心が集まっている。また、わが国の最大の死因になった悪性腫瘍に関して、緩和ケアをめぐる精神医学の役割も大きなものがあるだろう。少子化が進むなかで一人ひとりの子どもの健康な成長を守るための乳幼児・児童精神医学の発展も不可欠である。最近は発達障害に強い関心が集まっているが、発達障害の研究はパーソナリティ障害の概念に影響を与え、さらに精神障害の分類の枠組み自体に影響を与える可能性があるだろう。残念ながらわが国の児童精神医学は関係者の度重なる要望にもかかわらず貧困な状況が続いているが、今後発展が期待される領域であることに変わりはない。

その他、多くの新しい領域が生まれているが、ここでは割愛せざるを得ない。本書では、パーソナリティ障害、睡眠障害、ＰＴＳＤ、性同一性障害、発達障害、女性外来の6領域を扱っているが、心理士の関与が期待される領域はこれらにとどまるものではない。改めて精神医学の対象が拡大し多様化しつつあること、そのそれぞれにきめ細かい対応が要請されていることを強調しておきたい。

最後に、精神科医の最大の学術団体である日本精神神経学会の動きで特筆すべきこととして、他の医学分野の学会では早くから確立していた専門医制度の導入がある。かつて臨床心理学会が資格問題で分裂したのと同様に、大学紛争と反精神医学運動の影響で長らく実現できなかった専門医資格が学会レベルで動き始めた。多くの精神科医が専門医資格を取得し、資格更新のためもあって学会に参加するようになっている。専門医制度導入以降、精神神経学会の活況は目覚ましいものがある。学会への参加が会員の質的向上を単純に保証するものではないだろうが、変化の時期であることは明らかであろう。

第2節　臨床心理学への期待とその課題

1．患者のニーズは確実に増加している

日々診療に携わっている精神科医や心療内科医は、多くの患者が心理療法やカウンセリング（以下、心理療法と表記）を求めていることを承知している。「臨床心理士」という言葉が広まりつつあり、災害や事件が起こると「こころのケア」の専門家が派遣されるのが当然のことになりつつある。臨床心理学の専門家を多数抱え、心理療法を提供することを特色としている診療所も少なくない。

既述のように精神科外来患者の病状は総じて軽症化多様化しており、比較的治療法が標準化されているうつ病も休養と服薬という型どおりの治療では済まなくなり、心理社会的要因やパーソナリティを考慮した時間をかけた個別的な対応が必要とされている。こうした事情はうつ病以外の障害についても共通していることはすでに述べた通りである。つまり、精神医療において心理療法は、患者の希望という面からも医療上の要請という面からも必要とされているといえる。

しかしながら、この必要は現状では満たされていないと思われる。第一に、多くの医師は心理療法の系統的な訓練を受けていない。各人の経験とセンスに任せられているのが実情である。密室的な状況で行われている外来診療において、思わぬ無手勝流の「心理療法」が行われていない保証はどこにもない。次に、診療時間の制約という問題がある。医療施設によりさまざまではあろうが、平均すれば一人の外来患者につき10～15分かけられれば良い方であろう。休まず診察したとしても診療録の記載、処方箋の作成、コ・メディカルスタッフとの打ち合わせ、各種診断書の作成などの作業を考えると時間的な制約は大きい。第三に、心理療法には相応

の時間と空間（場所）が必要である。筆者には、毎週のように自分なりに時間をかけて診察していたつもりの患者から「心理療法の必要はないのか」「心理療法を受けたい」との希望が出され、自分がしていたのは心理療法ではなかったのかと落胆に近い感情を抱いた経験がある。友人の精神科医から同様の経験を聞いたことがあるので、これは個人的な経験とはいえないようだ。このことは心理療法には、一定の時間と空間が必要であることを意味していると思われる。

こうした患者のニーズに応えるには、心理療法の専門家を配置するのが合理的な方策である。本来は医師が対応すべきであるという考えも一理あるが、適切な薬物療法の施行、身体面の管理、その他の業務を考えるならば、十分な教育訓練のゆとりは与えられておらず、診療時間の面からも余裕はない。少なくとも本格的系統的な心理療法を行うのは現実的ではない。作業療法やケースワークと同様、心理療法もまたチーム医療の枠組みのなかで専門家の手に委ねられるのが妥当であると思われる。精神医療の対象の増加と多様化にともない、心理学的な援助を行う専門家が必要とされている。

ただし、このことは医師が心理療法を自らの役割として考えなくてよいとか、放棄してよいということを意味するわけではない。たとえ時間は短くともすべての診察は心理療法的な意味合いを含むのであり、医師の言葉や振る舞いが患者に大きな影響を与えることに変わりはない。心理士でなく医師が心理療法的な関与を行う方が適切な患者もいるだろう。医師、特に精神科医や心療内科医にとって、心理療法に対する理解を深め、適切な心理療法的面接を行う技術を高めることが重要であることは論を待たない。

2．コストという障壁

現在、患者が心理療法を受ける上で最大の障壁は、経済的な負担である。現状では、30～50分の心理療法を心理士から受けた場合、相応の費用（5000～1万円）を患者が支払わねばならない。診察料および薬代に加えてこの費用は多くの患者にとって重い負担である。とはいえ病院や良心的経営をしている診療所が心理士の人件費を負担するのは不可能である。こうした障壁が生まれる背景には、心理士が国家資格化されておらず、その行為が保険点数の対象になっていないことがある。心理士の国家資格問題は複雑な背景を持ち、ここで詳細に論ずるゆとりはないが、実際に多くの心理士が医療施設に勤め、患者に接している以上、これが医療行為として認定されず国家資格化されていないのは明らかにおかしなことである。

心理職を資格化するにあたって検討すべき事柄で、これまで意外に議論されていないのは医療費との関係である。時間に追われる医師は、患者の要望に処方変更によってのみ応えようとしがちである。処方薬が増え、医療費が高騰する。心理療法的な関与をする技術が不足している医師もまた処方変更を繰り返すことで対応するしかないため、結果的に投薬量が増えていく傾向がある。丁寧に時間をかけて患者の話を聞き、支持し共感し適宜適切な助言を行うことで必要な処方量は確実に減少すると思われる。これはおそらく精神科だけのことではない。総合病院のなかに心理士が配置されることで、医療費の削減が可能になるかもしれない。人件費との比較が当然問題になるが、心理士による心理療法の導入により、わが国の国民皆保険下での医療費がどのように変化していくのかに関する試算・検討が必要であろう。

具体的に、どの程度の心理士が必要とされるのかについて、現時点で明確な数字を示すのは難しい。たとえば、一日で30～50人という平均的（あるいはやや少なめ）な外来患者数の場合で考えてみると、筆者の経験ではそのなかの2～3割に、ある程度時間をかけた心理療法的な関与が必要な患者がいるように思う。この場合、半日で6～15人の患者が心理療法的関与を必要とすることになり、担当する心理士が1～3人は必要だという計算になる。家族心理療法・グループワーク・心理教育・心理テストなどの業務を考えると、それでは足りないかもしれない。

どのような病態の患者に心理士が関与すべきなのかも実は難しい問題である。医師から見た必要性、心理士からみた必要性、患者の希望はそれぞれ食い違う可能性がある。医療上の必要というより、患者の希望で面接が行われる場合、これを医療保険で行うことの是非も問題になると思われる。

3. 教育と訓練

心理士が資格化され、保険診療の枠内で心理療法を受けることが可能になれば、問題がすべて解決されるわけではない。心理士の専門性はむしろそれから問われることになるだろう。

現在の臨床心理士養成は大学院修士課程で行われているが、これは残念ながら座学中心である。医療機関での研修は大学によって著しい差があるようだが、最も充実していたとしても週に1－2回、研修生として病院に行く程度である。これでは満足な研修にはならない。あらゆる臨床研修は実地研修（On the Job Training: OJT）でないと十分な意義をもたない。心理士の場合も資格を取得してから研修が行われるようなシステム作りが不可欠である。現状では、各医療現場に心理士が少数（しばしば1人）しかいないため、指導や相互研鑽がきわめて難しい。結果的に心理士の研修は個人任せにされている嫌いがある。研修を求めて講習会などに参加しても、知識の習得にはなっても臨床的な指導を受ける機会には恵まれない。医師の研修体制が良いことばかりでないことは承知しているが、指導医－若手医師－研修医がチームで実際に臨床に携わることの教育的な意義は大きい。心理士の育成もこうしたシステムのなかで行われていくのが理想である。

心理士は医療に限らず幅広い職域を持つ業務である。教育・産業・福祉・コミュニティケア・司法矯正など枚挙にいとまがない。これらの領域では、心理士が診断的な行為や受診の必要性についての助言を行わざるを得ない可能性がある。大学院時代に医療機関でほとんど実習を経験していない心理士がスクールカウンセラーとして赴任し、児童・思春期の生徒やその保護者に面接し、教師たちと協働作業をしている現実に強い不安を感じているのは筆者だけではないだろう。スクールカウンセラーに限らず、精神科治療を受けているあるいは

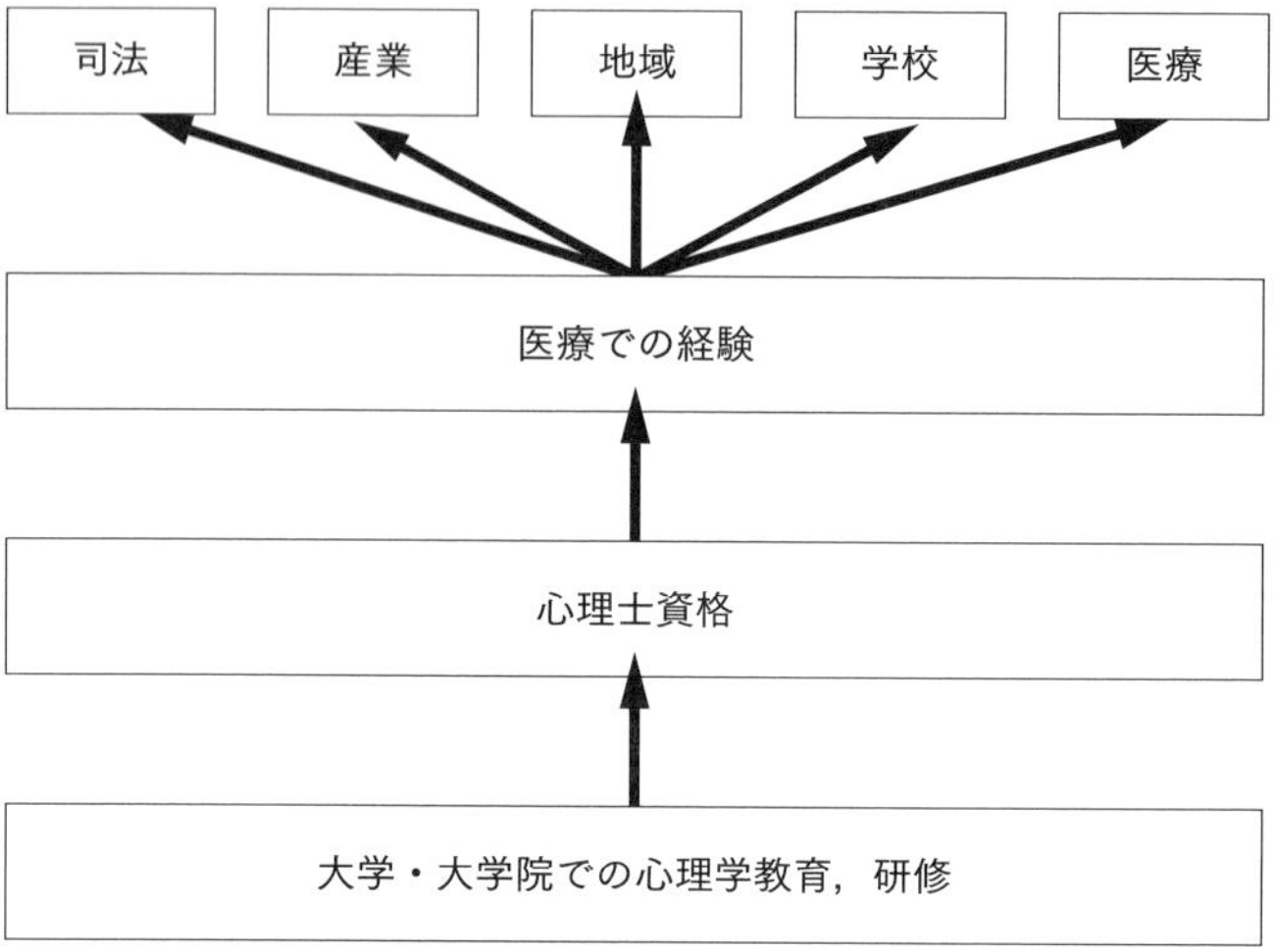

図１　心理士養成のための研修システム（案）

必要とするクライアントに関わる可能性がない領域は存在しない。医療の必要性や積極的な介入の是非の判断が正しく行われるためには、精神医学の知識と経験を蓄積する必要がある。そのためには少なくとも一定期間医療のなかに身を置いて仕事をしながら訓練を受けるのが効率的であろう。将来的にどのような領域で働くにせよ、医療現場での臨床経験は必ず役に立つと思われる。精神医学的知識と医療機関での臨床経験は、心理士のミニマムエッセンスになって欲しい。

こうした医療における経験を土台とした上で、心理士の専門性の形成には、二つのパターンがありうるだろう。一つは医療のなかで、ある分野や技法の専門家になっていくことである。すでに見たように精神医療の裾野は急速に広がりつつあり、そのなかで心理学的な援助に対する期待は今後も増えていくことが予想される。アメリカではクリニカル・サイコロジスト（Ph.D.）が行動医学や心理学的治療に関する多くのテキストを執筆している[23][24]。そう遠くない将来、わが国にもこうしたテキストが執筆されるだけの臨床経験の蓄積が行われることが期待される。

もう一つは、医療外の領域の専門家になっていくことである。すでに触れたように、教育・福祉・産業・司法矯正など、心理士が求められている領域は多い。筆者が心理士に期待するのは、個人・集団の心理療法を行うだけでなく、ケース・マネージメントを担当することである。医療の内外を問わず、複雑化多様化している諸問題に対応するためには各機関・多職種の連携が不可欠である。連携にはそれを束ね、当該事例に責任をもってマネージメントを行う専門家が必要である。こうした職務は、これまでともすれば医師の役割とされてきたが、むしろ社会的・家族的な背景を把握している心理士やケースワーカーがこの役割を担った方が好ましい場合も少なくないだろう。心理療法の技術に加え、広い視野と見識を備えた心理士がケース・マネージメントを行えるようになれば、医師の負担軽減にもつながり、精神医療全体の底上げにつながることが期待される。こうした研修システムを図1に示す。

ケース・マネージメントの能力は、医療のなかだけでは養成しきれるものではなく、新しい教育訓練システムが必要である。そのためには特定の技法の習得を目標としがちだったこれまでの臨床心理学の教育訓練のあり方が見直される必要があるだろう。臨床心理学への社会的な期待は大きく、これを学ぼうとする若手も育っている。その意味では臨床心理学がこうした方向に歩みだす気運は高まっているといえるだろう。

文　献

(1) 内村祐之『精神医学の基本問題』医学書院、一九七二年。
(2) American Psychiatric Association (1980) *Diagnostic and Statistical Manual of Mental Disorders.* 3rd ed.
(3) 松下正明「操作的診断の登場とその背景——DSM-Ⅲの成立とプロザック現象」『精神科臨床リュミエール』3「操作的診断vs従来診断」中山書店、二〇〇八年、二—一七頁。
(4) 笠原嘉、木村敏「うつ状態の臨床的分類に関する研究」『精神神経学雑誌』七七巻、一九七五年、七一五—七三五頁。

(5) 中井久夫「精神分裂病状態からの寛解過程」『分裂病の精神病理2』東京大学出版会、一九七四年。
(6) Andreasen N. (2007): DSM and the death of phenomenology in America: An example of unintended consequences. *Schizophr Bull* 33; 108-112.
(7) Kupfer, D.J., First, M.B., Regier, D.A. (eds) (2002): *A Research Agenda for DSM–V*, American Psychiatric Publishing. Washington DC. 黒木俊秀ら訳『DSM–V研究行動計画』みすず書房、二〇〇八年。
(8) 厚生労働省「平成20年医療施設調査」
(9) 宮岡等「こころの医療の病診・病院連携」『こころの科学』一三〇、二〇〇六年、一頁。
(10) 厚生労働省「平成20年患者調査」
(11) Lopez, A.D., Mathers, C.D., Ezzati, M., et al (2006): *Global Burden of Disease and Risk Factors*. Oxford University Press.
(12) Horwitz, A.V., Wakefield, J.C. (2007) *The Loss of Sadness : How psychiatry transformed normal sorrow into depressive disorder*. Oxford University Press.
(13) Akiscal, H.S., Pinto, O. (1999) The evolving bipolar spectrum. *The Psychiatric Clinics of North America*, 22, 517-534.
(14) 多田幸司「新しいタイプのうつ病概説」『こころの科学』一四六巻、二〇〇九年、二五―三一頁。
(15) 笠原嘉「軽症うつ病」『講談社現代新書』一九九六年。
(16) 広瀬徹也「逃避型抑うつについて」『躁うつ病の精神病理2』弘文堂、一九七七年。
(17) Valenstein, E.S. (1998) *Blaming the Brain*. Free Press. 功刀浩監訳『精神疾患は脳の病気か』みすず書房、二〇〇八年。
(18) Healy, D. (2003) *Let Them Eat Prozac*. James Lorimer & Company Ltd. 田島治監訳『抗うつ薬の功罪』みすず書房、二〇〇五年。
(19) Healy, D. (2009) *Psychiatric Drugs Explained*. 5th ed. Elsvier. 田島治・江口重幸監訳『精神科治療薬ガイド』みすず書房、二〇〇九年。
(20) 黒澤尚『重症認知症治療の現場から』へるす出版新書、二〇〇九年。
(21) 中島義文・大久保善朗・内富庸介ら「精神科と他科・他職種との連携」『臨床精神医学』三八巻、二〇〇九年、一一二九―一一四三頁。
(22) 藤原修一郎「総合病院精神科の医師不足」『日精協雑誌』二八巻六号、二〇〇九年、四一八―四二二頁。
(23) Barlow, D.H. (2001) *Clinical Handbook of Psychological Disorders*. 3rd ed. The Guilford Press.

(24) Searight, H. R. (1998) *Behavioral Medicine.* Brunner/Mazel.

第1部

従来より心理職が関わっていた精神科領域

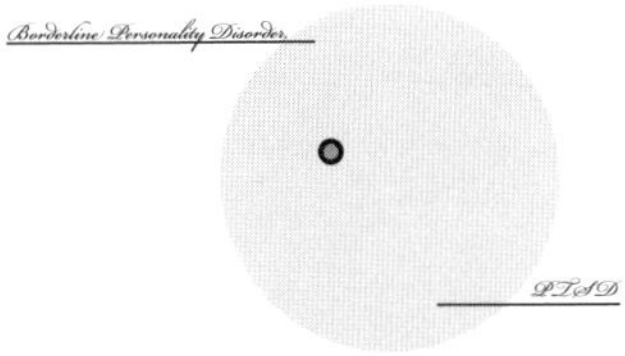

第1章 境界性パーソナリティ障害の治療と心理職への期待

林　直樹
都立松沢病院精神科

本章の課題は、現代の精神保健上の問題としてのパーソナリティ障害（Personality Disorder: PD）、特に境界性パーソナリティ障害の対応・治療における臨床心理士の役割について検討を加えることである。ここではまず、筆者の臨床活動の場である都立松沢病院の夜間休日精神科救急診療において、パーソナリティ障害患者の比率が近年増えているという所見を紹介する。これは、従来からなされていた指摘（たとえば林、二〇〇一）と同様に、わが国でもパーソナリティ障害の病態が時代の影響を受けて変化していることを示している。さらに、現在のパーソナリティ障害概念に見られる問題点を挙げ、それを捉えなおす今日的視点を提示することを試みる。すなわち、このパーソナリティ障害は、概念としても患者にしても決して固定したものでなく、それ自体が変貌過程の渦中にあると考えるべきなのである。このような情勢の下、心理職にある人々は、パーソナリティ障害概念の洗練、境界性パーソナリティ障害を中心とするパーソナリティ障害患者の治療において新たな役割を果たすことが求められている。

第1節　変化するパーソナリティ障害

従来から国の内外で、境界性パーソナリティ障害が増加していることが繰り返し指摘されてきた。そしてそれらの議論のほとんどで、その原因は時代による社会的変化の影響に帰せられている。しかし議論の前提であるパーソナリティ障害患者が増加しているという報告には、信頼性の高い診断方法が一般化していないことから、必ずといって良いほど、パーソナリティ障害診断の不確実さのせいで起きている見せかけだけの現象ではないのかという疑問が呈されることになる。

ここで紹介する一都立病院精神科に救急入院する患者にパーソナリティ障害の比率が上昇しているという所見にも、同様の批判が向けられるだろう。しかし筆者は、この所見が相当に確実なものであると考えている。その理由は、パーソナリティ障害患者の増加に性比の変化（女性患者の増加）という見間違いようのない変化が随伴しているからである。パーソナリティ障害類型のなかで臨床的に最も大きな問題となるのは境界性パーソナリティ障害であり、それは、女性に多く見られるパーソナリティ障害であることが知られている。すなわち、この境界性パーソナリティ障害の増加こそが入院患者全体の女性の比率を押し上げている主な原因だと考えられるのである。

1．増加する境界性パーソナリティ障害

東京都夜間休日精神科救急診療は、緊急に入院治療を必要とする患者を主な対象として１９７８年から稼働してきた診療体制である。そこにおける都立松沢病院の役割には、現在に至るまで大きな変更が加えられてい

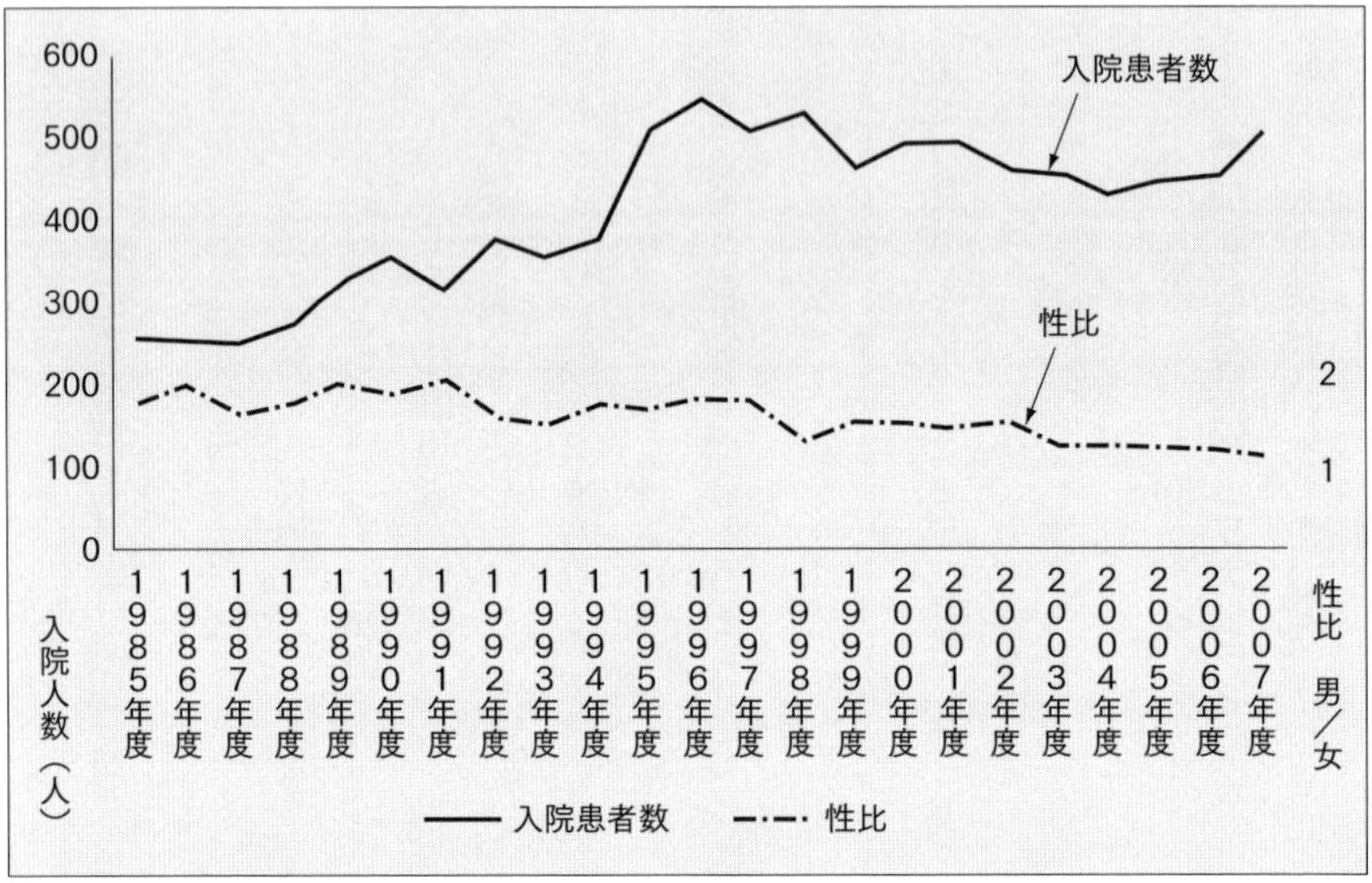

図 1-1　都立松沢病院夜間休日精神科救急における患者数，性比の年次変化

ない。そこでの診療の最も顕著な特徴は、暴力や器物破損など激しい問題行動のために警察官に保護されて緊急来院する患者が約4分の3を占めていて、地方自治体長の命令による措置入院の比率が高いことである。

図1-1は、この精神科救急診療体制における入院患者の人数及びその性比の年次変化を示している。入院患者は、体制発足当時、年間約250人であったが、1990年代から増加し、現在では年間約500人となっている。男女比は、元々2対1程度であったが、近年では女性の割合が増加して1対1に近づいている。なお、この期間、都立松沢病院では、診断する上で1995年まで世界保健機関（World Health Organization: WHO）の国際疾病分類第9改定版（ICD-9、1978年）が、1996年以降はICD-10（1992年）が用いられていた（1995年はICD-9とICD-10の診断の併記が行われていた）。ここでは、ICD-9診断をWHOの作成した対応表に基づいてICD-10に変換してから統計処理が行われている。

表1-1は、1986〜1993年の時期（Ⅰ）と2004、2006年の時期（Ⅱ）の診断（主にICD-10の

表 1-1　二つの時期における診断の変化

	時期Ⅰでの比率	時期Ⅱでの比率	女性の比率	時期のオッズ比[a]	性別のオッズ比[b]
F0 器質性精神障害	4.1%	5.3%	30.3%	0.883	0.860
F1 物質使用障害	19.2%	11.8%	18.5%	0.605[c]	0.301[c]
F2 非器質性精神病	69.8%	58.0%	40.0%	0.598[c]	1.356[c]
F20 統合失調症	61.8%	47.3%	38.0%	0.575[c]	1.044
F3 気分障害	4.1%	8.4%	43.2%	1.827[c]	1.103
F4 神経症性障害	7.7%	5.3%	52.9%	0.610[c]	2.024[c]
F5 摂食障害など	0.3%	0.6%	70.0%	2.138	3.431
F60 パーソナリティ障害（PD）	3.8%	12.7%	60.9%	3.680[c]	2.403[c]
F7 知的障害	2.9%	3.6%	37.6%	1.363	0.945
F8 発達障害	0.3%	1.0%	14.3%	4.441	0.209
F9 小児・青年期の行動・情緒障害	0.4%	0.5%	27.3%	1.809	0.513

a　この値が1を超えると最近の時期Ⅱにおいて当該診断が増加していることを示している。
b　この値が1を超えると当該診断において女性が男性よりも比率が高いことを示している。
c　有意（$p<0.05$）な所見。

大分類)、及び診断を従属変数、性別、時期を独立変数とするロジスティック回帰分析の結果を示している。この二つの時期における入院患者数、女性の比率、平均年齢は、それぞれ1907例と833例、35%と46%、35・6歳と37・8歳であった。この二つの時期における女性の比率の変化は、高度に有意である（$\chi^2=32.09$, df $=1$, $p<0.001$）。ロジスティック回帰分析は、この二つの時期における性比の変化が救急入院患者の精神科診断と関連しているかどうかを確かめるために行われた。

そこで算出されたオッズ比によると、最近（時期Ⅱ）に増加している診断は気分障害（F3）とパーソナリティ障害（F60）、減少している診断は精神病性障害（F2）、物質使用障害（F1）、神経症性障害であった。

このうち、女性の比率を押し上げる要因となっているのは、診断に対して有意な値になっている性別のオッズ比を見ると、パーソナリティ障害（F60）の増加と物質使用障害（F1）の減少だということになる（表1-1において性別のオッズ比が高い〈低い〉ことは、当該診断に占める女性患者の比率が高い〈低い〉ことを示している）。

パーソナリティ障害の類型分類のなかでは、米国精神医学会の策定した診断基準（診断と統計のためのマニュアル第Ⅲ～Ⅳ－ＴＲ版（Diagnostic and Statistical Manual of Mental Disorders: DSM-Ⅲ～Ⅳ-TR）（American Psychiatric Association, 1980, 1994, 2000　高橋ら訳　一九八二、一九九五、二〇〇三）の境界性パーソナリティ障害に相当する情緒不安定性パーソナリティ障害境界型（Ｆ60・31）が大多数を占めている。そしてこのパーソナリティ障害は、精神科医療機関において女性が男性よりも比率が高いことが知られている。*

以上をまとめると、時期Ⅰから時期Ⅱへの推移のなかで女性の比率を押し上げる主因となっているのは、女性に多いパーソナリティ障害、特に情緒不安定性パーソナリティ障害境界型の増加、そして男性に多く見られる物質使用障害の減少であるということになる。これは、精神障害の疾病構造が時代とともに変化しつつあることを示す所見である。

2. 問題行動の時代変化

これまで述べてきた都立松沢病院救急入院診療におけるパーソナリティ障害患者の増加には、問題行動の変化も伴われている。それらは、やはり時代による変化を反映した所見と考えられる。

表1-2には、二つの時期における問題行動の比率、結婚経験がない患者、単身生活している患者の比率、及びそれらを呈した女性の比率、及びそれらと時期、性別との関連を示すロジスティック回帰分析の結果が示されている。ここでは、問題行動のなかで暴力と自殺関連行動が性別に関連していることが確認される。自殺関連行動が女性に多く見られることは、従来から一般に報告されていることである。そして暴力についての所見も、やはり暴力が問題になるのは男性の方が多いという一般的事実から理解されよう。また、単身者や結婚経験なしの比率が女性で男性よりも低いのは、他の各種調査でもよく見られる傾向である。これらの性差は、特

表 1-2　二つの時期における入院時問題行動の変化

	時期Ⅰでの比率	時期Ⅱでの比率	女性の比率	時期のオッズ比[a]	性別のオッズ比[b]
暴力[c]	36.5%	37.5%	31.0%	1.118	0.608[d]
自殺関連行動	17.7%	26.5%	48.0%	1.629[d]	1.617[d]
性的逸脱	3.0%	2.8%	29.6%	0.959	0.685
放火	2.4%	2.4%	36.4%	0.926	0.825
結婚経験なし	67.5%	65.3%	31.6%	0.999	0.411[d]
単身生活	41.0%	35.8%	31.1%	0.841	0.611[d]

a　この値が１を超えると最近の時期Ⅱにおいて当該問題行動が増加していることを示している。
b　この値が１を超えると当該診断において女性が男性よりも比率が高いことを示している。
c　ここには，傷害などさらに重大な行為も含まれる。
d　有意（$p<0.05$）な所見。

に目新しい所見ではない。

しかしここで注目するべきは、時代の移り変わりとともに、問題行動のなかで自殺関連行動の比率が上昇していることである。ほぼ同じ性質の患者を対象とする診療体制において、問題行動の比率が時代的に変化していることは、重要な所見である。それはまた、自殺関連行動を行うことを特徴とする境界性パーソナリティ障害の増加の傍証となると思われる。

第2節　パーソナリティ障害概念の再検討

ここでは、パーソナリティ障害（ＰＤ）概念に内在している問題点、及びそれについてのいくつかの考え方を示した後、今後の方向について考えることにしたい。パーソナリティ障害では、前節で示したように患者数の動向ばかりでなく、その概念もまた、激しい時代の波に洗われている。

＊　筆者の１９９６〜２００３年に都立松沢病院を退院した患者のパーソナリティ障害診断の状況についての報告（林、二〇〇八）によると、情緒不安定性パーソナリティ障害はパーソナリティ障害患者全体の半数以上（59％）に及んでいる。情緒不安定性パーソナリティ障害で下位分類まで記載されていたのは境界型64例、衝動型7例であったので、その大多数は境界型であったと推定される。そして女性は、情緒不安定性パーソナリティ障害患者のなかで78％を占めていた。

1．現在のパーソナリティ障害概念の形

パーソナリティ障害の概念や診断の枠組みがほぼ現在の形となったのは、1980年のDSM－Ⅲ以降である。そこで導入された変革によってDSM－Ⅲは、パーソナリティ障害概念の発展史における重要な節目となった。ここでの変革で重要なのは、パーソナリティ障害の診断と分類における多神論的記述的症候論モデル(polythetic descriptive syndromal model)とミロン臨床多軸目録(Millon Clinical Multiaxial Inventory: MCMI)の採用である。

多神論的記述的症候論モデルとは、患者に定められた数以上の診断基準項目が当てはまるなら、そのパーソナリティ障害類型がその患者に診断されるという診断方法である。この操作的診断手法の最大の利点は、診断の信頼性を高めることができる点にある。ミロン臨床多軸目録は、パーソナリティ障害特徴のリストに基づいて系統的に症状の有無を調べて診断を行うもので、包括的なパーソナリティ障害評価であると同時に、必要に応じて伝統的なパーソナリティ障害類型を取り入れることができる点が評価されて採用された。これらの変革は、WHOの国際疾病分類（ICD－10）にも取り入れられ、さらにDSM－Ⅳに引き継がれることになった。

すなわち、多神論的記述的症候論モデルはICD－10の研究用診断基準（Diagnostic Criteria for Research: DCR)（WHO、1993年）にも採用されているし、また、ミロン臨床多軸目録のICD－10への影響は、そこから理論的に導かれた類型である回避性パーソナリティ障害が、それにほぼ相当する類型である不安性パーソナリティ障害としてICD－10で取り入れられたことに顕れている。

さらに、ICD－10DCRでは、パーソナリティ障害診断の際に必要な条件が新設された。これは、ほぼそのままの形でDSM－Ⅳ、Ⅳ－TRに全般的診断基準*として取り入れられている。

2．パーソナリティ障害の現在の捉え方

ここでは、DSM-III～IV-TR及びICD-10の概念を基礎とする現時点におけるパーソナリティ障害の捉え方をまとめることにしたい。

A．パーソナリティ障害は持続的な精神症状からなるゆるい症状群である

パーソナリティ障害の診断根拠となる特徴は、全般的診断基準や個々の類型の診断基準を見て分かるように、パーソナリティ特徴というよりむしろ持続的な非適応症状である。すなわちパーソナリティ障害類型は、それぞれがある種の症状群であり、臨床で重要であること、頻度が高いこと、あるいは特別に特徴的であるために設けられたものである。その多くは、伝統的に記述されてきた類型であり、決して行き届いた調査が行わ

＊　DSM-IV、IV-TRのパーソナリティ障害の全般的診断基準（American Psychiatric Association, 1994, 2000）を以下に示す。

〈パーソナリティ障害の全般的診断基準〉

パーソナリティ障害を診断する際には、以下の条件を満たすことが必要である。

A．その人の属する文化から期待されるものより著しく偏った内的体験及び行動の持続的パターンであり、それは以下の二つ以上の領域に表れる。①認知（自己、他者、及び出来事を知覚し解釈する様式）、②感情（情動反応の広がり、強さ、不安定さ、適切さ）、③対人関係機能、④衝動コントロール。

B．その持続的パターンには柔軟性がなく、個人的及び社会的状況の幅広い範囲に広がっている。

C．その持続的パターンによって、臨床的に明らかな苦痛、または社会的、職業的もしくは他の重要な領域における機能障害が引き起こされている。

D．そのパターンは長期間安定して持続しており、その始まりは遅くとも青年期もしくは成人期早期までさかのぼることができる。

E．その持続的パターンは、他の精神疾患の表れ、またはその結果では、説明されない。

F．その持続的パターンは、薬物（薬物乱用や投薬）の作用や一般身体疾患（たとえば頭部外傷）の直接的な作用によるものではない。

れて定められたものではない。

パーソナリティ障害に含まれている類型（症状群）の規定は、ゆるいものであり、* 互いを区別する方法は定められていない。それゆえ、これらの類型は、相互に排除し合うものでなく、並存可能である。さらに、他の精神障害との合併診断が許容されている。DSM-Ⅲ〜Ⅳ-TRでは、パーソナリティ障害の特徴が「他の精神疾患の表れ、またはその結果では、説明されない」ものと規定されているけれども、臨床の実際では、両者が区別さない場合がしばしばある。たとえば、自傷行為は、境界性パーソナリティ障害の診断基準に記述されているが、そこに抑うつ症状が見られないことの方が稀である。またたとえば、無軌道な飲酒も境界性パーソナリティ障害の特徴と解されるけれども、それは物質使用障害の中心症状でもある。

他方、DSM-Ⅲ〜Ⅳ-TRでは、パーソナリティ障害を他の一般の精神障害から独立させて、別の「軸(axis)」で評価するものとされている。これは、特定の症状もしくは行動を両方の診断根拠とすることを許容する規定のようにも見える。再び、飲酒を例に挙げよう。それは、衝動的なものであるなら境界性パーソナリティ障害の症状となるし、同時に問題飲酒として物質使用障害の症状としても捉えられうる。このようにしてDSM-Ⅲ〜Ⅳ-TRでは、パーソナリティ障害と他の精神障害との間に合併診断が多く生じることになり、改めて、パーソナリティ障害の位置付け、パーソナリティ障害と他の診断との関連性や合併診断の意味についての議論が展開されるに至っている。

B．パーソナリティ障害は「パーソナリティの障害」ではない

パーソナリティ障害とはパーソナリティの障害であるという理解は、誤りである。パーソナリティ障害はパーソナリティと深く関わる病態であるけれども、その診断からパーソナリティが障害されていると理解することは許されない。前述のようにパーソナリティ障害の構成要素は、心理学的な意味でのパーソナリティ特徴

でなく、持続的な非適応的パターンであるにすぎない。また、後に述べるようにパーソナリティ障害の特徴にパーソナリティ特性のような時間的安定性もない。さらに、従来からパーソナリティ障害をパーソナリティの障害として捉えることで、患者が不治であると見なされたり、患者のスティグマが強まったりするなどの大きな弊害が生じていた。このような誤解を招きやすいことは、この概念の欠点である。

C．パーソナリティ障害は単独では軽症の精神障害である

パーソナリティ障害は、障害が広い機能領域・生活場面に及び、比較的長期間持続するのが特徴であるとする前出の全般的診断基準の記述から、時間的にも領域的にも広がりのある障害だといえる。さらにその障害が「他の精神疾患で説明されない」という記述に含意されているように、特定の精神機能の障害と診断されるほど重症でない（浅い）障害であることもその特徴の一つである。このように考えるなら、パーソナリティ障害の一般人口における頻度が高い、** そして治療の対象にならないこともあるといった特徴を容易に理解することができる。

＊　多神論的記述的症候論モデルによるパーソナリティ障害類型の診断では、診断基準のすべてを満たす必要はない。たとえば、境界性パーソナリティ障害のように9項目の診断基準のうち、5項目以上満たせば良いという場合、診断項目の組み合わせは、２５６通り（$_9C_5+{}_9C_6+{}_9C_7+{}_9C_8+{}_9C_9$）にもなる。診断基準としては、相当にゆるい規定である。

＊＊　パーソナリティ障害は、最近の構造化面接を用いた疫学的研究において一般人口の10～15％の罹患率を示すことが明らかになっている（たとえば、Grant et al., JCP, 2004）。プライマリーケアの場や精神科臨床では、さらに高率のパーソナリティ障害の頻度が報告されている（林、二〇〇二）。

D．パーソナリティ障害では合併精神障害が重要である

パーソナリティ障害患者には合併精神障害がとりわけ多く認められるのが通例である。そして、パーソナリティ障害はそれ自体、重い障害ではないので、パーソナリティ障害患者が治療に入るきっかけは、他に合併する精神障害の発生であることがほとんどである。パーソナリティ障害は、合併精神障害との間に、①その成因の一部となる、②その症状・病像を修飾する、③その治療反応性、予後に影響を及ぼす、といった関わりがあると考えられる。しかし、両者の関係はきわめて複雑であり、それを解明するための研究が十分に進んでいないのが実情である（林、二〇〇二）。

3．パーソナリティ障害概念に対する批判

パーソナリティ障害についての研究や臨床経験が積み重ねられるに従って、現行のパーソナリティ障害概念に多くの疑義が呈されるようになった。それは、大きく次の二点にまとめられる。

A．概念的な問題

パーソナリティ障害には、前節で述べたような概念的な問題、及びそれに伴って生じた臨床的な混乱がある。まず、パーソナリティ障害が一般のパーソナリティ特性とどのような関係があるのかは、今でもはっきりしていないことが挙げられる。両者には、一定の連続性や重なりがあると考えられるけれども、その関連性は、DSM-Ⅲ～Ⅳ-TR、ICD-10に記述されていない。* そもそも、パーソナリティ障害は、非適応的な反応パターン（精神症状）からなる症状群であるのに対して、心理学におけるパーソナリティは、一般的な反応パターンから構成されるものである。このような成り立ちが異なる両者の関連性については、まだまだ多くの議論が

必要である。また、実際の診断でも、パーソナリティ障害類型同士の合併診断や他の精神障害との合併診断が多く発生することは、その診断の意味を不明確にするなどの概念上の混乱を生じている。

B．パーソナリティ障害の時間的安定性についての疑問

パーソナリティ障害特徴の時間的安定性は、特に近年の経過研究で問題とされている。すなわち経過研究では、パーソナリティ障害診断が大きく変化していることが明らかにされたのである。従来から多くの経過研究が行われていたのは、境界性パーソナリティ障害においてであるが、近年の研究では、相当部分が改善するという結果になっている。ザナリニら（Zanarini, et al., *AJP*, 2003）は、290例の境界性パーソナリティ障害の入院患者の経過研究を行い、6年間で約70％が境界性パーソナリティ障害と診断されなくなり、患者の機能が相当に改善していたと述べている。シアら（Shea, et al., *AJP*, 2002）は、外来患者の調査から、境界性パーソナリティ障害患者が1年の治療の後にも境界性パーソナリティ障害が診断されたのは、41％にとどまっていた（つまり残りは改善していた）と報告している。

パーソナリティ障害診断が経過中に変化することは、他のパーソナリティ障害類型でも報告されている。セイヴェライトら（Seivewright, et al., Lancet, 2002）は、神経症のパーソナリティ障害患者の12年間の変化を調査し、その期間のなかで同じ類型にとどまっている率が低いことを報告している（境界性パーソナリティ障害患者が、それが含まれる演技的・感情的で移り気なB群クラスターにとどまっている率でさえわずか30％であった）。

＊　たとえば、DSM-Ⅲ～Ⅳ、ICD-10のパーソナリティ障害の定義には、パーソナリティの語が一切用いられていない（American Psychiatric Association, 1980, 1987, 1994, 2000; World Health Organization, 1992）。これは、パーソナリティ障害とパーソナリティとの関係が単純でないことを物語っている。

このパーソナリティ障害の時間的安定性に対する疑問は、その基本的特性に対する疑問でもある。心理学的なパーソナリティ特徴には高い時間的安定性があるが、パーソナリティ障害特徴は経過中に変化することの方が多いのである。これでは、パーソナリティ障害にパーソナリティの語を冠する意味が乏しいということになりかねない。

ＤＳＭ－Ⅳでは、ウィディガー（Widiger, et al., 1996）らの提唱するディメンジョナル・モデルについての提案が組み入れられている。これは、前記の問題を解決しようとするものである。クロニンジャーの気質・性格次元調査表（Temperament and Character Inventory: TCI）（四つの気質次元〈新奇性追求、損害回避、報酬依存、固執〉と三つの性格次元〈自己志向、協調、自己超越〉から構成されている）（Cloninger, et al., *AGP*, 1993）や、コスタとマックレーの Five Factor Model（*J Pers Disord*, 1990）から発展した五次元モデル（人格特徴を愛想の良さ、誠実さ、神経質、外向性、開拓性からパーソナリティを評価する）の使用が提案されている。これらの心理学的に確立されているパーソナリティ特徴によってパーソナリティ障害を記述できるならば、時間的安定性が高い、評価の信頼性が高い、その概念が平均からの偏りとして規定できるといったメリットがある。しかしこの提案に対しては、従来のパーソナリティ障害概念と乖離する（伝統的概念を軽視している）、臨床的有用性が未確定といった批判がある（First, et al., 2002）。

4．現時点でのパーソナリティ障害の病因・病態の理解

病因・病態を理解する上で基本的なのは、「生物・心理・社会・倫理的（bio-psycho-socio-ethical）な視点」である。発症要因は必ず複合的であるので、パーソナリティ障害の発症を複数の文脈で理解することは、臨床的アプローチの豊かさ、広がり、さらには有用性を担保するために必要である。

A. 生物学的要因

精神障害ごとに生物学的要因の強弱には相違がある。おそらくパーソナリティ障害は、それが比較的弱い方であろう。臨床遺伝学では、トーガソンらの双生児研究（Torgersen, et al., *Compr Psychiatry*, 2000）がパーソナリティ障害の遺伝規定性を正面から取り扱っている。彼らは、パーソナリティ障害の遺伝性が０・５－０・６であると述べている。シルバーマンらの家族研究（Silverman, et al., *AJP*, 1991）では、境界性パーソナリティ障害の感情不安定と衝動性とに家族集積性のあることが認められている。

神経性理的研究でもパーソナリティ障害と生物学的特性との間のさまざまな関連が見出されている（New, et al., 2008）。たとえば、反社会性パーソナリティ障害や境界性パーソナリティ障害では、その衝動性がセロトニン系の機能低下と関連しているという知見が報告されている。中枢神経系のイメージング研究でも多くの知見がもたらされている。たとえば、境界性パーソナリティ障害では、帯状束のセロトニン（serotonin）系の反応低下といった辺縁系と前頭葉の回路の機能低下が広く認められている。また、虐待を受けてきた境界性パーソナリティ障害患者において脳下垂体、海馬が小さいという所見も注目されている。最近では、自傷行為において痛みを感じない特性と、扁桃体の非活性化（deactivation）との関連が報告されている。

パーソナリティ障害の生物学的要因に働きかける薬物療法も徐々に発展しつつある。現在の薬物療法についての知見をまとめるなら、精神病症状に近縁の症状には少量の抗精神病薬、境界性パーソナリティ障害や反社会性パーソナリティ障害の衝動性や感情不安定には選択的セロトニン再取り込み阻害薬（ＳＳＲＩ）や感情調整薬が有効だとされる。さらに最近では、非定型抗精神病薬の境界性パーソナリティ障害に対する有効性が認められている（たとえば、Mercer, et al., 2009）。

B．生育環境や社会文化の要因

パーソナリティ障害の成り立ちにおいては、発達過程や生育環境も重視されなければならない。たとえば、境界性パーソナリティ障害や反社会性パーソナリティ障害では、劣悪な養育環境（発達期の虐待、貧困や施設での生育など）が発生要因として関与していると考えられている。１９９０年代には、境界性パーソナリティ障害の成育史（虐待、親子関係）についての後方視的研究が行われ、養育環境要因の確認が進められた。近年、ジョンソンらによってパーソナリティ障害発症要因を明らかにする前方視的研究が発表されている（Johnson, et al., *AGP*, 2006）。彼らは、ほぼ虐待に相当する親の険悪な対応（aversive parental behavior）の経験者で発生率が高まるのは、境界性パーソナリティ障害と妄想性パーソナリティ障害であるなどの所見を報告している。

パーソナリティ障害はまた、特に社会文化的要因の影響を受けやすいと考えられている。第1節で述べたように繰り返し報告されてきたパーソナリティ障害の増加は、社会文化的な影響によるものという説が主流である（林、二〇〇一）。また従来から指摘されている境界性パーソナリティ障害が都市部に多いという所見も社会文化的背景の存在を物語っている。

このように、パーソナリティ障害の病因、病態については、生物学的、社会文化的アプローチなど多方面から探求が進められている。その知見は、パーソナリティ障害の治療に影響を及ぼさずにはおかないだろう。

第3節　パーソナリティ障害の心理社会的治療

1．従来の心理社会的治療（心理療法）

従来、パーソナリティ障害の個人心理療法は、支持的心理療法（精神療法的管理）（面接は週1回で数年間続けられることが標準的であるが、その頻度や継続期間を幅広く、柔軟に設定しうる。他の複数の治療法を統括する役割を担うことが多い）、認知療法（Beck, 1990）（患者との協力関係を保ちながら誘導による発見（guided discovery）の手法によって現実的な治療目標を定め、系統的に非機能的認知に働きかける）、対人関係療法（Benjamin, 1996）（患者の強さを増すことを目的として、協力関係の増進や対人関係での学習体験を重ねる。個人面接と並んで、家族などとの同席面接が積極的に行われる）、精神分析的心理療法（心内界の構造的問題を取り扱い、少なくとも週2回の面接。解釈によって患者の言動と欲求を結びつけて自己洞察を深めることが目指される）が代表的なものとされていた（Sperry, 2003）。

この他、さまざまな種類の治療法が患者の条件に合わせて用いられている。また、家族療法や、デイケアや入院における集団精神療法についての経験も蓄積されている。

2．効果の実証された心理社会的治療

パーソナリティ障害の心理社会的治療の無作為化対照比較試験（ＲＣＴ）による効果の研究は、主に境界性パーソナリティ障害を対象として進められている（表1-3）。ＲＣＴで効果が確認された心理療法は、リネハンらの弁証法的行動療法（Dialectical Behavior Therapy: DBT）（Linehan, 1993）を嚆矢とする。以来、特定の病理

表 1-3　最近の代表的な境界性パーソナリティ障害患者の心理社会的治療の効果研究

報　告	治　療	対　象	所　見
Linehan, et al. (*AGP* 2006)	DBT vs. CBT もしくは支持治療	DSM-IV BPD 女性 (N=101)	1年間のDBT（週3回）が専門家による非DBT治療（週1回）より自殺未遂の頻度，脱落の少なさ，入院回数の少なさにおいて勝っていた。
Bateman & Fonagy (*AJP* 2009)	MBT vs. SCM	DSM-IV BPD (N=134)	18カ月間のMBT（週2回）とSCM（MBTと同じ治療時間の集団療法を含むケースマネージメント）の効果は，有意差がないものの，MBTの方が自殺未遂減少など多くの改善が迅速であった。
Giesen-Bloo, et al. (*AGP* 2006)	TFP vs. SFT	DSM-IV BPD (N=88)	週2回3年間のTFP，SFTの治療効果の比較。重症度，QOL，治療継続率，自殺未遂減少のいずれでもSFTが優れていた。
Clarkin, et al. (*AJP* 2007)	DBT, TFP, 力動的支持療法	DSM-IV BPD (N=90)	1年間のDBT（週2回），TFP（週2回），力動的支持療法（週1回，薬物療法を推奨）の治療効果は同等。TFPで怒りや攻撃性の改善などが大きい傾向があった。
McMain, et al. (*AJP* 2009)	DBT vs. 一般精神科治療	DSM-IV BPD (N=180)	1年間のDBT（週3回），一般精神科治療（週1回薬物療法を推奨）とで効果の差はない。

注　DBT：Dialectical Behavior Therapy（弁証法的行動療法），CBT：Cognitive Behavior Therapy（認知行動療法），BPD：Borderline Personality Disorder（境界性パーソナリティ障害），MBT：Mentalization-Based Treatment（メンタライゼーション療法），SCM：Structured Clinical Management（構造化された臨床マネジメント），TFP：Transference Focused Psychotherapy（転移に焦点づけられた治療〈精神分析的治療〉），SFP：Schema Focused Psychotherapy（図式に焦点づけられた治療〈認知療法〉），

に焦点を絞ったマニュアル化された治療アプローチの効果判定が試みられてきた。これまでのＲＣＴ研究の結果は，互いに相反する部分が少なからずあり，まだ決定的なものではない。しかし，研究の間で共通するほぼ確実といえる所見もある。それは，焦点の明確でない治療，密度が薄い治療は効果が確認されがたいこと，そして，最低1年間の週2回以上のセッションもしくは週1回以上のセッションと薬物療法の組み合わせが，効果が確認されるために必要だということである。

第４節　パーソナリティ障害患者に対する医療サービスと臨床心理学の役割

1．これからのパーソナリティ障害治療

A．精神科医療における対応

第1節で示したように，パーソナリティ障害患者，特に境界性パーソナリティ障害患者は，今後さらに大きな精神保健上の問題となってゆく可能性がある。しかし，わが国の状況に目を向けると，第3節で述べた境界性パーソナリティ障害の治療法が普及するために必要な医療体制が整えられていない段階にあることは明らかである。そのような状況でもわれわれは，活用可能な医療資源を使ってパーソナリティ障害患者の治療を展開しなくてはならない。パーソナリティ障害患者の治療では，種々の精神障害や精神症状の合併や，パーソナリティ障害によって生じる家族関係や社会機能などの障害のために，広範囲の対応が必要になる。ここでは，先に示したＤＢＴ（Linehan, 1993）やメンタライゼーション療法（Mentalization-Based Treatment: MBT）（Bateman & Fonagy, 2004）をはじめとするすでに多く考案されている技法が応用できるだろう。ここではまた，心理職や看護師，ケースワーカーなどの多職種の専門性を生かしたチームによる多領域への対応が有効だと考えられる。

B．対応・治療の地域への展開

パーソナリティ障害の病理を軽減するために最も効果的と考えられるのは、患者の地域生活や家庭生活において患者が障害を乗り越えて成長するよう後押しすることである。それは、パーソナリティ障害の問題行動が、患者が生活するなかで起こると同時に、その生活のなかで解消されることが多いという性質があるからである。それゆえ、パーソナリティ障害の治療では、パーソナリティ障害への対抗策を講じることと並んで、患者自身が成長することのできる生活環境を築くことが第一義的課題となる。ここでは、対人関係や職業生活などについての生活に密着したトレーニングの機会を提供することが重要である。そのためには、薬物乱用や自傷行為の予防のための心理教育や、対人関係の混乱などの危機のなかで彼らを支える危機介入体制の整備、家族や関係者に対する教育及び支援のためのプログラムの開発や組織作りが必要になる。医療改革によって先進的な地域精神保健活動が実現されている英国では、危機介入チーム、小児思春期精神保健チーム、早期介入チームなどの多職種チームによってパーソナリティ障害の対応、治療の導入が担われている。これはわが国が目指すべき地域サービスの姿の一つであろう。

さらにパーソナリティ障害患者への早期の介入、治療の導入も重要な課題である。患者が治療機関を訪れる以前に地域や学校、救急医療の場において介入、治療を開始することがパーソナリティ障害問題の拡大防止に貢献すると考えられる。英国の国立最適医療研究所（ＮＩＣＥ）は、境界性パーソナリティ障害患者の評価や治療の導入のための地域や救急医療機関で応用できるガイドライン（NICE: National Institute for Clinical Excellence, 2004）を発表している。そこでは、一般医療機関、地域や学校における患者への早期の介入・治療の導入が進められている。

2．心理職に求められること

A．心理職の役割の増大

パーソナリティ障害の治療では，第3節で述べたように，心理社会的治療が大きなウェイトを占めている。心理職は今後の集団療法の技法やプログラムの開発，普及においても大きな役割を担うことになる。

近年のパーソナリティ障害の理解の進展によって心理職への期待はいっそう強まっている。心理学的な特徴や心理学的な働きかけの効果が生物学的な変化に裏付けられていることが繰り返し報告されており，生物学的評価の心理学的な捉え方との重なりが確認されつつある。この状況において臨床心理士には，生物学的側面をも包含したパーソナリティ障害の理解と治療を進展させることが求められている。そのためには，刻一刻と増大する新しい知見を吸収し，視野を広げるための努力は欠かせない。

B．チームメンバーとしての役割

心理職にはかつて，名人芸や特有の味わいで勝負する気風が強かった。それは一芸に徹するという潔い態度であるが，それによって周囲に理解されなくとも良いという独善に陥ることは戒められなくてはならない。特に広範囲の持続的な働きかけが必要とされる地域精神保健活動では，臨床心理士は，チームメンバーとして他のメンバーや一般の人々に対して，自らの貢献を分かりやすく伝え，その理解のスタイルを広める努力が必要である。同時に，パーソナリティ障害患者への治療，介入を行う多職種チームのなかでは，自らの役割を果たすことと並んで，他の職種のメンバーの役割を理解し，それを助けるようにしなくてはならない。

さらに最近では，心理職にチームリーダーとなることを求める流れがある。それは，伝統的にリーダーとされてきた精神科医の負担が大きくなっているという事情もあろうが，心理職の組織管理能力や社会的関係を広く把握する力を期待してのことである。このような状況では，日ごろから，チームの業務全体に目配りをし，他の職種の業務内容に通暁していることが必要である。

C．「心理」の味わいを出して欲しい

パーソナリティ障害患者への治療・介入では，心理職の心の専門家としての味わいが必要である。精神医学を含む医学は実用科学の色彩が強いが，臨床心理学はそれよりも基礎的で一般的な心の理解を志す学問である。患者の心を一つの有機体として全体的に捉えて，その変化をもたらすことを志すことは，臨床心理士の真骨頂である。さらに，患者の生活歴，家族背景，パーソナリティを把握し，患者の苦悩の源を探求する，患者の苦悩を受け止めるといった作業は，心理職が得意とするところである。そしてさらに有益なのは，心理職のそのような姿勢を他のチームメンバーに行き渡らせることである。

パーソナリティ障害患者への対応・治療において心理職には，大きな期待が寄せられている。特に地域精神保健サービスにおける心理教育や地域活動では，中心的役割を担わなくてはならない。さらにその後も，治療やケアの連続性や広がりを確保すること，地域の関係機関，ボランティア団体などとの協働といった数え切れないほど多くの課題がある。心理職がこれらの課題に取り組むなかで，パーソナリティ障害に対する新しいアプローチが生み出されることとなるに違いない。

文　献

〔ここに示されている文献は、本文中に示されているものの一部（総説、単行本を中心とするもの）である。ここに挙げられていない文献には、本文中に雑誌名、年号が記されている。雑誌名は、Index Medicus に準じているが、次のような略称も使われている。*AGP: Archives of General Psychiatry, AJP: American Journal of Psychiatry, JCP: Journal of Clinical Psychiatry*〕

・American Psychiatric Association (1980) *DSM-III.* American Psychiatric Association. Washington DC.〔高橋三郎訳『DSM－Ⅲ——精神障害の分類と診断の手引』医学書院、一九八二年〕

・American Psychiatric Association (1987) *DSM-III-R.* American Psychiatric Association. Washington DC.〔高橋三郎ほか訳『DSM－Ⅲ－R——精神障害の分類と診断の手引』医学書院、一九八八年〕

・American Psychiatric Association (1994) *DSM-IV.* American Psychiatric Association. Washington DC.〔高橋三郎・大野裕・染谷俊幸訳『DSM－Ⅳ——精神障害の分類と診断の手引』医学書院、一九九五年〕

・American Psychiatric Association (2000) *DSM-IV-TR.* American Psychiatric Association. Washington DC.〔高橋三郎・大野裕・染谷俊幸訳『DSM－Ⅳ－R——精神障害の分類と診断の手引』医学書院、二〇〇三年〕

・Bateman, A., Fonagy, P.: *Psychotherapy for borderline personality disorder* (2004) *Mentalization-based Treatment,* Oxford University Press USA, New York.〔狩野力八郎・白波瀬丈一郎訳『メンタライゼーションと境界パーソナリティ障害—MBTが拓く精神分析的精神療法の新たな展開』岩崎学術出版社、二〇〇八年〕

・Beck, A. T., Freeman, A. (1990) *Cognitive therapy of personality disorders.* The Guilford Press, New York.〔井上和臣監訳『人格障害の認知療法』岩崎学術出版社、東京、一九九七年。

・Benjamin. L. S. (1996) *Interpersonal diagnosis and treatment of personality disorders* (2nd Ed.) The Guilford Press, New York.

・First, M. B., Bell, C. C., Cuthbert, B., Krystal, J. H., Malison, R., Offord, D. R., Reiss, D., Shea, M. T., Widiger, T., & Wisner. K. T. (2002) Personality disorders and relational disorders. In Kupfer, D. J., First, M. B., & Regier, D. A. (Eds.) (2002) *A research agenda for DSM-V.* Washington DC: American Psychiatric Association.

・林直樹「境界例再考」『精神医学レビュー』四〇巻、二〇〇一年、九六—九九頁。

・林直樹『人格障害の臨床評価と治療』金剛出版、二〇〇二年。

・林直樹「パーソナリティ障害診断の現状と問題点──都立松沢病院病歴統計から」『精神神経学雑誌』一一〇巻、二〇〇八年、八〇五─八一二頁。

・Linehan, M. M. (1993) *Cognitive-Behavioral Treatment of Borderline Personality Disorder.* New York: Guilford Press.〔大野裕監訳／岩坂彰・井沢功一朗・松岡律・石井留美・阿佐美雅弘訳『境界性パーソナリティ障害の弁証法的行動療法─ＤＢＴによるＢＰＤの治療』誠信書房、二〇〇七年〕

・National Institute for Health and Clinical Excellence (2009) *Borderline personality disorder: Treatment and management: NICE clinical practice guideline 78.* National Institute for Health and Clinical Excellence, London.

・New, A. S., Goodman, M., Triebwasser, J., & Siever, L. J. (2008) Recent advances in the biological study of personality disorders. *Psychiatr Clin North Am* 31, 441–461.

・Mercer, D., Douglass, A. B., & Links, P. S. (2009) Meta-analyses of mood stabilizers, antidepressants and antipsychotics in the treatment of borderline personality disorder: effectiveness for depression and anger symptoms. *J Pers Disord* 23, 156–174.

・Sperry, L. (2003) *Handbook of diagnosis and treatment of DSM-IV-TR personality disorders* (2nd Ed.). New York: Brunner-Routledge.

・Widiger, T. A. (1996) *Personality disorder dimensional models.* Widiger, T. A., Frances, A. J., Pincus, H. A., et al. Eds. DSM-IV source book, Vol. 2, American Psychiatric Association, Washington D. C.

・World Health Organization (1992) *The ICD-10 Classification of Mental and Behavioural Disorders: Clinical descriptions and diagnostic guidelines.* Geneva: World Health Organization.〔融道男・中根允文・小宮山実・岡崎祐士・大久保善朗監訳『ＩＣＤ－10精神および行動の障害：臨床記述と診断ガイドライン（新訂版）』医学書院、二〇〇五年〕

・World Health Organization (1993) *The ICD-10 Classification of Mental and Behavioural Disorders: Diagnostic criteria for research.* Geneva: WHO.〔中根允文・岡崎祐士・藤原妙子・中根秀之・針間博彦訳『ＩＣＤ－10精神および行動の障害──ＤＣＲ研究用診断基準（新訂版）』医学書院、二〇〇八年〕

第2章　外傷後ストレス障害

国立精神・神経医療研究センター
金　吉晴

第1節　PTSDとは

外傷後ストレス障害（Posttraumatic Stress Disorder: PTSD）とは、生死に関わる危険を体験した後、その恐怖記憶が当時の感情を伴って、自分の意志とは無関係に思い出されることを基本とする病態である。外的にはその体験は終わっていても、内心ではその体験が持続しているに等しく、常に不安緊張の高まった状態にあり、体験を想起させる刺激に触れることによって、あるいは体験とは関係のない物音などに接することによって、容易に驚愕する。不安、恐怖を回避するために、記憶の想起を抑制し、努めて平静を保とうとするが必ずしも成功しない。記憶の抑制は意識的なことも、意識下での解離によることもある。解離は珍しいことではなく、被害の最中、直後に生じていることが多く、周トラウマ期解離と呼ばれる。自分の意識が体から抜け出し、外から自分を見ているという体験、身体の感覚がなくなる、力が入らなくなる、離人感のために深刻な孤独感を感じる、記憶の一部がなくなる、体験が自己に所属するという感覚がなくなる、などである。なお、解離が強く生じた場合には、解離性障害としての診断がつく場合がある。解離性健忘によって体験の想起が全くできなくなっている場合には、つまり恐怖の回避が完全に成功している場合には、PTSDの症状は前景に出ない。トラウマの後で生じやすい解離性障害としては、他に解離性同一性障害がある。

こうした病態を生物学的に説明しようとする試みは盛んになされてきた。それにはおおむね二つの方向がある。一つは辺縁系における恐怖に関する情動記憶が亢進しているというものであり、いま一つは恐怖記憶に対する皮質由来の認知機能に異常が生じているというものである。

辺縁系の病理から説明するモデルは、動物実験でも確認されており、基本的に恐怖条件付けに依拠している。強い恐怖に暴露されると、青斑核からノルエピネフリン（norepinephrine）の過剰放出が起こり、そのために海馬、扁桃体の機能が亢進し、情動記憶の記銘が強化されるとともに、恐怖条件付けが生じやすくなる（Breslau, et al., 1991)。傍証としては、たとえばラットをケージに入れ、その底面に断続的に電流を流すと、ラットはケージから出されている時には普段と変わらないが、再びケージに入れられると、電流が流れていなくてもすくみ反応を示すようになる。すなわちケージを刺激として条件付けが行われたことになる。これと同じように、人間にも恐怖によって条件付けがなされることがあるが、PTSDがそれと異なっているのは、被害の一部を想起させるような知覚刺激がなくても、記憶を想起し、恐怖が喚起されることである。想起された記憶内容を刺激とした恐怖条件付けが形成されたと考えることもできる。しかしなぜ記憶という恐怖刺激を回避する試みが頓挫し、むしろ頻回に想起されることになるのだろうか。

それについては、危険な体験を想起することは生存のために必要な生理的な反応だという考え方がある。現在の神経生理学では情動回路と記憶回路はほぼ同一であると思われている。最も古典的な記憶の形態は情動であり、危険な体験を繰り返し想起し、不安を抱き、その場所や加害者となった相手を回避することは、生死に関わる危険を回避するために必要なメカニズムであったと考えられる。しかし生理的な合目的な反応には、必ずそれを終息させるメカニズムも用意されており、実際にトラウマ被害の後でＰＴＳＤを生じたとしても数カ月のうちに自然に回復する場合がほとんどである。すなわちＰＴＳＤが発症し、回復することは正常の現象であり、ただそれが遷延化することが異常なのだということになる。そこで遷延化させるメカニズムを別に考えなくてはならない。

遷延化の理由としては、体験そのものが非常に悲惨であり、かつ反復して被害を受けたということが考えられる。トラウマ体験への暴露の程度とＰＴＳＤの発症率は関連することが知られており、また惨事ストレス（事故、災害時などでの多数の損傷死体の目撃や処置などによる）では高率にＰＴＳＤが生じ、遷延化しやすい。この場合は体験の強度によって記銘が強化されたということになる。いま一つ重要なのは、認知の果たす役割である。前頭葉から辺縁系には抑制性のシナプスが投射されており、何らかの思考や認知が辺縁系の過剰な興奮を沈静化すると考えられる。実際、日常的に気持ちが高ぶりそうになった時、それを落ち着かせるためにいろいろな角度から状況を考え直してみるということは、誰しも行っているであろう。こうした抑制的なメカニズムが働かなくなったためにＰＴＳＤが遷延しているという可能性がある。慢性化に結びついた皮質機能の、あるいは認知機能の異常として考えられているのは、回避と否定的認知である（Foa, et al., 2007）。

先に述べた解離は無意識的に生じる現象であるが、そこまでの反応が生じなくても、意図的に記憶の想起や想起させる刺激を避けようとする患者は多い。無意識的であれ意識的であれ、想起を避けようとすることを回避と呼ぶが、この回避のために、トラウマ記憶に対する正常メカニズムとしての馴化（habituation）や情動処理（emotional processing）が妨げられると考えられている。この回避を補強すると考えられている否定的認知は世界の安全と自己の効力感に関するものである。すなわち世界はどこに行っても危険である、自分はトラウマに対して無力であるという否定的な認知のために、トラウマ体験への直面化が妨げられている。回避と否定的認知は相互に密接に結びついており、回避があるために認知が修正されず、否定的認知のために回避が維持されることになる。

こうした議論は机上の推論から生まれたものではなく、治療を通じての知見によって裏打ちされている。持続エクスポージャー療法（Prolonged Exposure therapy: PE）は回避に焦点を当て、さまざまな技法を用いて安全な直面化を促すものであり、認知再構成療法（Cognitive Reprocessing Therapy: CPT）はトラウマに対する認知の修正を重視する。ＰＥにも認知の再処理が、ＣＰＴにもトラウマへの直面化という技法的要素が含まれているが、興味深いことに、いずれの治療においても、そうした付加的な要素を省略しても治療効果に影響はないとされている。このことを先の生物学的モデルに即して考えるならば、ＰＴＳＤは辺縁系からの記憶の過剰な想起と皮質からの抑制機能の不良とが組み合わさった病態であり、そのいずれが欠けても成立しないということになろう。

ＰＴＳＤの治療法としては、選択的セロトニン再取り込み阻害薬（Selective Serotonin Reuptake Inhibitor: SSRI）などを用いた薬物療法（Post-Traumatic Stress Disorder〈PTSD〉Algorithm 金・原訳、二〇〇七）と、トラウマ記憶の想起によるエクスポージャーの要素を取り入れた認知行動療法が主流であるが、米国学術会議によるレポート（Committee on Treatment of Posttraumatic Stress Disorder, Institute of Medicine, 2008）では、有効であるとの十分なエビデンスが出ているのは持続エクスポージャー療法と呼ばれる認知行動療法のみであり、それ以外の精神療法、ならびにＳＳＲＩをはじめとする各種薬物療法のエビデンスは、すべて不十分であるとされた。

ただし薬物療法に関するレビューは、退役軍人を対象に行われた研究と民間人被害者を対象に行われた研究を区別していない。薬物療法の被験者の多くは退役軍人であり、精神療法の場合は民間人が多いが、退役軍人はそもそもどのような治療を行っても治りにくいのだという説もある。

この点を踏まえて、民間人に対してはＳＳＲＩの有効性は示唆されているという付帯意見もある。さらに薬物療法の場合は完全に盲検化する（実薬を用いているのか、偽薬を用いているのかを、治療者も評価者も知らない）ことができるが、精神療法ではそれができないこと、また精神療法の有効性研究はその治療法の創始者や、創始者に指導を受けたグループが行っていることが多いこと（したがってバイアスがかかりやすい）が指摘されている。

なお最近ではＰＥ以外にもＣＰＴの治療有効性についてのエビデンスも増加している。それぞれの治療法の詳細は紙数の都合で割愛するので、別の文献を参照されたい。

第2節　臨床心理士の活躍の場

ＰＴＳＤの領域における臨床心理士の活躍の場は、少なくとも二つある。すなわち狭義の医学的な治療を目的とした認知行動療法によるＰＴＳＤ治療と、ソーシャル・サポートや心理教育を主とした、被害者への心理的支援である。まず後者について述べたい。

被害直後の時期には専門的な心理療法を必要とすることは少ない。かつては心理的デブリーフィングという、被害後36時間以内に集中的に体験を聞き出すカウンセリングに将来のＰＴＳＤを予防する効果があると言われ、36時間を過ぎるとその効果がないとされていた。ちなみにこの36時間という制限は、身体的な救命救急医療において、その時間を過ぎると救命確率が著しく低下するとされている時間制限と、奇しくも一致する。この説は一時大きな影響力を持ったが、その後のいくつかの研究によって誤りであることが示され、現在の米国心理学会のガイドラインでは効果が否定されている。２００７年の11月にカナダのトロントで開かれた国際トラウマティック・ストレス学会総会では、心理的デブリーフィングの研究を主導していたエバリー（Everly）教授を囲む討論会が開かれ，筆者もその場に参加したが，最後には同教授も自らの研究の方法論上の誤りを認めた。

これらの研究が意味するところは，急性期に被害体験の内容に焦点を当てた強い心理的介入を行うと，かえってそれが賦活され自然の治癒を妨げるということである。それ以外にも，そもそも大多数が自然に回復する集団に対して，一律に早期の予防的介入を行うことに意味があるのかという問題がある。心理療法だけではなく，被害直後に投薬をしてPTSDやその他の精神症状を将来的に軽減させようという研究の結果が思わしくないのも，同じ理由によると思われる。そこで最近では急性期に重症の症状を示す患者を取り出し，選択的な介入を行うという取り組みがなされ，急性ストレス障害の患者に短期間の持続エクスポージャー療法を行うとPTSD予防に効果があるとの研究報告もなされている（Bryant, et al., 2008）。

現在のところ，急性期の被害者の心理的対応については，将来の精神疾患の一次予防，二次予防効果のあるものは見いだされていない。急性期対応の要点は，第一に，「これ以上傷つけない」（first, do not harm）の原則に立って，それ以上の心理的外傷を与えないことであり，心理的な保護を与えることである。そうした保護は治療者と患者の二者関係のなかだけではなく，本人を取り巻く環境のなかで実現されなくてはならない。

第二には，被害直後の心理的反応を理解し，必要な社会的・福祉的サポートを円滑に受けられるように，また日常的な対人関係が過覚醒による怒りの反応などによって妨げられないように，調整を行うことである。何かを「治す」ことではなく，被害直後の苦しい時期を乗り切るための心理的な支えを与えることが肝要である。いわば心理的な意味での保護的なネットワークを作り，因幡の白ウサギのようになった被害者の心を治療的な皮膜（therapeutic membrane）で包むといえば良いだろうか。

第三には心理教育がある。被害による心理的反応の説明によって，自分がおかしくなってしまった・もう回復できないという思い込みを修正し，被害者の心理をトラウマ的出来事に対する心理反応の組み合わせとして説明する。すなわちノーマライゼーション（normalization）である。

こうした急性期のサポート、ケア、心理教育は、一見すると常識的な対応であって、特に専門家としての力量を必要としないと思われるかもしれないが、そうではない。被害を受け、興奮し、過敏となり、時に過呼吸、パニックを生じ、あるいは解離のために注意が散漫となり、容易に健忘を生じる人々に対して、そうした心理状態を適切に理解した上で常識的な対応をし、心理反応を説明し、かつ悲観的な思い込みを修正し、回復への期待を与えるのは容易なことではない。警察や行政との対応、また身体的負傷などのために必要な休息を取ることができない被害者に、心理的な安心感をどのようにして与えるのかということは重要かつ困難な課題である。

一例を挙げると、フォア（Foa）らの研究チームが持続エクスポージャー療法（ＰＥ）をＰＴＳＤを持つ軍隊でのレイプ被害者に適用した際の治療効果研究（Schnurr, et al., 2007）で、対照群のために現在中心療法（present centered psychotherapy）を開発した。この研究では対照群の治療を経験者が担当し、ＰＥ群の治療をやや経験の浅い者が担当したので、研究本来の目的からすると治療者間バイアスが不利に働くと思われたが、それを反映してか、対照群の治療成績が思いの外に良く、それと比較したＰＥの効果はさほど大きくはなかった。一般論として退役軍人の慢性ＰＴＳＤはどのような治療を行ってもなかなか改善しにくいが、ここで注目されるのは、現在中心療法が予想外の効果を上げたことである。患者の心理を良く理解する熟練した臨床心理士が、日常的な悩み、困難の相談に乗ることが、ＰＴＳＤという疾患の治療にかなりの程度、有益であることが示唆されたものと思う。

被害者への心理的援助は、医学的な疾患治療ではないためにかえって医療として取り組みにくい分野でもあり、臨床心理士が独自の貢献をなしうる領域であると思われる。具体的には、すでに児童相談所、女性センター、被害者支援センター、法務関係などで働く心理士の数は多く、そうした現場では多かれ少なかれ、トラウマへの急性対応が行われていると思われる。さらに今後、医療における死の告知、近年の犯罪被害者等基本法で国、自治体に義務付けられている被害者の心理的対応など、関連する活動領域はさらに広がると思われる（金、二〇〇六）。

このようなサポート、心理教育は社会のさまざまな場面で必要とされ、心理職の稼働の領域を広げるものと思われるが、その目的は、その場での安心感、阻害からの保護、信頼感の育成、対人的な絆の維持などである。広い意味では、心理的な健康の維持、心理的な適応の改善といっても良い。こうした支援的カウンセリングによって、広い意味でのストレスが軽減されるので、疾患の予後を改善したり、症状、行動を好ましい方向に変化させることも期待されるが、そのこと自体は必ずしも第一の目的ではない。栄養を与え、生活環境を整備し、生活習慣を改善することが身体的疾患の予後に好ましい影響を与えることとあまり変わらない。

第３節　臨床心理士への期待——医療との連携

トラウマに関する領域では、臨床心理士に、より狭い意味での疾患の治療に貢献するという役割も期待される。近年では認知行動療法が医学的治療のなかで一定の役割を果たすようになり、治療効果についてのエビデンス研究が盛んに進められているが、それぞれの技法には専門の訓練、指導機関がある。少なくとも医療関係者で筆者の知る限り、こうした専門機関でスーパーバイズを含む正規の訓練を受けた者は日本全国10人程度しかいないのではないか。つまりこの領域では圧倒的に人材が不足しており、それを埋める職種として臨床心理士への期待は大きい。ただし、医療において疾患の治療に携わるには、それなりの訓練が必要であり、そうした訓練を可能にするためには職能領域の拡大などの制度的な問題も絡むであろう。この章で述べることは、医療のなかに入って、患者の治療を共同で受け持つことを前提にしているので、そのつもりでお読みいただければ幸いである。

1．米国の心理士教育システム

筆者は最近、米国ハーバード大学のマクレーン病院を訪問する機会を得たが、周知のように広大な緑地の中にコテージのように散在する病棟のいくつかは、心理士、社会福祉士、看護師を交えたチームによって運営されている。全体の責任を持っているのは精神科医であり、投薬と全体的な病状管理を行っているが、心理士が運営する病棟では、毎日の治療プログラムや夜勤を含め、心理士がほぼ全面的な責任を担っており、軽度の症状に対する投薬は心理士、看護師にも認められている。ちなみに近年では、大学院教育を受けた専門看護師（nurse practitioner）も認知行動療法を行い、独自に開業する例も出現している。

こうした活動の背景には心理だけではなく看護や社会福祉士なども含めた、医療全体の大きな制度的な違いがあるので、単純に参考にすることはできない。たとえば米国では一般に医療費が高額であり、しかも保険は民間の会社から提供されるために、重症でなければ医師の治療を受けることを保険会社が認めない、また精神医療への啓発の結果として患者が増加したにもかかわらず、精神科医が圧倒的に不足している。それ以外にもさまざまな要因があって、現在のような心理士の活動が法的に認められるようになったのだが、それもこの半世紀足らずのことにすぎない。

それにはいくつかのエポック・メーキング的な活動、リーダーとなる人物の活躍などがあったが、医療における地位の向上、役割の拡大と併せて、臨床心理士の側でも訓練制度の充実、資格制度の整備などの取り組みがあったことも見逃せない。米国では法律、経済、医学など、実用的な高度な学問を修めるためには、ロースクール、ビジネススクール、メディカルスクールなどを学部教育の後に置くのが一般的であるが、臨床心理の教育訓練のためには、こうしたスクールの新設ではなく既存の大学院制度を利用し、修士、博士過程を徹底的な臨床訓練に当てるという道が選ばれた。この両者を合わせると5年間になり、それを修了して初めて臨床心理士の資格が取得できるが、それは医師になるためのメディカルスクールの4年間よりも長い。しかも医師の場合、メディカルスクールの前には医学部という学部はなく、さまざまな学部の出身者がメディカルスクールに入ってくるのに対し、心理の場合は原則として心理学部を卒業して大学院に入るので、それを合わせれば相当に長い期間、専門教育を受けることになる。

米国心理学会の認定を受けた大学の場合には、学部教育の段階から徹底的な訓練主義を取り、ソクラテス的対話法と呼ばれるカウンセリングの基本技能の習得に重点が置かれ、支持的（supportive）と指示的（directive）、肯定文と疑問文、開かれた質問（open question）と閉じた質問（closed question）、声の調子、抑揚、間合、態度、表情などを患者の状態や治療の流れに合わせて意識的にコントロールできることが目標となる。このスキルを習得できなかった者は、対人サービス業としての臨床心理の道に進むことはできない。認知行動療法や精神分析などの理論を学習するのは主に大学院に進んでからである。

この点、日本や、ヨーロッパの一部のように、講義中心の知識を習得した後に現場での技法訓練に移るというシステムとは大きく異なっている。学部のうちからボランティアで病院実習を行う場合が多く、大学院に進んでからは病院での実習が主流となる。修士号を取得すると、給与を得て病院で働くことができ、博士過程を修了して初めて、州ごとの臨床心理の資格が取得できる。その後は病院で勤務をし、給与などの待遇面でも、日本の同年代の医師よりも高額である。

すべての過程を通じてスーパーバイズが重視され、資格を得るまでには合計で２０００~３０００時間が必要とされる。州によっては教育分析も義務付けられる。なおスーパーバイズは一生を通じて、ほぼ絶え間なく続くのが普通であるし、看護師でも、専門看護師になるための大学院（2年間）に進んだ場合、たとえばボストンカレッジで精神科を専攻すると600時間の個人スーパーバイズを受け、病棟で働くようになっても毎週個人スーパーバイズを受ける。私たちは米国というと大量生産、効率主義的な側面を連想するかもしれないが、こうしたスーパーバイズ重視の姿勢に見られるように、専門的な技能は個人的指導によってしか伝達できないとする伝統もまた存在することを忘れてはなるまい。

もちろん、先にも述べたように日米では制度的な相違が大きいので、単純にこれが良い、あれが良いという議論をすることはできない。たとえば心理士が簡単な処方もできることをうらやましいと思われるかもしれないが、それは医療システムの違いからやむを得ずそうした役割を果たしているのであって、別に彼らは処方をしたいから心理士になったわけではない。学ぶべきは、心理士としての技能の訓練と個人スーパーバイズの重視であろう。

2. 日本の心理教育

筆者は精神科医であるが、医師の訓練においても事情は同じであり、日本の医学教育は「医学」という学問から入ることが多く、米国のように病院でまず簡単な見学、実習をしながら訓練を積むオン・ザ・ジョブ・トレーニングという部分がまだ足りない。そうした医師の限界も承知の上で、あえて求められた執筆課題に即して臨床心理のために考えてみると、やはり安心して治療チームを組むためには、スーパービジョンを伴う実地訓練をもっと徹底していただきたいと思う。

筆者が診察することの多いトラウマという領域に話を戻すと、被害を受けた患者は症状の変化が急激で、治療中にも過呼吸を起こしそうになったり、解離を生じたりする。その際に重要なことは、患者の不安の程度とその理由を推測し、それに適した対応を取ることである。このスキルが身についていないと、治療を目的とした深い介入を行うことはできない。ＰＴＳＤに効果があるとされているいくつかの認知行動療法は、多かれ少なかれトラウマ体験への暴露、直面化という要素を含むが、恐怖のために避けていた体験への直面化は必ず一時的な病状の悪化を伴う。その時にさまざまな態度、技法を適切に使い分け、治療関係を維持することが必要になる。

不思議なことに、日本の書店で心理学のコーナーを見ると、特定の治療法や思想家の説を紹介した書籍は多いが、米国では誰もが知っているソクラテス的対話法などの基本的なコミュニケーション・スキルの書籍や教材を見つけることは難しい。少なくとも米国での数々のワークショップなどは、こうした基本的な対話スキルを身につけていることを前提に開催されているので、この領域のメソッドはもっと積極的に導入して欲しいと思う。

苦言のようなことを書いて欲しいという編集者の依頼であるので、内心の忸怩たる思いを抑えつつ、続けて書かせていただく。私がPTSDのためのPEに取り組み始めた数年前に驚いたのは、受け入れていた若い臨床心理士のなかには高名な大学の出身者であっても、個人スーパーバイズを一度も受けたことがないという者がいたことである。聞けば自分でスーパーバイザーを探して、大学院の授業料とは別に料金を払って依頼をしなくてはならないのだという。

この状況はさすがに今では改善されているのだろうが、問題はその中身である。臨床心理士は指定校制度を取っているが、できれば米国心理学会にならって、スーパーバイズの時間数までも含めた教育システムのモデルを作るという動きが出てきて欲しい。未だにグループ・スーパービジョンを数例、個人スーパービジョンを1例（それも全経過ではなく、数セッションのみ）しか受けていないという若手の臨床心理士に出会うことがあるが、明らかに訓練が足りない。足りない部分を自分で指導者を見つけて補うように求めるのは酷である。臨床で必要とされる訓練を提供するのは教育機関の務めではなかろうか。現行の臨床心理士の制度内の改革が難しいならば、臨床心理を取得した後に継続的なスーパービジョンなどの訓練を経て、専門資格や指導者資格を作るという道も検討されても良いように思う。

ここまで書いたことのいずれについても，大学での指導教官には大きな負担がかかることと思う。思えば教官という職業は大変である。論文も書かなくてはならないし，講義や学生獲得の努力，試験監督に加えてスーパーバイズもしなくてはならない。私の知っている教官のなかには，研究（博士論文など）を指導する訓練は受けていても，臨床の指導者としての訓練を必ずしも十分に受けていない方もいる（ご自身がそうおっしゃっているのだから，その通りなのであろう）。これは大学組織の構成上，仕方のないところもあるが，ここは法科大学院のようにＯＢを動員するとか，学会としての臨床訓練の場を提供するなどの工夫が欲しいところである。この意味で，最近の専門職大学院の動きには関心が持たれる。

また臨床心理系の雑誌を見て思うことは，臨床の教育法ということ自体が，もっと研究テーマになっても良いということである。心からその才能を尊敬している臨床心理の方々を何人も思い浮かべることができるが，彼らには人間心理の深層の解明に取り組んで欲しいと思う反面，その能力を二，三年で良いから，英米の学部レベルに相当するスキル訓練の導入に当てていただければ，若い臨床心理士の卵たちはどれほど助かるだろうか，とも思う。技法の紹介や学説を書き記した書籍がどれほどあったとしても，それを用いた訓練メソッドが定着しなければ意味がないからである。

あまりに勝手なことばかり書いたのでおしかりを受けそうであるが，要するに医療の側から見ても，臨床心理のことは臨床心理の先生方にお任せをしたいということと，臨床心理という職はライフスタイルではなく，プロフェッションであっていただきたいというつもりで書いたのである。しかし臨床心理の全体を知っているわけではないので，的外れの部分が多いと思う。逆にそのような門外漢でなければ書けないこともあったと思うので，それに免じてご寛恕をいただければ幸いである。

文献

・Breslau, N., Davis, G. C., Andreski, P., & Peterson, E. (1991) Traumatic events and posttraumatic stress disorder in an urban population of young adults. *Archives of General Psychiatry*, 48, 216–222.

・Bryant, R. A., Mastrodomenico, J., Felmingham, K. L., Hopwood, S., Kenny, L., Kandris, E., Cahill, C., & Creamer, M. (2008) Treatment of acute stress disorder: a randomized controlled trial. *Archives of General Psychiatry*. 65, 659–667.

・Committee on Treatment of Posttraumatic Stress Disorder, Institute of Medicine (2008) *Treatment of Posttraumatic Stress Disorder: An Assessment of the Evidence*. National Academies Press.

・Foa, E. B., Hembree, E. A., & Rothbaum, B. O. (2007) *Prolonged Exposure Therapy for PTSD*. Oxford University Press. 金吉晴・小西聖子監訳『ＰＴＳＤの持続エクスポージャー療法』、星和書店、二〇〇八年。

・金吉晴編『心的トラウマの理解とケア（第２版）』じほう、二〇〇六年。

・The International Psychopharmacology Algorithm Project: *The Post-Traumatic Stress Disorder* (*PTSD*) *Algorithm*. 金吉晴・原恵利子訳『ＰＴＳＤ薬物療法アルゴリズム―日本語版』メディカルフロントインターナショナル、二〇〇七年。

・Schnurr, P. P., Friedman, M. J., Engel, C. C., Foa, E. B., Shea, M. T., Chow, B. K., Resick, P. A., Thurston, V., Orsillo, S. M., Haug, R., Turner, C., & Bernardy, N. (2007) Cognitive behavioral therapy for posttraumatic stress disorder in women: a randomized controlled trial. *Journal of American Medical Association*. 297, 820–830.

第 II 部

社会的要請のなかで心理職との協働が重要となっている医療領域

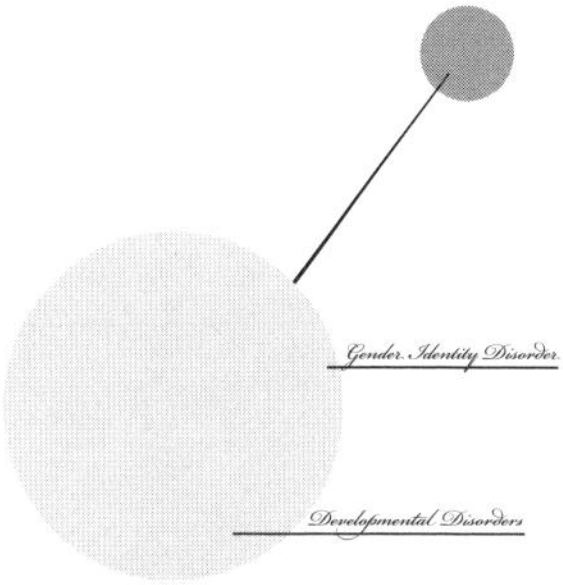

第3章 発達障害への対応と心理職への期待

平岩幹男
Rabbit Developmental Research

◆はじめに

本稿においては発達障害と、臨床心理士のそれに対する関わりが中心のテーマではあるが、発達障害という概念自体が、まだ一般的には十分に理解されているとはいいがたいことや、臨床心理士がどのような職であるのかということについての理解も、当事者を含めて十分ではないと考えられる。そこで、まず筆者の臨床心理士への期待について述べ、その後に発達障害の概念やそれぞれに対する簡単な説明と対応の要点、最後に発達障害の領域において臨床心理士にこれから期待される問題について述べる。

第1節　臨床心理士への期待

臨床心理士をはじめとする心理職はわが国では国家資格ではない。これまでの経過のなかで国家資格への移行の試みはされてきたが、年月が過ぎ、この間に多くの心理職がさまざまな協会によって認定されてきたことから、諸外国とは異なり、心理職の国家資格化には困難が横たわっている。しかしながらわが国における心理職のなかで、臨床心理士は人数の上からも、社会のなかで果たしている役割という点からも、最も重要な集団であり、この集団がその期待される役割を果たすことは、心理職の存在意義を高める上でも大きい。国家資格ではないこと、診断をすることができないこと（疾患や障害に対して診断し、その結果としての診断書を交付することは、わが国では医師以外にはできない）という縛りがあるために、医療と心理との関係は、必然的に心理が医療に対して従属的な立場とならざるを得ない状況にあり、これが心理の国家資格のある諸外国とは異なる。

筆者が臨床心理士に期待している仕事は数多くあり、これをクライアントの年齢によって分けてみたい。まず就学までの幼児期である。この年齢では、発達障害への早期介入のほかに、発達テストの実施や乳幼児健診でのフォローアップなどが挙げられる。発達障害の早期診断に続く早期介入はもちろん必要なことである。しかし後述のように、薬物療法の適応となる部分が少ない発達障害においては、対応が重要であるにもかかわらず、その面での心理職の関わりは意外なほど少ない。自閉症の早期診断、早期療育が国際的にも認知されるようになり、早期療育としての個別療育がわが国でも徐々に広がりつつある。発達検査に習熟し、発達についての十分な知識を有する臨床心理士がこの分野に参加することはきわめて意義が大きいが、実際に個別療育に携わっている臨床心理士は，きわめて少ない。最後にも触れるが，今後，大きく開けてゆく分野である。

学童期から思春期に関しては，不登校をはじめとして臨床心理士が関与している領域は，スクールカウンセラーとして果たしている役割も含めれば，子どもに対する現在の関わりの中心である。しかしスクールカウンセラーは，わが国では第三者機関ではなく，学校という一つのシステムに組み込まれた存在であり，校長の管轄下にあることから，たとえばいじめの問題をとっても，本当に子どもたちのためにできることを考える上では限界がある。そのほかにも摂食障害などへの対応もあるが，やはり発達障害の問題は大きい。不登校やいじめも背後に発達障害が存在することは少なくないし，発達障害を抱えている場合には不登校やいじめなどの「結果」に対応するだけではなく，発達障害そのものに対する社会生活技能訓練（Social Skills Training: SST）や行動療法（behavior therapy, 各種含めて20種以上ある）の知識とそれを用いた対応も必要になってくる。医療や教育の一部として行うのか，あるいは心理として独立して行うのかという議論はあるが，臨床心理士に期待される大きな領域である。

青年期から成人期にかけては，うつ病や睡眠障害，対人関係ストレスなどへの対応が臨床心理士には期待されている。また，産業保健の領域でも今後一層重要になると考えられる。しかしこの時期においても発達障害の問題は重要であり，精神的，心理的問題を抱えながらも，その背後に「診断されていない」発達障害を抱えている人たちが少なくないことからこれは明らかである。発達障害を抱えたままこの時期に生活上の問題も抱える場合には自尊感情（self-esteem）が低いことがしばしば問題である。やはり「結果」に振り回されるのではなく，対応によって改善することが多いことから，臨床心理士にとっては大きな領域が待っている。この時期には統合失調症がしばしば診断される。社会生活技能訓練は，当初，統合失調症への対応として始まった経緯もあるが，有効な薬物治療によって症状の改善を見たとしても社会への復帰が困難であることが多い統合失調症に対し，臨床心理士の治療的参加も期待される。なお，わが国では，後述の高機能自閉症が統合失調症として扱われていることが稀ではない。この両者には一部重なり合う部分があるという報告も見られるが、本質的には異なる部分が多いので、それによって対応が異なるため、臨床心理士には見極める能力も必要と考えられる。

中年以降ではまず、うつ病への対応が挙げられる。40歳台以降でのうつ病は、特に男性で自殺のリスクという問題があり、早期の臨床心理士の介入と適切な対応が望まれる。また閉経の前から閉経後数年までの更年期障害も、心の問題を抱えていることが明らかになってきた。医療の面ではホルモン補充療法などが行われるが、カウンセリングや行動療法が有効な場合も多いので、この面での臨床心理士の活躍も期待される。

老年期においても、臨床心理士の活躍の舞台はある。一つは認知症である。初期には薬剤治療の是非や適切な心理的介入が症状の進行を遅らせたり、場合によっては改善させたりすることも知られている。もう一つは終末医療をめぐる問題である。諸外国では、終末医療は、医療と宗教の協働によって行われていることが多い。しかし、わが国では宗教の日常生活に対する影響力がそれほど大きくない場合が多いことから、この面でも「上手な聴き手」としての臨床心理士の役割が期待される。

このように、臨床心理士にとって活躍する場はきわめて幅広く、現在、認識されているのはそのごく一部であると考えられる。さまざまな領域での活躍が期待されるが、本稿の主旨からは、以下のように発達障害の概要から述べる。

第2節　発達障害とは

発達障害の問題はいわば社会問題ともなっている。当初は小学校で問題となり、学級崩壊や不登校などとの関連が中心として議論されてきた。その後、成人にも少なくないことが明らかとなり、また幼児期における診断の重要性も力説されることになった。発達や障害は昔からある領域であるが、「発達障害」という言葉になると、診断ばかりでなく対応にも混乱が見られる。

これは歴史的な経緯のなかで発達障害の考え方が変化してきたこととも関係している。最近話題になっている発達障害は、発達障害者支援法にもあるように、自閉症や注意欠陥・多動性障害（ＡＤＨＤ）、学習障害などを含む一群の障害として定義付けられている。しかし、発達障害という用語、英語では〝developmental disability〟と表記するが、この言葉が最初に登場したのはケネディ大統領の時代のアメリカからである。主として知的障害、あるいはそれに類する障害を「発達障害」と位置付け、支援しようという概念であった。すなわち発達障害の根幹は知的障害であった。わが国においても日本精神薄弱研究協会が１９７０年代から開かれていたが、精神薄弱が差別的表現であるという批判もあり、１９９２年に発達障害学会と名称を変えた。この学会では当初から知的障害を中心として研究や検討を進めていて、名称が発達障害に変わっても、発達障害を知的障害という意味で使用していた。

しかし、現在広く考えられている発達障害は、平成17年4月に施行された発達障害者支援法の第二条に規定されている。そこには、「この法律において『発達障害』とは、自閉症、アスペルガー症候群その他の広汎性発達障害、学習障害、注意欠陥多動性障害その他これに類する脳機能の障害であってその症状が通常低年齢において発現するものとして政令で定めるものをいう。２　この法律において『発達障害者』とは、発達障害を有するために日常生活又は社会生活に制限を受ける者をいい、『発達障害児』とは、発達障害者のうち十八歳未満のものをいう」と定義されている。

注意欠陥・多動性障害は一般的にはＡＤＨＤ（Attention Deficit/Hyperactivity Disorder）と表現される。知的障害とは定義されていないし、実際に障害者自立支援法のなかの障害には、「身体」「精神」「知的」の三障害が定義されていて発達障害は含まれていなかったが平成22年末に精神障害の一部として位置付けられる法改正が行われた。しかし実際の法的裏付けのある支援は模索中である。また自閉症グループの総称としての広汎性発達障害は、最近では国際的にも自閉症スペクトラム障害（Autism Spectrum Disorder: ASD）と表現されることが多くなっている。これは自閉症グループには、症状においても、また知的なレベルにおいても強い群から弱い群まで、高い群から低い群まで連続性（スペクトラム）があるという考え方による。

自閉症の症状としては、社会性、コミュニケーション、想像力の障害が、いわゆる自閉症の三つ組として知られている。しかしながら自閉症グループのみならず、学習障害やＡＤＨＤに至るまで多くの疾患が含まれていることから、本質は何かということがしばしば議論の対象となっている。自閉症ではしばしば知的障害を伴うが、ＡＤＨＤや学習障害などその他の発達障害では、知的能力や基本的な社会生活能力に著しい困難を伴わない。歴史的な経過と、現在の法律に代表される考え方の違いから発達障害という用語の使用における誤解を招いてきたという経過がある。

筆者は、発達障害の定義として、「発達の過程で明らかになる行動やコミュニケーション、社会適応の障害で、根本的な治療は現在ではないものの、適切な対応により社会生活上の困難は軽減される障害」と考えている。

また発達障害を抱えている場合には「障害」の部分だけではなく、「障害特性」が「才能」となって将来を支えてゆくことも少なくない。たとえば自閉症のこだわりは興味のあることへの集中力や記憶力の部分も持ち合わせているので、社会に役立つことに発揮できれば障害と思われていた特性は才能に変わる。ＡＤＨＤの多動も、授業中には障害になることが多いが、接客業などでは意外に能力を発揮することがある。障害の部分だけを見るのではなく、どのように才能を見つけ、育てていくのか、そのためには何をすれば良いのかが大切になってくる。

第3節　発達障害にはどんなものがあるか

まず、注意欠陥・多動性障害（ＡＤＨＤ）が挙げられる。日本語の注意欠陥・多動性障害よりもＡＤＨＤという略語のほうが、テレビや新聞などメディアを通じて一般的になっている。くわしくは後述するが、不注意の症状を中心とする不注意型、多動・衝動の症状を中心とする多動・衝動型、その両者を併せ持つ混合型があり、性別では5対1～8対1で男性に多く見られる。

次に自閉症スペクトラム障害（ＡＳＤ）、いわゆる自閉症である。従来は広汎性発達障害（PDD: Pervasive Developmental Disorder）として扱われることが多かった自閉症グループの総称であり、国際疾病分類や米国精神医学協会の分類では、ＰＤＤというグループを定義しているので、現在もその表現が多く用いられるが、最近では国際的にも自閉症グループ全体を症状や知的な部分も含めてスペクトラム（＝連続体）として捉えようという考え方が強くなっている。

次回の改訂ではＰＤＤからＡＳＤへの変更が予定されている。これは自閉症の症状を主として社会性、コミュニケーション、想像力の障害（いわゆる自閉症の三つ組）と位置付け、それらの症状の強弱や知的なレベルには連続性があるという考え方であり、臨床的にはそのほうが理解しやすいこともあって、国際的にも広汎性発達障害という表現から変わりつつある。

このなかに高機能自閉症がある。高機能とは知的な障害がない、あるいは明らかではないという意味であり、一般にアスペルガー（Asperger）症候群、あるいはアスペルガー障害といわれているものとほぼ同じと考えられる。診断基準や診断概念は多少異なるが、実際の対応を考える上では、ほぼ同じだと考えて良い。米国精神医学協会の診断基準を厳密に当てはめると、アスペルガー障害と診断されない、分類不能群が多くなり、国際疾病分類の診断基準を厳密に当てはめると非定型自閉症が多くなるという問題があるが、この分類不能群、非定型群に属する人たちを自閉症スペクトラムという視点から見直すと、ほとんどが高機能自閉症という診断になる。自閉症グループ全体も３対１～４対１で男性に多いとされている。

三つ目が学習障害（Learning Disorder: LD）である。米国精神医学協会の診断基準では、読み、書き、算数のいずれかが生活年齢に比べて明らかに遅れている障害であるが、文字がアルファベットと数字のみのアメリカ合衆国に対して、わが国では漢字も平仮名も片仮名もあり、また文字表記の方法も欧米と異なる部分がある。したがって読み、書き、算数という単純な区分以外に、漢字のみの障害、平仮名のみの障害など、さまざまな特殊な学習障害も数は多くないものの存在している。

ここで重要なことは、ＡＤＨＤ、高機能自閉症、学習障害は、別々の障害として診断され、記述されるが、臨床的にはこれらはしばしば併存している。ＡＤＨＤと診断されても、高機能自閉症や学習障害まで抱えるという場合も実際には見られる。

文部科学省が以前に小学校でアンケート調査をしたところでは、発達障害は全体として子どもたちの４～６％を占めるという結果が出た。これは、それぞれの子どもを個別に見て医学的に判定した結果ではなく、質問紙による教員への聞き取り調査である。過去に、ある小学校で、どのくらい発達障害を抱えた子どもたちがいるかということを調べた結果では、発達障害という診断がつき、何らかの対応が必要な子どもたちは２～３％程度ではないかと推察された。

第4節　自閉症をめぐって

自閉症（autism）は、ギリシャ語の autos から由来している。1943年にレオ・カナーが最初に発表したときには、「自閉的孤立」「同一性保持への欲求」と記述され、1994年の米国精神医学協会のDSM－Ⅳ、2000年のTRでも「社会的相互作用の質的な障害」「コミュニケーションの質的な障害」「限定された活動や興味」が診断の要件となっている。しかし現在では、前述のように自閉症の三つ組を中心とした自閉症スペクトラム障害という表現の方が多く用いられるようになってきつつある。

以前は自閉症では知的障害を伴うことが多いと考えられてきたが、最近20年間に知的障害を伴わない自閉症が多いことも分かってきた。現在では自閉症スペクトラム障害（ASD）のうち60～70％を知的障害がない群が占めるとまで言われている。自閉症は30年前には数千人に1人の頻度と言われていたが、現在では100～150人に1人の頻度と言われており、ありふれた障害と考えられるようになった。

知的障害を伴わない群は、従来はアスペルガー症候群と呼ばれることが多かったが、最近では高機能自閉症と呼ばれることが多くなっている。高機能とは知的障害を伴わないという意味である。知的障害を伴っていなくても、自閉症の特性としてのコミュニケーション能力の問題などは抱えているので、適切な支援が必要であり、支援が得られなければ、知的な問題がないにもかかわらず、不登校やうつ病、パニック障害などの二次障害を起こすこともしばしばある。

自閉症の診断はあくまで基本的な症状に基づいて行われるが、実際の診断基準を用いて診断することは5歳以降でなければ困難であり、それ以前の幼児期には主に言葉の遅れから疑われる。言葉の遅れがある場合には自閉症だけではなく、知的障害や難聴、表出性言語遅滞などの鑑別も必要になり、診断が鑑別のために遅れる場合もある。わが国では1歳6カ月児健診での発見が多いとされているが、必ずしも、ここですべてが見つかるわけではなく、その後の3歳児健診で発見されることも少なくないし、そこでもまだ見逃されているという場合もある。後述の早期療育の有効性が国際的には知られるようになってきたが、わが国では自閉症が増加していることも早期療育があることも知られているとは言えないので、診断は遅くなりがちである。さらに、たとえ診断されたとしても適切な対応がなされないままに経過観察のみをされている場合もある。

自閉症の場合には、言葉の遅れという問題以外にも常同行動（ピョンピョン飛び跳ねる、手を打ち鳴らすなど、周囲からは目的の分からない行動の繰り返し）やクレーン現象（言語で要求ができないので、保護者の手などをとって欲しいもののところへ連れてゆく）が見られるほか、視線が合いにくい、表情や身振りが理解できない、表情の変化が乏しい、物へのこだわりがあるが人には興味を示さないなどの症状から診断に結びつくことが少なくない。

言葉の遅れがある場合には、わが国ではそれは知的障害を意味すると考えられてきた。そのために言葉の遅れがある自閉症では、言葉が出ない＝知的障害、知的障害＝治らない、言葉の出ない自閉症は治らないという三段論法が信じられていた。そのために、療育を受けずに経過を観察される時代が続いてきた。もう一つ忘れてはならないことは、幼児の知能障害は小学生以上のように知能指数で測定するのではなく、発達指数を置き換えて判断している。発達指数は、コミュニケーション能力の発達と社会生活習慣の獲得に大きく影響される。したがってそこに問題があれば発達の遅れと診断され、あたかも知的障害と同じように扱われることが多い。

しかし最近では、ＴＥＡＣＣＨ（Treatment and Education for Autistic and related Communication handicapped CHildren：自閉症と自閉症に関連したコミュニケーションにハンディキャップのある子どもたちの治療と教育）やＡＢＡ（Applied Behavior Analysis：応用行動分析）など自閉症の療育も大きく進歩してきた。なかでもＡＢＡなどの個別の療育を行うことにより、言葉を獲得し、発達においても大きな変化を示す場合があることが分かってきており、大きな改善を示した子どもたちが増えてきている。幼児期に自閉症という診断がついたからといって、あきらめることはない。

自閉症では知的なレベルにかかわらず、社会生活上の困難を抱えやすいので、基本的な症状は変わらなくとも、適切な対応や社会生活技能訓練により、社会生活上の困難は軽減されうることも分かってきた。ＡＳＤの症状自体に対して有効な薬剤は今のところなく、二次障害に対しては、しばしば薬物療法も行われるが、それだけではなく、社会生活技能訓練やカウンセリングは欠かせない。

自閉症の基本症状は、投薬やカウンセリングによって消失するものではないと筆者は考えており、それはなくなったように見えても、社会的困難に直面するとまた出てくることが多いからである。これは子どもから大人まで変わらない。したがって、自閉症への対応は、基本的な症状に基づく社会生活上の困難を、療育や対応によって軽減し、普通に社会で暮らしていけるようにすることだと考えられる。成人になって普通に社会で暮らし、社会的成功を収めている人たちは少なくない。したがって、自閉症という診断で絶望する必要は、本人にも保護者にもないが、努力を続けることは必要である。

第5節　ＡＤＨＤ

注意欠陥・多動性障害（ＡＤＨＤ）も発達障害の一つに位置づけられる。忘れ物が多い、仕事を途中で投げ出す、じっとしていられないなどの症状が代表的である。臨床的な診断は前述のように三つに分かれ、忘れ物が多い、作業を途中で投げ出してしまうなどの不注意の症状が中心であれば不注意型、会話や集団行動の際にすぐに割り込む、飛び出すなどの衝動性と、じっとしていられない、動き回るなどの多動の症状があれば多動・衝動型、両方あれば混合型となる。

これらの症状が6カ月以上続いていることと、社会生活上の障害になっていることも診断の条件である。背後に知的な障害がある場合には、ＡＤＨＤという診断ではなく、知的障害という診断になる。これらの症状に対して薬物療法が有効な場合もあり、メチルフェニデート（methylphenidate）製剤であるコンサータ®とアトモキセチン（atomoxetine）製剤であるストラテラ®が、わが国ではＡＤＨＤ治療薬として承認されている。

コンサータ®は登録医のみが処方可能で、即効性があり、持続性もある。ストラテラ®には処方制限はないが、即効性はなく、効果が出るまでに数週間が必要である。いずれも保険適応の上では6歳から18歳未満が対象となっており、これらの薬剤は国際的には成人に対しても使用可能な国が多いが、わが国では成人には18歳以前から処方されていたストラテラ®の継続を除いて使えないということも問題点とされている。もちろん薬物治療だけではなく、社会生活技能訓練やカウンセリングも必要であるし、それなくして症状の改善には至らない場合が多い。ＡＤＨＤでは、適切な対応が行われないと、反抗・挑戦性障害や行為障害（素行障害とも言われる）などに移行することも大きな問題となっている。これはＤＢＤ（Destructive Behavior Disorder）マーチとも呼ばれ、思春期以降に反社会的な行動へと変化することが知られている。また多発性チックであるトウレット障害や強迫性障害を合併する場合もある。

第6節　学習障害

学習障害は、学習を行う上での障害で、幼児期に発見されたり問題になったりすることは少ない。アメリカの診断基準では読み、書き、算数の障害が代表で、文部科学省では小学校低学年では1学年以上、高学年以上では、読み、書き、算数、それぞれに2学年以上の遅れがある場合に、学習障害を疑うことになっている。したがってわが国では、早期発見ではなく、遅れをきっかけにして発見される場合が多い。その他にも図形のイメージが理解できない、漢字は読めないけれども、平仮名と片仮名にはまったく問題がないなどの特殊な学習障害もあるが、診断が容易ではないことから、診断や対応はしばしば遅れる。知的な障害があれば、診断は知的障害になる。

学習障害の原因は、読み、書き、算数などに対応する脳機能の障害と考えられており、現在は症状を改善するための薬物療法はない。読みの障害、読字障害が最も多く、試験問題を読んで理解できないために、学校の成績が上がらないことが、進学や就職に際して大きな問題になる。自分で読む代わりに、誰かが読んで聞かせる、特殊な定規などを使って字を追いやすくする、などの対応が役に立つことが多いが、わが国では理解されていないこともあって対応は不十分である。アメリカでは学習障害と診断されていれば入学試験なども含めて適切な対応を行うべきことが定められている。多くの学習障害では、適切な対応によって社会生活上の困難は軽減されるが、学習障害そのものが理解されていないために、対応は遅れがちである。

第7節　なぜ問題となってきたか

なぜ発達障害が問題となってきたのであろうか。そこにはいくつかのポイントがある。最初のポイントは世界的に見ても発達障害を抱える人の数が増加しているという問題が挙げられる。たとえば発達障害は決して稀な障害ではなく、高機能自閉症やＡＤＨＤでは30年前には現在の診断基準がなかったので比較はできないが、

30年前から診断が可能であった自閉症を例に取っても，前述のようにこの30年間で10倍以上に増加している。ＡＤＨＤも報告によって異なるが小児では５〜10％を占めるとも言われている。専門家でなくとも，日常生活や診療では，気づくかどうかは別として，しばしば出会っていることになる。

次の問題は発達障害に対しては医療的な対応，すなわち薬剤治療などが十分な効果を上げるとは限らないことである。ＡＤＨＤでは治療薬が承認されているが，実際の診療では薬剤を使用するだけではなく，カウンセリングや社会生活技能訓練を行うことにより，より生活面やコミュニケーションの面での改善が著しくなる。自閉症に対しては言葉の遅れのある場合も高機能自閉症である場合も本質的に有効な薬物療法はなく，薬物療法は二次障害に対するものがほとんどである。学習障害では薬物療法の適応はなく，障害の状況に応じた対応と，それに合致した社会生活技能訓練が中心となる。このような状況であるから，発達障害の診療にあたっては，薬物療法は主役ではなく，社会生活技能訓練やカウンセリングなど，医療と教育，心理の境界となる部分が重要であることになる。ここに発達障害への対応における心理職の重要性がある。

第８節　発達障害のゴール

発達障害を抱えている場合には，生活の質が向上するということは，経済的に成功するということや高い社会的地位を確保するという意味ではない。筆者は，発達障害におけるゴールは以下の二点であると考えている。

一つは，自分に自信が持て，自分を肯定できる，すなわち自尊感情（self-esteem）を高くすることである。そのためには，今できないことに焦ったり怒ったりせず，どうすればできるようになるのかを当事者と一緒になって考える必要があり，そこでは薬物療法よりも，社会生活技能訓練やカウンセリングが重要になる。

二つ目は、社会性を獲得し、社会で暮らしていけるようになろうということで、これは社会生活習慣を身につけるということだけではなく、自分で稼ぐことができるようにするということも含まれる。医療も教育も含めて、すべての支援はこの二つのためにあると考えている。

たとえば高機能自閉症の場合には、基本的な症状には変化がなくても、社会生活上の困難は年齢によって異なる。幼稚園の時代には友だちが出来ない、一緒に遊べないなどの症状が中心であっても、小学校に入れば授業を聞かずに別のことに熱中している、場に合わない表現をする、などのことから学業不振に陥ったり、仲間はずれにされたりすることもよくあり、いじめの被害を受けることもある。小学校高学年以降は、不登校やうつ病、パニック障害などの二次障害を起こしてくる場合もしばしば見られる。不登校は適切な対応をしなければひきこもりにつながりやすい。

高校生以降では、適切な対応をされていないと自分に自信が持てないこと（自尊感情が低い）や、適性や才能が分かっていない場合には進路選択の問題を抱えることが多くなる。成人になれば対人関係がうまくいかないことから、家族が破綻したり、就職がうまくいかなかったりするという問題もしばしば見られる。このように基本的な症状が変わらなくても、年齢によって抱える社会生活上の困難は変わるし、その場だけではなく将来を見据えて考え、対応することが必要である。

しかし自分の好きなことや興味を持ったことに対する集中力や記憶力は、ふつうにはできないレベルにあることが多いことも特色である。何かに集中していて授業を聞いていない、しなければいけないことができないとなれば障害であるが、それが社会的に必要とされることに生かされれば才能に変わる。子どものころにはアニメやゲームなど社会的に必要とされないものに集中力が発揮されることが多いが、それを将来の生活に役立つものに変えていけば、才能に変わる。そのような才能をどのようにして見つけ、どのようにして磨くのか、「障害から才能へ」が、高機能自閉症でもＡＤＨＤでも基本である。

第９節　発達障害での対応の基本

発達障害を本当に理解しているかと聞かれれば，それは誰もが分からないと答えるだろう。しかし，いつも理解しようとはしているし，努力をすることが必要である。さまざまな困難を抱えている子どもたちや大人たちを診ていて気づくことは，その困難さをどうやって解決しようかを一緒に考えていくことが基本であり，なぜその困難を抱えているのかを理解しなければ，適切な対応は選択できない。そして理解できなければ，その時の「困難」に対応できないばかりか，将来への道筋も作ることができない。理解したとはいえなくても，理解しようとしていることが分かれば，そこからどうやって一緒に考えていき，対応していくかという流れが始まる。これは基本的には大人も子どもも同じである。発達障害はその子，その人の一部にすぎない。抱えている社会生活上の困難によって人格や存在まで否定されそうであっても，あくまで障害はその人の一部にすぎない。木を見て森を見ずではなく，これが分からなければ理解には至らない。

抱えている社会生活上の困難や，問題行動に振り回されないことが対応の基本に挙げられる。問題点や困難だけを考えていると，相手の良いところが見えなくなる。先述のように発達障害の特性は，場面によって困難とも才能ともなりうることが多いので，良いところが見えなくなるということは，ほめることも少なくなる。発達の面でしばしば言われることは，「嫌いな子の発達は遅く見える」「好きな子の発達は早く見える」ということである。問題点や困難に固執して相手に対する回避感情が先行しては社会生活技能訓練すらうまくいかない。社会生活技能訓練を含めた行動療法の基本はとにかくほめることであり，それは接近感情を失っては不可能になる。

そのための基本はスモール・ステップである。問題点を抱えていても焦らず急がず、少しずつ対応することである。その時にできないことに注目して対応を急ぐのではなく、できていることを評価しほめることである。たとえば面接の時に、はじめはうまくいっていたが最後に我慢できなくなって泣いたとする。最初にうまくいったことを評価しほめることが大切で、最後にうまくいかなかったことにはとらわれない。その部分は最初に評価し、それが相手に伝わっていれば、その次には少し前に進むことができる。

たとえばＡＤＨＤと診断された子の多くは宿題を嫌がる。たとえば20問の書き取りの問題があった時に、それを全部目の前に出しては、取り掛かることすらできないことがしばしばある。その時には4問ずつ五つに分割し、少量ずつこなす。最初の日は4問で終わってもかまわないので、そこでできたことを評価し、次の日にはもう少し量を増やす。ほめるだけではなく、視覚的に訴えるシールなどを使うこともあるし、シールが貯まったらご褒美に換えるなどの報酬系を確立することも必要になる。毎日20の問題を出してもクリアできない場合には、このように、スモール・ステップに分けることが欠かせない。これは宿題の場合だけではなく、日常生活においても、対人関係においても、基本は同じである。

第10節　発達障害——臨床心理士に期待していること

発達障害という障害の持つ特性、そして障害から才能へという考え方を理解することがまず大切である。それがあれば臨床心理士の世界は大きく広がる。もちろん発達検査や心理検査などは、臨床心理士にとっての有力な武器なので必要である。

自閉症の初期の対応だけではなく、個別の療育はこれから、より盛んになってくる。発達についての十分な知識と評価法を身につけていれば、いくらでも仕事は出てくると考えられる。筆者も個別療育の指導や評価を行っているが、これはいわゆるデスクワークとは異なる。子どもたちと一緒になって寝転んだり、時には戦ったりしながら行っていくことになるし、療育は単純な繰り返しであることも少なくない。しかし療育に携われば携わるほど、効果が出た時の喜びを、保護者、子どもと共有できるのも療育者の特権である。

幼稚園や保育園での巡回指導や、そのなかでの個別介入も期待されるが、あくまで一般論ではなく、個々のケースをよく把握し、そのケースに最も適した対応法をアドバイスする必要がある。残念ながら巡回指導ではしばしば一般論に終わっている。

小学校から中学校ではスクールカウンセラーとしての対応が中心と思われるが、先述のようにわが国では、学校というシステムに発達障害の子どもが組み込まれてしまうので、できることには限界がある。しかし思春期の問題のなかには診断されていない発達障害が背後に存在することは決して稀ではないし、その場合には自尊感情の低下が見られることが多いことを考え合わせると、そこでの介入は臨床心理士の得意分野ではないかと考えられる。青年期以降については、職業上の問題や家族関係の問題への対応が中心となり、産業保健としての関わりも前述のように増えてくると思われるが、基本は同じである。

発達障害では、しばしば家族集積性が見られる。きょうだいの場合もあるし、親子の場合もある。こうした時に、医療はすでに分化しているので、子どもは小児科、親は内科、あるいは精神科でフォローされていることが多く、家族としての対応ができなくなっていることがある。本来であれば家庭医の領域であるが、わが国では発達障害に対応可能な家庭医はきわめて少なく、親子のケースでまったく異なる指示がそれぞれの医療機関から出されているような場合すらある。医療の苦手な部分であるが、臨床心理士であれば、家族という社会の最小構成単位を認識しながら対応することは可能であると考えられる。

また日常の診療では多数の患者さんを短時間に診察しなければいけないことが多く、じっくりと話を聞くという機会も、場合によってはそのためのスタンスも十分ではない。この面も臨床心理士は得意とする分野であり、役割が期待される。

◆おわりに――臨床心理士へのお願い

こころと体は不可分である。誰でも知っていることではあるが、実際にこころの問題を引き受ける場面ではしばしば忘れられている。こころの問題の主訴であっても、背後に身体疾患が潜んでいることはありうる。話を聴くこと、対応を一緒に考えることに習熟したとしても、臨床心理士は身体所見を把握するトレーニングは受けていないし、身体疾患を系統的に検査し、診断するトレーニングも受けていない。

摂食障害として心理面での相談を続けていたが、改善が少ないので紹介された思春期の女子のケースでは、すでに適切な治療の時期を過ぎた悪性腫瘍を発見したこともある。自閉症の疑いで紹介されてきた子どもが、やはり望ましい治療開始の時期をはるかに過ぎた難聴と診断したこともある。

筆者は日常の診療においても、身体の不調を訴えている場合でも、その背景にこころの問題が存在している可能性をいつも除外していないし、逆にこころの問題と考えられる場合であっても、身体的な疾患の存在は常に考えている。

臨床心理士に期待されることは非常に大きいが、こころだけの問題と決め付けないで、その背後に体の問題が存在しうることに思いを巡らすことを期待している。さらにそう考えた時に、それを相談できる医療資源を併せて確保しておいていただければ、と願っている。

文献

・Aarons, M. & Gittens, T. (1999) *Social Skills Programmes.* Speechmark Publishing. 飯塚直美訳『自閉症スペクトラムへのソーシャルスキルプログラム――幼児期から青年期までの統合的アプローチ』スペクトラム出版社、二〇〇五年。

・American Psychiatric Association (1994) *DSM-III-R.* Washington DC: American Psychiatric Association. 高橋三郎・大野裕・染矢俊幸『DSM-Ⅳ-TR精神疾患の分類と診断の手引き』医学書院、一九九五年。

・Attwood, T. (1997) *Asperger's syndrome: a guide for parents and professionals.* Jessica Kingsley Publishers. 冨田真紀・内山登紀夫・鈴木正子訳『ガイドブック・アスペルガー症候群――親と専門家のために』東京書籍、一九九九年。

・藤坂龍司『つみきBOOK――自閉症児のためのABA早期集中療育マニュアル』NPO法人つみきの会、二〇〇四年。

・平岩幹男『みんなに知ってもらいたい発達障害』診断と治療社、二〇〇七年。

・平岩幹男『幼稚園・保育園での発達障害の考え方と対応』少年写真新聞社、二〇〇八年。

・平岩幹男『地域保健活動のための発達障害の知識と対応――ライフサイクルを通じた支援にむけて』医学書院、二〇〇八年。

・平岩幹男『いまどきの思春期問題――子どものこころと行動を理解する』大修館書店、二〇〇八年。

・平岩幹男編著『発達障害の理解と対応』（五十嵐隆総編集『小児科臨床ピクシス』二巻）中山書店、二〇〇九年。

・平岩幹男『発達障害――子どもを診る医師に知っておいて欲しいこと』金原出版、二〇〇八年。

・平岩幹男『あきらめないで！自閉症――幼児編』講談社、二〇一〇年。

・平岩幹男『乳幼児健診ハンドブック――発達障害のスクリーニングと5歳児健診を含めて（改訂第二版）』診断と治療社、二〇一〇年。

・平岩幹男編著『不登校・いじめ――その背景とアドバイス』（五十嵐隆総編集『小児科臨床ピクシス』十五巻）中山書店、二〇一〇年。

・岩坂英巳・中田洋二郎・井潤知美編著『AD／HD児へのペアレントトレーニングガイドブック――過程と医療機関・学校をつなぐ架け橋』じほう、二〇〇四年。

・小貫悟・名越斉子・三和彩『LD・ADHDへのソーシャルスキルトレーニング』日本文化科学社、二〇〇四年。

・Mesibov, G. B., Shea, V., & Schopler, E. (2004) *TEACCH Approach to Autism Spectrum Disorders.* Springer. 服巻智子・服巻

繁訳『ＴＥＡＣＣＨとは何か――自閉症スペクトラム障害の人へのトータル・アプローチ』エンパワメント研究所、二〇〇七年。
・尾崎洋一郎・中村敦・草野和子・池田英俊『学習障害（ＬＤ）及びその周辺の子どもたち――特性に対する対応を考える』同成社、二〇〇〇年。
・Richman, S. (2001) *Raising a Child with Autism: A Guide to Applied Behavior Analysis for Parents.* Jessica Kingsley Publishers. 井上雅彦・奥田健次監訳／テーラー幸恵訳『自閉症へのＡＢＡ入門――親と教師のためのガイド』。東京書籍、二〇〇三年。
・Sanders, M. R. (2004) *Every Parent.* Penguin Books. 柳川敏彦・加藤則子監訳／梅野裕子・志村ゆう子・松本友貴訳『エブリペアレント――読んで使える「前向き子育て」ガイド』明石書店、二〇〇六年。
・佐々木正美『講座自閉症療育ハンドブック――ＴＥＡＣＣＨプログラムに学ぶ』学研、一九九三年。
・Stallard, P. (2006) *A Clinician's Guide to Think Good－Feel Good: Using CBT with Children and Young People.* John Wiley & Sons. 下山晴彦訳『子どもと若者のための認知行動療法ガイドブック――上手に考え、気分はスッキリ』金剛出版、二〇〇八年。
・田中和代・岩佐亜紀『高機能自閉症・アスペルガー障害・ＡＤＨＤ・ＬＤの子のＳＳＴの進め方――特別支援教育のためのソーシャルスキルトレーニング（ＳＳＴ）』黎明書房、二〇〇八年。
・上野一彦『ＬＤ（学習障害）のすべてがわかる本』講談社、二〇〇七年。
・Whitman, C. (1991) *Win the Whining War and Other Skirmishes.* Perspective Publishing. 上林靖子・中田洋二郎・藤井和子・井潤知美・北道子訳『読んで学べるＡＤＨＤのペアレントトレーニング――むずかしい子にやさしい子育て』明石書店、二〇〇二年。
・Wing, L. (1997) *The Autistic Spectrum: A Guide for Parents & Professionals.* Constable. 久保紘章・佐々木正美・清水康夫監訳『自閉症スペクトル――親と専門家のためのガイドブック』東京書籍、一九九八年。

第４章　性同一性障害の治療と心理職への期待

針間克己
はりまメンタルクリニック

◆はじめに

本章では、性同一性障害の概念とわが国における現状を記した後、心理職の果たすべき役割について述べていくことにする。

第1節　概念と用語

性同一性障害そのものについて論じる前に、理解を容易にするために最初に関連するいくつかの用語及び概念の説明を行う。

1. セクシャリティの構成要素

セクシャリティとは、人間の性的なことがらを包括的に示す概念である（針間、二〇〇〇）。その主な構成要素としては、身体的性別、ジェンダー・アイデンティティ、性指向、性嗜好、性役割などが挙げられる。

身体的性別とは、英語では sex であり、男性、女性または不確定というその個人の生物学的状態のことである。性染色体、性ホルモン、内性器、外性器などからなり、単に「体の性」と呼ばれることもある。生物学的状態が、男性、女性いずれの典型的な状態でない場合は、インターセックスと呼ばれていたが、最近では「性分化疾患」と呼び変えられ始めている。

ジェンダー・アイデンティティとは gender identity を片仮名表記したもので、男性または女性であるというその人の内的な確信のことである。性同一性*、性自認、心の性などとも呼ばれる。典型的には身体的性別とジェンダー・アイデンティティは一致しているが、性同一性障害においては、このジェンダー・アイデンティティは、身体的な性別とは反対の性別のものである。

性指向とは、sexual orientation の訳語であり、性的魅力を感じる対象の性別が何かということである。異性愛、同性愛、両性愛、無性愛（男女いずれにも魅力を感じない）がある。現在の精神医学では、異性愛以外も異常と見なされない。当事者を中心にして、男性同性愛者はゲイと、女性同性愛者はレズビアンと呼ばれることも多い。同性愛と性同一性障害は混同されることがあるが別個の概念である。たとえば、男性に性的魅力を感じるからといって、ジェンダー・アイデンティティが女性とは限らないし、ジェンダー・アイデンティティが女性だからといって男性に性的魅力を感じるとも限らない。

性嗜好とは、性的興奮を得るために、どのような興奮や空想を欲するかということである。通常は同意を得た年齢相応のパートナーとの抱擁や性交によって興奮することが多いが、その他のもので興奮するものもいる。

下着等の物品、ＳＭやのぞき、あるいは同意のない痴漢や幼児が対象のものもいる。

性役割とは、その人が生活している文化により、社会的に〈男性的〉または〈女性的〉役割と定義される態度、行動様式及び人格特徴である。

2. ＭＴＦ、ＦＴＭ

性同一性障害者の性別を正確に表現することは困難である。男性あるいは女性といった場合に、身体的性別、社会的性別、ジェンダー・アイデンティティ、戸籍の性別などのどれを意味するかをその都度明示しないと不正確になる。あるいは治療前と治療後でもいくつかの性別の要素は変わりうる。さらに、どう性別を表現するかが、その人がどのような立場から、性同一性障害者を捉えているかという価値判断を示すことにもなる。

このような混乱を避けるために、性同一性障害者の性別は、ＭＴＦ、ＦＴＭという用語を用いることが多い。ＭＴＦとは〝male to female〟の略語で、男性から女性へ性別を移行する人を指す。ＦＴＭとは〝female to

＊　性同一性という用語について付記しておく。性同一性とは、ジェンダー・アイデンティティの精神医学界における伝統的な訳語である。しかしながら、この用語の理解には一部に誤解がある。すなわち、埼玉医科大学倫理委員会による「『性転換治療の臨床的研究』に関する審議経過と答申」（埼玉医科大学倫理委員会、一九九六）のなかに、以下のような記述が見られる。「『生物学的性』と『心理・社会的性』が一致するとき『性同一性（gender identity）』があるという」。そして、この記述をそのまま引用したと思われる性同一性の用語理解が、専門家でない人によって書かれた文献には散見する。しかし、このような記述の理解は誤りである。たとえば男性から女性へ性別移行をしようとしているものの場合は、女性としてのジェンダー・アイデンティティ、すなわち性同一性が存在する。「生物学的性」と不一致だからといって、ジェンダー・アイデンティティ、すなわち性同一性がないわけではない。このように誤った理解で記述されたのは、おそらくは性同一性の「同一」を「生物学的性と心理・社会的性とが同一」との意味に誤解していることから生じていると思われる。identityの同一性とはこのような意味ではなく、自己の単一性、不変性、連続性という意味において同一なのである。今後、性同一性という用語を用いる時は、ジェンダー・アイデンティティの訳語であることを十分に留意し、誤解のないように用いて欲しい。

male〃の略語で女性から男性へ性別を移行する人を指す。

3．性別適合手術

身体的性別特徴をジェンダー・アイデンティティに一致させるないしは近づける手術は英語では Sex Reassignment Surgery（SRS）と呼ぶが、その日本語訳にはこれまでさまざまな議論がなされてきた。〝assign〟とは生まれてきた赤ちゃんを男性か女性に「assign」するという意味であり、日本語としては「判定する」と訳されてきた。〝re〟とは再びの意味であり、そのためにSRSは「性別再判定手術」と多く訳されてきた。しかし、実際には手術によって、何も判定などしないのだから、「性別再指定手術」や「性別再割り当て手術」や「性別再適合手術」などの用語を用いるべきだとの意見も出された。

これらの議論をふまえ、2001年の第3回GID（性同一性障害）研究会において、SRSの訳語が検討された。そこでは、「性同一性障害を有する者は身体的性別にはもともと適合感はないのだから『再適合』という言葉は不正確だ。『再』は必要が無く『適合』とすべきだ」「『性別適合手術』というのはSRSの正確な直訳としては間違っているが、その日本語の意味するところの方がかえって、もとの英語より適切ではないか」等の議論がされた。結局、第3回GID研究会において、SRSの直訳にはこだわらず、性別適合手術という用語が採用された。その後も、性別適合手術は使用の広がりをみせている。

第2節　診断基準

診断基準として『DSM-Ⅳ-TR』（『精神疾患の診断と統計のためのマニュアル』）（American Osychiatric

Association, 2000 高橋ら訳、二〇〇四）で定められたものを表4-1に示す。

性同一性障害の症状には主要な二要素があり、それが診断基準のAとBである。診断基準Aは反対の性に対する強く持続的な同一感であり、診断基準Bは自分の性に対する持続的な不快感及び不適切感である。成人の場合には反対の性の役割をとりたい、あるいは内分泌的、外科的手段を用いて反対の性の身体的外見を身につけたい、という強い欲求として顕在化する。また、反対の性の行動、服装、仕草をしたり、公衆の場面で反対の性として通用するように努力する。

診断基準Cは、身体的疾患である半陰陽を除外するためのものである。この診断基準を拡大解釈あるいは誤解して、性同一性障害の定義に「生物学的性別は完全に正常であって」との規定を含むものを見受けることがある。しかし、性同一性障害の原因の一つとして、脳の性分化異常が考えられることを考慮するならば、「生物学的性別は完全に正常であって」の規定は誤りといえるだろう。

診断基準DはDSM-Ⅳ-TRの多くの疾患の診断基準に見られるものである。この基準は、現存する症状それ自身が、本質的には病的ではなく、「精神疾患」という診断が適切でないような人に見られる状況で、疾患の診断の閾値を確立するためである。この基準によれば、たとえジェンダー・アイデンティティが身体的性別と一致しなくても、そのことに違和感がなく悩みもないものは、精神疾患から除外されることとなる。

性同一性障害者の苦痛や機能障害は、子ども時代には年齢相応の同性との仲間関係を発達させることができずに、孤立し、いじめや登校拒否などの形となり、大人の場合は、対人関係の問題や、学校や職場になじめないなどの形となり出現する。

表 4-1　性同一性障害の診断基準

A．反対の性に対する強く持続的な同一感（他の性であることによって得られると思う文化的有利性に対する欲求だけではない）
子供の場合、その障害は以下の４つ（またはそれ以上）によって現れる。
（1）反対の性になりたいという欲求、または自分の性が反対であるという主張を繰り返し述べる。
（2）男の子の場合、女の子の服を着るのを好む、または女装をまねるのを好むこと、女の子の場合、定型的な男性の服装のみを身につけたいと主張すること。
（3）ごっこあそびで、反対の性の役割をとりたいという気持ちが強く持続すること、または反対の性であるという空想を続けること。
（4）反対の性の典型的なゲームや娯楽に加わりたいという強い欲求。
（5）反対の性の遊び友達になるのを強く好む。
　青年および成人の場合、以下のような症状で現れる：反対の性になりたいという欲求を口にする、何度も反対の性として通用する、反対の性として生きたい、または扱われたいという欲求、または反対の性に典型的な気持ちや反応を自分がもっているという確信。

B．自分の性に対する持続的な不快感、またはその性の役割についての不適切感
　子供の場合、障害は以下のどれかの形で現れる：男の子の場合、自分の陰茎または精巣は気持ち悪い、またはそれがなくなるだろうと主張する。または陰茎をもっていないほうがよかったと主張する、または乱暴で荒々しい遊びを嫌悪し、男の子に典型的な玩具、ゲーム、活動を拒否する；女の子の場合、座って排尿するのを拒絶し、陰茎をもっている、または出てくると主張する、または乳房が膨らんだり、または月経が始まってほしくないと主張する、または普通の女性の服装を強く嫌悪する。

　青年および成人の場合、障害は以下のような症状で現れる：自分の第一次および第二次性徴から解放されたいという考えにとらわれる（例：反対の性らしくなるために、性的な特徴を身体的に変化させるホルモン、手術、または他の方法を要求する）、または自分が誤った性に生まれたと信じる。

C．その障害は、身体的に半陰陽を伴ってはいない。

D．その障害は、臨床的に著しい苦痛、または社会的、職業的、または他の重要な領域における機能の障害を引き起こしている。

▶現在の年齢に基づいてコード番号をつけよ
302.6　小児の性同一性障害
302.85　青年または成人の性同一性障害

▶該当すれば特定せよ（性的に成熟した人に対して）
男性に性的魅力を感じる
女性に性的魅力を感じる
両性ともに性的魅力を感じる
両性ともに性的魅力を感じない

[『精神疾患の診断と統計のためのマニュアル』医学書院、pp. 556-557]

第3節　関連する疾患や概念

鑑別診断や関連する疾患等のいくつかについて説明する。これらの疾患は、外見や症状に類似点が多く、また同時に複数罹患していたり、境界域の性質の場合もあるが、性同一性障害の正確な診断に近づくためには、それぞれの違いや関連性を理解しておくことは有用である。

1．服装倒錯的フェティシズム（transvestic fetishism）

性的興奮を目的に異性の服装をし、そのことにより苦痛や社会的障害が生じているものである。異性の服装をするものは性同一性障害においても見られるが、その場合の目的は自己のジェンダー・アイデンティティに合致するような外見を望むためである。服装倒錯的フェティシズムではその目的はあくまで性的興奮を得るためである。しかし実際には、性同一性障害者でも異性装により性的興奮をした経験をもつものや、両方の診断基準を満たすものもいて、その鑑別は必ずしも容易ではない。

2．両性役割服装転換症（dual-role transvestism）

異性の一員であるという一時的な体験を享受するために、生活の一部分を異性の服装を着用して過ごすものをいう。性同一性障害とは永続的な性転換は望まない点が異なり、服装倒錯的フェティシズムとは異性装をする時に性的興奮は伴わない点が異なるが、この両者との鑑別が困難なものもいる。

3．自己女性化性愛（autogynephilia）

「自分自身が女性だと想像することで性的に興奮する男性」である。自分が女性の衣服姿である状態を想像するもの、下着姿である状態を想像するもの、全裸姿である状態を想像するものなどがいる。衣服姿状態を想像するものは服装倒錯的フェティシズムとなりやすい。実際には、性同一性障害のもので、自己女性化性愛の既往を持つものも少なくない。そのため、自己女性化性愛の既往が直ちに、性同一性障害との鑑別を意味するものでもない。

4．同性愛

既述したように、セクシャリティの構成要素のなかで、ジェンダー・アイデンティティと性指向はそれぞれ別個の概念と理解されている。すなわち同性愛者であっても多くの場合は、ジェンダー・アイデンティティは身体的性別と一致している。しかし、同性愛者が同性から好かれる対象となるために、自らを異性のように見せかけている場合などは、鑑別に留意する必要がある。

5．統合失調症

統合失調症などの精神疾患患者において、反対の性に属するという妄想を持つものが稀に見られる。彼らの妄想は、「自分の身体的性別を考慮しないで反対の性の一員であると確信している」のに対し、性同一性障害者が述べるのは「自分の身体的性別は十分理解しているが、それでもなお反対の性の一員であると感じる」というものである。しかし、稀な例では、統合失調症と性同一性障害が同時に存在することもある。

6. 性分化疾患

性分化疾患とは解剖学的、身体的性別が、性染色体異常、性腺の異常、外陰部の異常等により、典型的な男性や女性の状態ではないものを指す。性同一性障害は身体的にはっきりとした性分化疾患があるものは除外される。

7. 職業

サービス業等で接客上の必要から、自己の性別とは反対の性別のごとく振る舞うものがいる。また女性的な男性との性行為を好むもの（gynandromorphophilia）や、男性的な女性との性行為を好むものがおり、それらに対して性行為を行うことで得られる経済的報酬を目的として、異性のごとく振る舞ったり、性転換を求めるものがいる。これらのものにおいても、程度の多少はあれ、性同一性の障害があることも多く、また逆に性同一性障害者のなかにも通常の職業への就労困難等より、これらの仕事に従事しているものもいる。

8. 社会的理由による性役割の忌避

男性に対してのみ徴兵制を行っている国で徴兵を回避するために、男性から女性への性転換を望む場合などがある。

第４節　臨床的特徴

１．有病率

有病率の資料になりうる疫学的研究は乏しい。参考となりうるのはＳＲＳ等の治療を希望し医療機関を受診するものの統計である。各国の統計（Cordula & Osburg, 1996）を見ると、おおよそ男性3万人に１人、女性１０万人に１人、ＭＴＦ対ＦＴＭは3対１と推測されるが、国により統計のばらつきがある。手術技術への評価、社会的反応が好意的か否か、治療への経済的負担などの要因が、治療希望者数の増減に影響を与えると思われる。わが国では、日本精神神経学会が主要な医療機関を調査したところ、２００７年末までに、７１７７人が性同一性障害と診断されていた（ただし、同一患者が複数の医療機関を受診する場合もあるため、実数は５６００人程度と推測される）。ＭＴＦかＦＴＭかが明らかなものでは、ＭＴＦは２６６１人、ＦＴＭは３６６６人と、諸外国の統計と比較し、ＦＴＭが多いのが特徴である。なおこの統計は、あくまで、性同一性障害の治療を専門的に行う医療機関の合計であり、一般のメンタルクリニック等を受診するものは含まれていない。2008年以降も、２００８年4月に開業した筆者のクリニックだけでも、２０１１年3月までに２０００人を超えるものが受診しており、その総数はさらに増加している。

２．経　過

ＭＴＦの性同一性障害者の発症の経過を考えるには、二種類の亜型への分類が有用である。第一の亜型は一次性と呼ばれるもので、小児期または青年期前期に発症し、青年期後期または成人期に受診する。第二の亜型は二次性と呼ばれるもので、発症が比較的遅く、異性装症に引き続くことが多いといわれる。発症が遅いものでは、婚姻例を有したり、子どもがいるものもいる。筆者のクリニック受診者の統計（石丸・針間、二〇〇九）では、18・9％が婚姻歴があり、12・6％に子どもがいた。

ＦＴＭの性同一性障害者は、比較的均質な群といわれ、小児期または青年期前期に発症し、青年期後期または成人期に受診する。筆者のクリニック受診者の統計では、3・1％が婚姻歴があり、1・4％に子どもがいた。

3．性指向

既述したようにジェンダー・アイデンティティと性的指向は、おのおの別個の概念であり、性同一性障害者はＭＴＦ、ＦＴＭいずれもが男性、女性、同性、無性（男女いずれに対しても性的指向がない）への性的指向を持ちうる。

ＭＴＦの性指向はさまざまであり、また当初女性に魅力を感じていたものが、男性に魅力を感じるように変化する場合もある。筆者のクリニック受診者の統計では、男性に魅力を感じるものが44・8％、女性に魅力を感じるものが15・5％、両性に魅力を感じるものが23・0％、どちらにも魅力を感じないものが9・2％、不明なものが7・5％であった。

ＦＴＭでは女性に魅力を感じるものが大多数である。筆者のクリニック受診者の統計では、男性に魅力を感じるものが1・7％、女性に魅力を感じるものが90・8％、両性に魅力を感じるものが4・4％、どちらにも魅力を感じないものが2・4％、不明なものが0・7％であった。

4. 実生活経験（RLE）

RLEとはReal Life Experience（実生活経験）の略語であり、望みの性別で職業生活や学校生活などの社会生活を送ることをいう。実生活経験を行い、社会生活で適応することは、ホルモン療法や手術療法といった治療を行う前に欠かせないことである。

筆者のクリニック受診者の統計（針間、二〇〇九）では、MTFでは41・0％が実生活経験があり、すなわち女性として職業生活や学校生活を送っており、FTMでは50・9％が実生活経験があり、すなわち男性として職業生活や学校生活を送っていた。

5. 自殺関連事象

性同一性障害者においては、典型的な性役割とは異なる行動をとることや同性への性指向を持つことによるいじめ、社会や家族からの孤立感、思春期に日々変化していく身体への違和、失恋により性同一性障害であるという現実をつきつけられること、世間の抱く性同一性障害者に対する偏見や誤ったイメージを自らも持つ「内在化したトランスフォビア」、「死ねば、来世では望みの性別に生まれ変われるのでは」という願望、生きている実感の欠落・無価値感、身体治療への障害、将来への絶望感など、を要因として自殺念慮を抱いたり、自殺未遂を行うことがある。

筆者のクリニック受診者の統計（針間・石丸、二〇一〇）では、自殺念慮は62・0％、自殺企図は10・8％、自傷行為は16・1％、過量服薬は7・9％にその経験があった。

６．戸籍の性別変更

性同一性障害者は、２００４年に施行された、「性同一性障害者の性別の取扱いの特例に関する法律」（以下「特例法」と記す）によって、一定の条件を満たせば、戸籍上の性別を変更できるようになった。最高裁判所の発表によれば、２００９年末までに１７１１人の戸籍変更が認容されている。各年別に見ると、２００４年97人、２００５年２２９人、２００６年２４７人、２００７年２６８人、２００８年４２２人、２００９年４４８人である。

筆者は２０１０年末までに、戸籍変更に必要な診断書を４１６通作成しているが、ＭＴＦが１５１人、ＦＴＭが２６５人である。

第５節　心理職の果たす役割

１．ガイドラインにおける心理職の役割

「日本精神神経学会　性同一性障害に関する委員会」は、性同一性障害に関する医療者に対する治療指針として、「性同一性障害に関する診断と治療のガイドライン」（第3版）（以下「ガイドライン」と記す）を作成している。このガイドラインはもっぱら医師の指針を記したものと理解されがちであるが、実際には心理職の役割についても記されている。心理職の役割の概略を、ガイドラインを引用しつつ以下に記す。

A．医療チームのメンバー

性同一性障害の診断と治療にあたっては、領域を異にする専門職が医療チームを作って行うこととなる。そのメンバーは、医師のほかに「心理関係の専門家、ソーシャルワーカーなどの参加が望ましい」とされる。

B．診　断

診断は2名の精神科医の診断によって確定する。

C．精神科領域の治療

精神科領域の治療に携わる者は「性同一性障害の診断・治療に十分な理解と関心を有する精神科医、心理関係の専門家が中心となる」。心理職の定義としては、「大学または大学院において心理関連領域を専攻した者、あるいは医療チームにおいて性同一性障害の治療に関して同等以上の経験と力量を持つと認められた者とする」。

精神科領域の治療の具体的内容を、ガイドラインより以下に引用する。

a．精神的サポート（現病歴の聴取と共感及び支持）

これまでの生活史のなかで、性同一性障害のために受けてきた精神的、社会的、身体的苦痛について、治療者は十分な時間をかけて注意を傾けて聴き、受容的・支持的、かつ共感的に理解しようと努める。

b．カムアウトの検討

家族や職場にカムアウト（公表）を行った場合、どのような状況が生じるかを具体的にシミュレーションさせる。現在の状況でカムアウトを行った方が良いかどうかをはじめ、カムアウトの範囲や方法、タイミング等について検討を加える。必要に応じて、家族面接で理解と協力を求めたり、職場や産業医等との連携をとるなどの方法も検討すべきであろう。また学生等の場合は、学校関係者との連携をとる方が良いかどうかも含め、本人とともに検討する。

c．実生活経験（RLE）

いずれの性別でどのような生活を送るのが自分にとってふさわしいのかを検討させる。またすでにどれだけ実現できているか、現状でさらに実現できることがあるかなどを詳細に検討させ、実現に向けての準備や環境作りを行わせる。その間、必要に応じて面接を行い、希望する生活を揺るぎなく継続できるか、生活場面でどのような困難があるかを明らかにする。

身体的治療を希望する当事者に対しては、その身体的治療を行った際に起こりうる種々の変化を予測し、どのように対応するかを検討させる。また、その生活を現実にできる範囲で実際に行わせてみる。このような生活は必ずしも生活の全般に渡って行う必要はなく、周囲との関係に悪影響を及ぼさない範囲（たとえば、自宅内からはじめ、学校や職場以外、休日の外出時など）でも良いであろう。本人の適応能力や周囲の許容範囲を超えないように細心の注意を払う必要がある。

d．精神的安定の確認

種々の状況に対して精神的に安定して対処できることを確認する。うつ病などの精神科的合併症がある場合には、その合併症の治療を優先し、適応力を生活上支障のないレベルに回復させる。すなわち、性同一性障害に対する治療に耐えられるレベルに到達するまで、性同一性障害の治療を一時留保することも検討すべきである。

治療は、前記の条件を満たすことを確認できるまでの期間行う。

D．精神科領域の治療の評価と身体的治療への移行

ホルモン療法や手術療法などの身体的治療に移行するためには、性同一性障害の診断とともに、精神科領域の治療を行った者2名により、意見書（オピニオン）が作成される必要がある。この意見書の作成者は、少なくとも1名は精神科医（原則として診断に関わった精神科医）でなければならない。1名は心理関係の専門家が代行することもできる。

身体的治療に移行するための条件は、ガイドラインの文言を以下に引用する。

a．性別違和の持続

精神科領域の治療を経た後においても、身体的性別とジェンダー・アイデンティティとの間に不一致が持続し、そのために強い苦悩が続いていること。

b．実生活経験（RLE）

本人の望む新しい生活についての必要充分な検討ができていること。すなわち、身体的性別とジェンダー・アイデンティティとの間に不一致が存在しながらも、可能な範囲で今後の新しい生活を試みており、それについて適合感があり、持続して安定していること。*

c．身体的変化にともなう状況的対処

身体的変化にともなう心理的、家庭的、社会的困難に対応できるだけの準備が整っていること。**

d．予測不能な事態に対する対処能力

予期しない事態に対しても、現実的に対処できるだけの現実検討力を持ち合わせているか、精神科医や心理関係の専門家等に相談して解決を見出すなどの治療関係が得られていること[***]。

e．インフォームド・デシジョン

身体的治療による身体的変化や副作用について、少なくとも重要なことに関する説明を受け、十分に理解して同意していること。

f．身体的治療を施行するための条件

希望する各身体的治療を施行するための条件を満たしていること。

以上がガイドラインの引用であるが、これ以降、ガイドラインでは医療チームでの検討を経て、身体治療へと進むことになる。

ここまでに記した、ガイドラインでの心理職の役割をまとめると、①医療チームのメンバーとして、②精神

＊　たとえば、本人の望む生活を試みるなかで、周囲の好奇の目に曝されることへの耐性も必要である。さらに職業に関しては、現在の仕事が継続できる条件を整えているか、いったん職を辞して新しい職に就く場合には、具体的な見通しがついていること。学生の場合には学校側と授業や実習に関しての調整がなされているか、特に調整を要さない科目のみの履修で済むように科目選択が可能であるかなども考慮すべき点である。

＊＊　たとえば、必要な範囲でカムアウトし、サポート・システムを獲得していることが望ましい。またカムアウトしないで適応をはかろうとする場合、自らを支え、種々の不安や苦痛に耐えて対処するだけの能力を持っていることが必要となる。

＊＊＊　種々の葛藤や不安に対する耐性が獲得されていて、行動化（衝動的な身体的治療への移行、自傷行為、薬物依存、自殺企図など）や操作（「死ぬ」などの脅しによって周囲を思い通りに動かそうとするなど）をしないことも必要である。

科領域の治療を担当、③身体治療へ向けての意見書二通のうち一通の作成、の三点である。

2．一般の医療現場における役割

ガイドラインにおける心理職の役割は、性同一性障害の診断と治療に当たるチームの存在を前提にして記述されている。だが、現在の日本では、そのようなチームの存在しない医療機関に性同一性障害者が受診することも多く、そのような医療機関で、心理職が性同一性障害者に関与する機会も増えていると思われる。そこで、ガイドラインにこだわらず、一般の医療機関における心理職の果たすべき役割について記述する。

疾患にかかわらず、医療機関における心理職は、①詳細な生活歴・病歴聴取、②カウンセリング、③心理検査、を行うことが多いと思われるが、性同一性障害でも同様の役割が期待される。

まず詳細な生活歴・病歴聴取について述べる。

詳細な生活歴・病歴の聴取は、診断する上での情報入手という点と心理療法的側面の二点がある。性同一性障害が広く知れ渡った最近の日本では、必ずしも性同一性障害の診断基準を満たさないものでも、自らを性同一性障害ではないかと疑って受診する。そういったなか、幼少期から現在に至る詳細な生活歴を聴取することは、正確な診断には必須なことである。また、「自分が何者か分からない」とアイデンティティに悩むものや、「あの頃の自分は本当の自分ではない」といった過去との連続感に乏しいものにとって、詳細な生活歴を聴取することは、過去から現在に至る自分の連続性を感じ、アイデンティティを確立させる一助となり、心理療法的意義がある。

カウンセリングに関しては、共感や受容により、性同一性障害の低下したあるいは自責的な自己評価の改善を図る。また、社会生活上のさまざまな場面での困難への対処法を吟味検討させ、より良い選択へと自己決定させることで、生活の質の向上を図らせる。あるいは、性同一性障害者によっては、対人関係の乏しさなどから、自己のすべての社会的困難を性別の問題に結び付けたり、身体的治療に過度に期待するといった認知のゆがみを持つものも多く、認知行動療法的アプローチが有効な場合もある。

心理検査に関しては、ジェンダー・アイデンティティを評価するために行うものではない。目的の一つは、隠された精神病や発達障害の有無を鑑別する上での手段の一つとしてである。また、性格傾向や性格特徴を知ることで、人格全般のより深い理解の助けとなる。

3．スクールカウンセラーの果たす役割

性同一性障害患者は思春期において、性別違和が強まる場合が多い。そのため中学や高校といった学校現場において、性同一性障害を訴える生徒も昨今増えている。時として小学生で訴える場合すらある。学校現場においては、スクールカウンセラーは養護教員とともに、性同一性障害も生徒への対応の中心的役割が期待される。

まず、行うべきは通常のカウンセリングと同じく、生徒の悩みを良く聞くことである。その上で、制服、水着、体操服、トイレ、更衣室、修学旅行、通称名の使用、名前のサンづけクンづけ、座席などの学校生活において解決すべき問題があれば、その方法を検討する。そこでは、スクールカウンセラーは、カウンセリングに限らず、担任、校長、父母との連絡調整のキーパーソン的役割も期待される。当然のことながら、周囲の関係者に話すべきことは性同一性障害生徒と相談すべきであり、むやみに生徒の秘密を開示することは慎まねばならない。また必要とあれば、精神科医と連絡を取り、診断や今後の医学的対応につなげることも役割として挙げられる。

4．企業のカウンセラーの果たす役割

企業内等で働く心理職にも、性同一性障害者への対応が期待される。

望みの性別で働きたいと入社したものや、会社在職中に男性から女性のように性別を移行していくものへは、職場の理解ある対応が必要とされる。そこでは、性同一性障害者と会社側の両者の橋渡し的役割を心理職は期待される。

会社側には、性同一性障害者の希望を伝える一方で、性同一性障害者に対しては、無理なく、周囲との摩擦も少なく済むような現実的方策を検討させる必要がある。

◆おわりに

性同一性障害の概念・現状を概観したあと、心理職の果たすべき役割について記述した。

性同一性障害は単に医学的問題にとどまらず、心理的社会的なさまざまな側面を持つ。心理職の果たす役割は多いと思われる。この分野における心理職のさらなる活躍を期待したい。

引用文献

・American Psychiatric Association (2000) *Diagnostic and Statistical Manual of Mental Disorders DSM-IV-TR.* American Psychiatric Association. 高橋三郎・大野裕・染矢俊幸訳『ＤＳＭ－Ⅳ－ＴＲ　精神疾患の診断・統計マニュアル』医学書院、二〇〇四年。

・Cordula, W. & Osburg, S. (1996) Transsexualism in Germany: Empricial Data on Epidemiology and Application of the German Transsexuals, Act During Its First Ten Years. *Archives of Sexual Behavior*, 25, 409–425.

・針間克己「セクシュアリティの概念」『公衆衛生』六四巻三号、二〇〇〇年、一四八―一五三頁。

・針間克己「精神科外来受診者における性同一性障害者のＲＬＥと臨床的特徴」『ＧＩＤ（性同一性障害）学会雑誌』二巻一号、二〇〇九年、四二―四三頁。

・針間克己・石丸径一郎「性同一性障害と自殺」『精神科治療学』二五巻二号、二〇一〇年、二四七―二五一頁。

・石丸径一郎・針間克己「性同一性障害患者の性行動」『日本性科学会雑誌』二七巻一号、二〇〇九年、二五―三三頁。

・日本精神神経学会　性同一障害に関する委員会「性同一障害に関する診断と治療のガイドライン（第３版）」〈http://www.jspn.or.jp/ktj/ktj_k/pdf_guideline/guideline-no3_2006_11_18.pdf〉

・埼玉医科大学倫理委員会「「性転換治療の臨床的研究」に関する審議経過と答申」『埼玉医科大学雑誌』二三巻、一九九六年、三一三―三二九頁。

第 III 部

心理職の積極的参加が期待される新しい外来領域

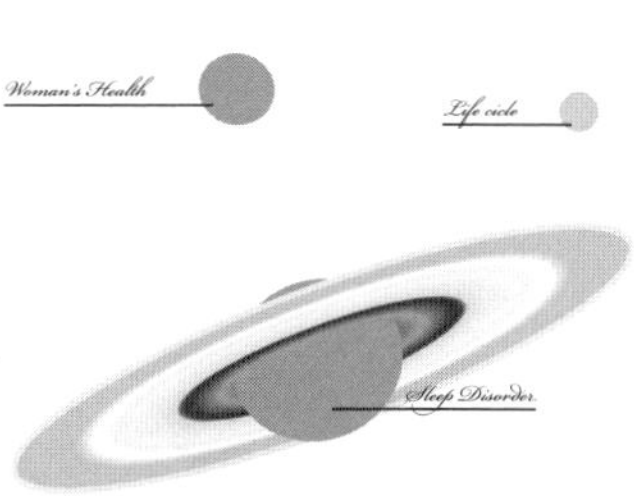

第5章

睡眠外来と心理職への期待

東京都医学総合研究所
本多　真

◆はじめに

２００３年に睡眠学が創設され、睡眠科学、睡眠医歯薬学、睡眠社会学を三つの柱とする学問分野の重要性と学際的な研究進展の必要性が強調された（日本学術会議著／高橋編、二〇〇三）。ここ十年で眠りの仕組みの理解と、その異常としての睡眠障害の診断治療が進展しつつある。一方で、学校・職場・家庭などの実際の生活のなかで睡眠学の知識は十分に生かされておらず、睡眠社会学の発展は今後にかかっている。心理士の方には、睡眠学の知識を日常の睡眠衛生指導に生かすだけでなく、不眠症の認知行動療法など専門的治療者として、さらに睡眠社会学を支える人材として、今後活躍して下さることを期待している。

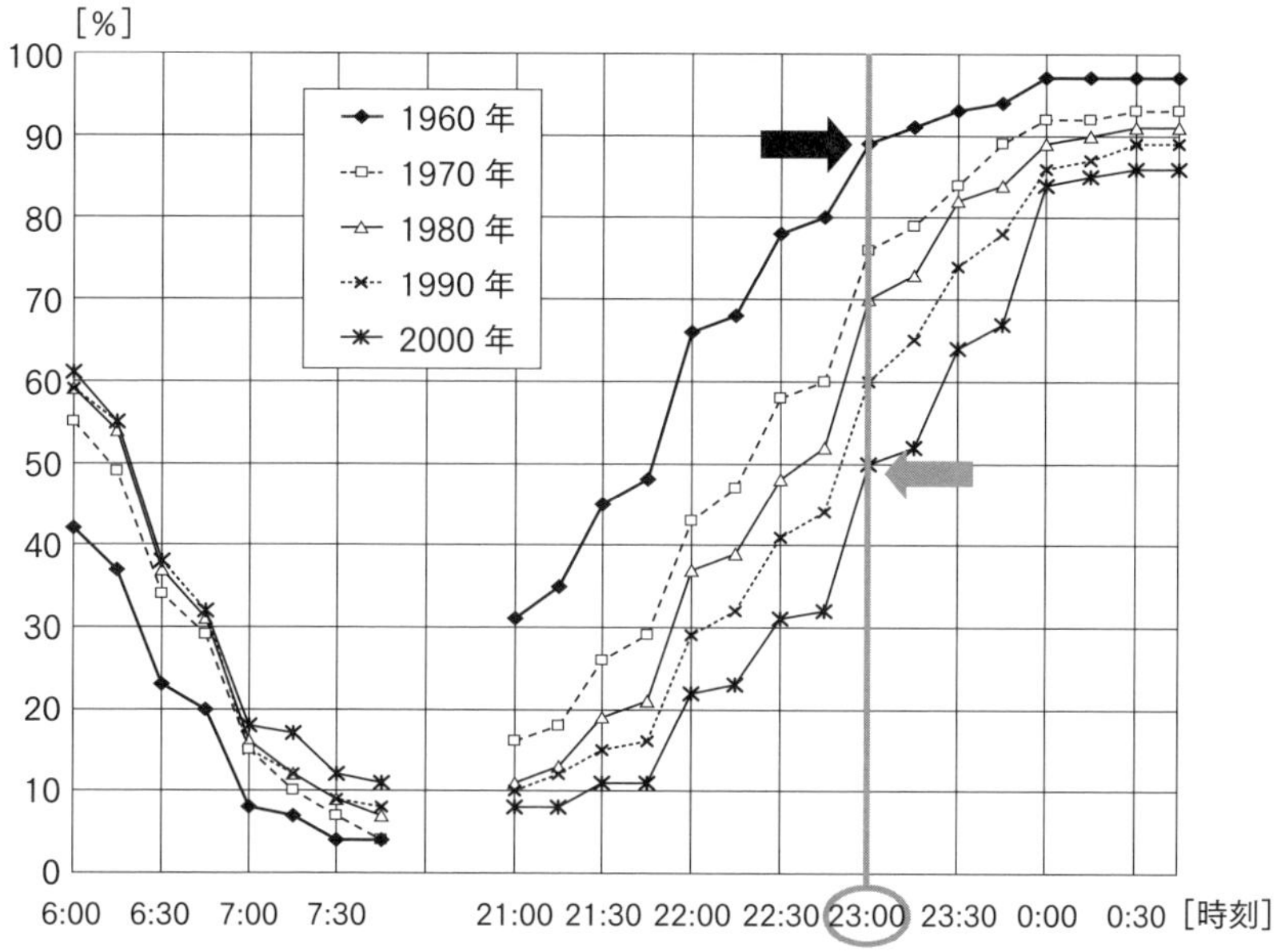

図5-1　ある時刻に就床していた人の割合　[NHK「国民生活時間調査」]（福田 2003　改変）

第1節　現代社会と睡眠

1．夜型化と短時間睡眠化

国際的なビジネスや交代制勤務が増え、趣味や仕事に有効に時間を使うために、睡眠時間を削りたいと考える人が増えている。24時間営業の店も増えて、多様なライフスタイルが可能な便利な社会となった。こうした現代の生活様式の変化のなかで、睡眠時間は年々少なくなり、また職場などでのストレスや疲労の質的変化もあって、良質な睡眠がとりにくい時代となっている。図はNHKの国民生活時間調査（10歳以上の国民4万人前後を対象としている）に基づいて、どの時間にどのぐらいの割合の人が就床していたかを示したものである（図5-1）。たとえば、夜11時の時点を見ると、1960年には9割の人が寝ていたのに対して、2000年には5割の人が起きている。寝る時間が遅くなっている一方で、起きる時間は、会社や学校があるためあまり変わらず、結果として睡眠時間が短くなっている。このような夜型化と短時間睡眠化は、現代社会の特徴といえる。

2．眠らないとどうなるか

動物では睡眠を完全にとらせない実験をすることができる。すると、餌や水をたくさんやっておいても（実際に10日後には基準値の1・8倍食べる）、10日で12％も体重が減少する。白血球の数は1週間で1・2倍、2－3週間で1・5倍に増加する（Everson, 2005）が、外来性の細菌を排除する能力は低下し、リンパ節など免疫系の要の部位にまで細菌が検出されるようになる。そして血液中を細菌が巡るようになって、全身性の炎症反応が生じ、臓器障害を起こす。ラットの場合は3週間余りで最終的には死に至る。なお、水があれば、絶食させてもネズミはそれほど簡単に死なない。ヒトの断眠実験は危険で現在はなされないが、過去の報告では、200時間以上の長時間断眠により運動機能低下・感覚異常（痛覚過敏）、思考力・集中力の著しい低下、そして比較的初期から幻覚妄想状態が出現する。一般に覚醒時間が13時間を超えると作業能率は低下しはじめ、17時間以上になると、血中アルコール濃度0・05％という酒気帯び運転（免許停止）と酒酔い運転（免許取り消し）の境界値と同じレベルに作業能率が低下すると報告されている。

3．睡眠不足は生活習慣病のもと

わが国では不眠不休を美徳とする文化があるが、世界的にも、完全な徹夜でなければ大丈夫、若ければ寝不足しても無理はきく、と信じられてきた。ところが1999年に、シカゴ大学のグループが驚くべき発表をした（Spiegel, 1999）。健康な青年11人（18－27歳）の就床時間を6日間だけ4時間に制限し、その回復後と比較したところ、睡眠時間を制限すると、ストレスホルモンであるコルチゾールの分泌が午後から夕方にかけて低下せず（分泌休止期に入る時刻が２・５時間遅れる）（図５-２上段）、朝食（午前９時）後の血糖値は、インスリン分泌反応は同様であるのにもかかわらず、正常と糖尿病の中間値に上昇していた（図５-２下段）。その後睡眠時間を制限すると、高血圧、交感神経系過活動、炎症反応亢進、肥満が多くなることが次々と報告されていて、睡眠不足だけで生活習慣病を準備するような身体的悪影響が生じることが分かってきた。

４．睡眠障害と精神疾患との関連

睡眠障害が心の病いと密接に関連していることは、うつ病のほぼ全例に睡眠障害（不眠や過眠）が合併することから分かる。またうつ状態が改善したあとも、不眠だけが長く残る場合も多い。一方で、不眠症状のある若者は、30年後にうつ病となる確率が２倍高いといったリスク・ファクターであることも報告されている（ジョン・ホプキンス大学の医学部学生の長期追跡調査による。〈Shang, et al., 1997〉）。なお、動物モデルでは、睡眠制限によりうつ病様の神経伝達物質の受容体に変化が生ずることが報告されている。

現在、不眠や睡眠不足といった生活習慣の問題がうつ病を引き起こす可能性について研究がなされており、うつ病の一部は生活習慣病として治療や予防ができることが期待されている。また、睡眠時無呼吸症候群が高血圧、糖尿病、高脂血症、脳血管障害などの基礎疾患であることも明らかになっている。さらに、交代制勤務でうつ病や虚血性心臓病のリスクが高まることなども示されている。最近、不眠症と認知機能低下との相互関連も示され、睡眠障害（寝つきの悪さ、睡眠効率の悪さ、中途覚醒の長さ）と認知症経過中の機能低下が関連していたことが分かり、睡眠障害と、身体疾患や精神疾患が悪循環をなすことが想定されている（図５-３）。

５．睡眠障害の社会的な問題

睡眠障害は個人の身体的精神的な問題と関わるばかりではなく、その社会経済的な影響は非常に大きいと考

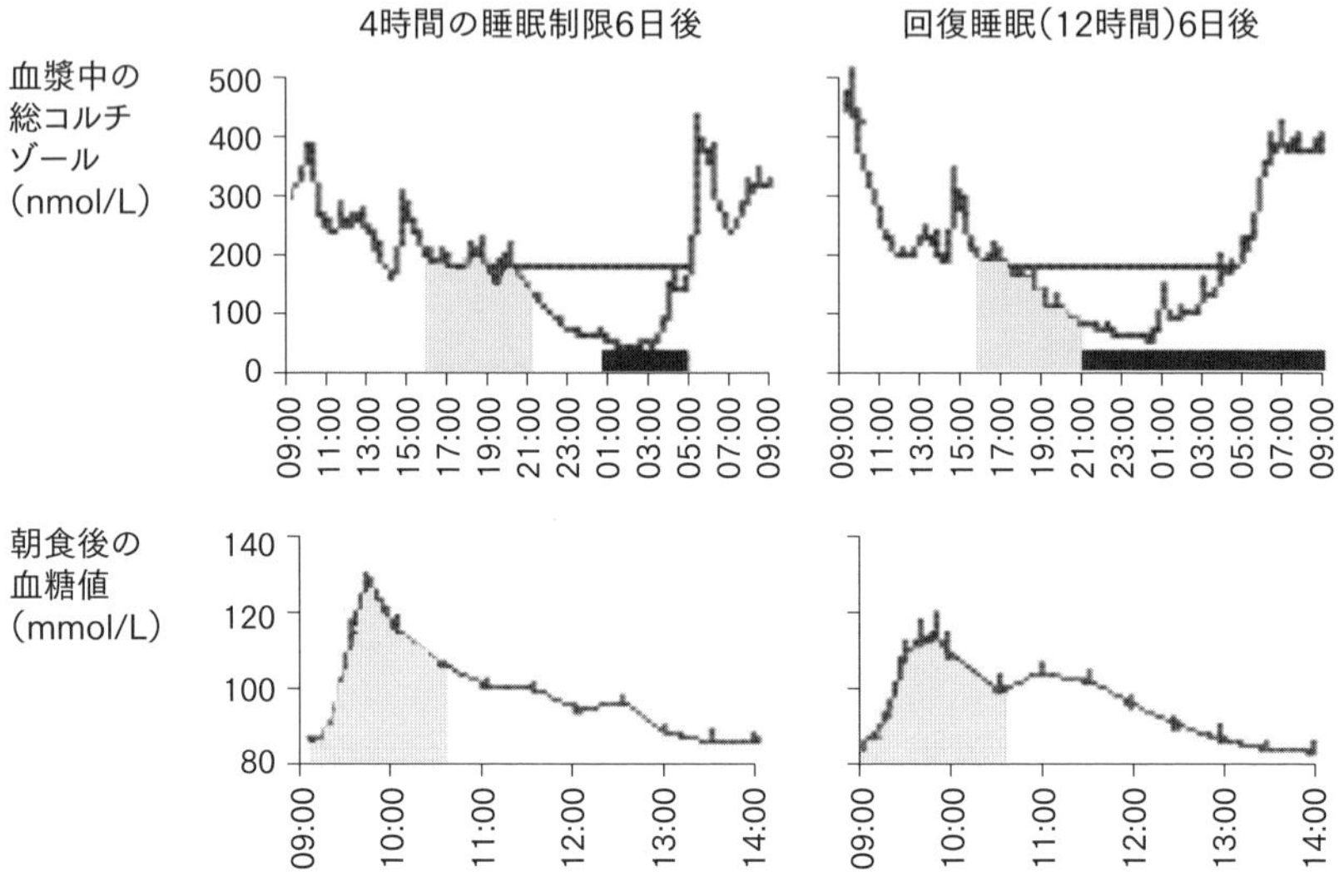

図 5-2　寝不足の悪影響
[Spiegel, et al., 1999]

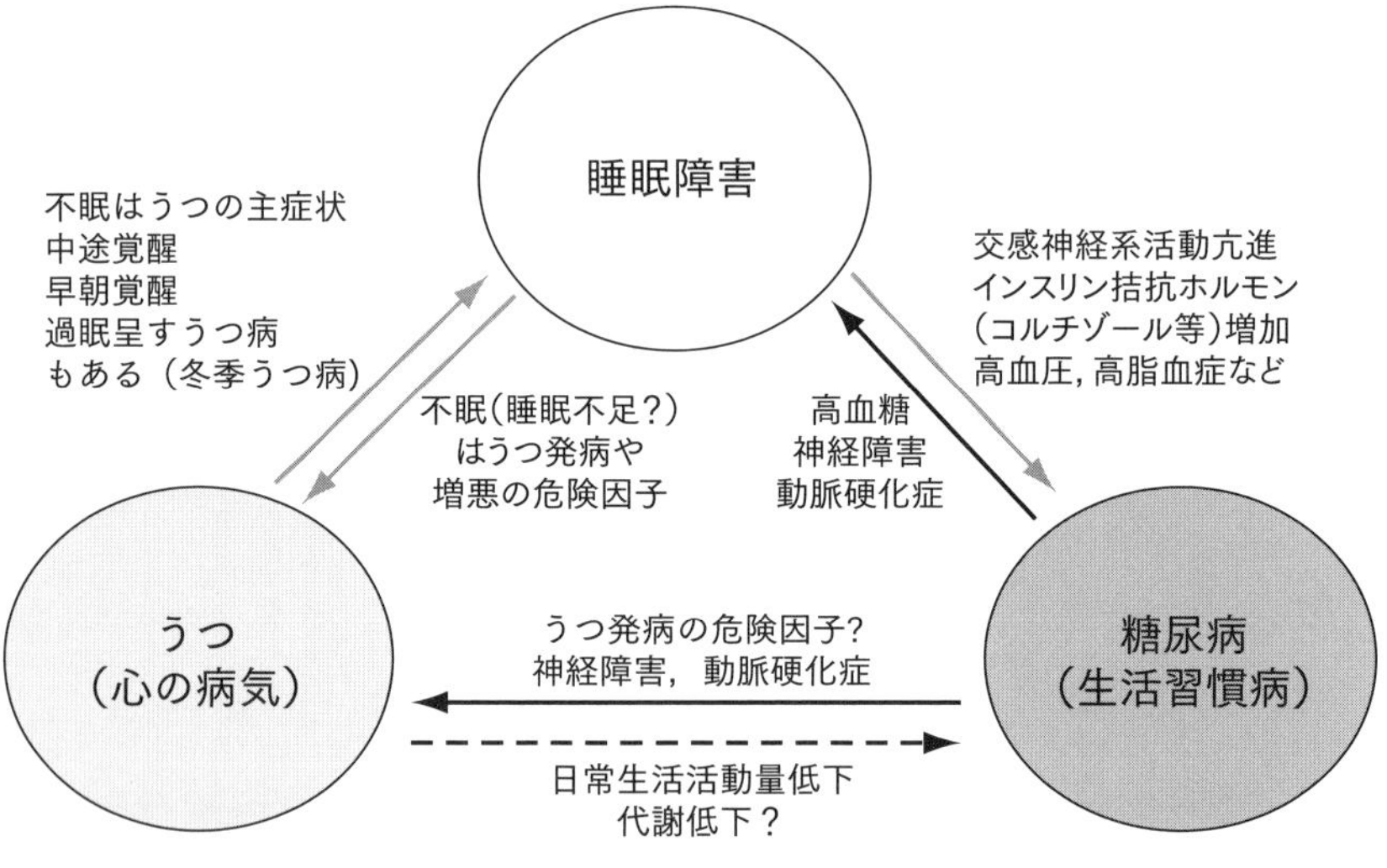

図 5-3　睡眠障害とうつ・生活習慣病
[小路・平田，2006　改変]

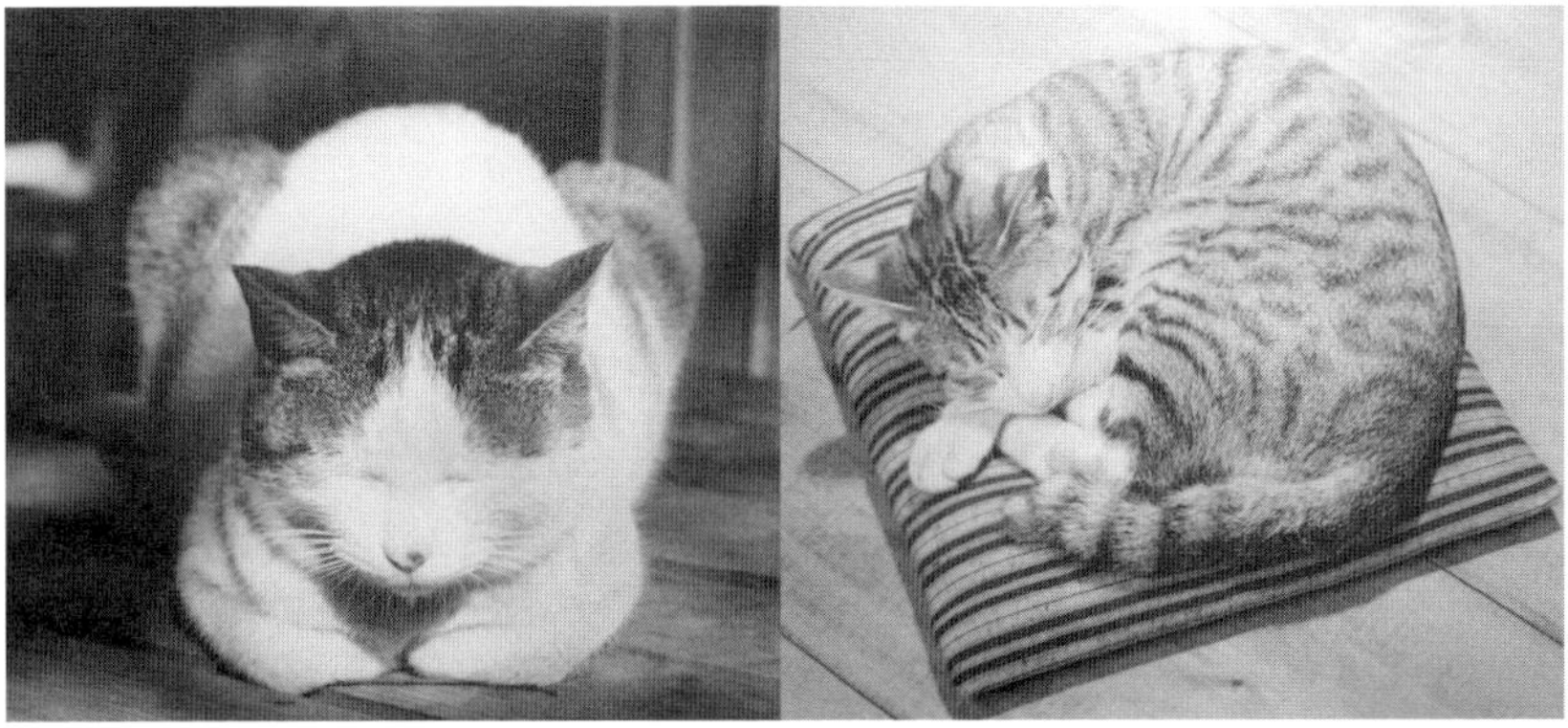

図5-4　ネコの寝相（眠りの姿勢）

えられている。日本大学の内山の試算によると、日本における睡眠障害の経済的損失は実に年間3・5兆円とのことである（二〇〇六年六月新聞報道）。このうち3兆円は、眠気に伴う認知機能障害による作業効率低下とされ、社会生活の場での睡眠衛生指導が不可欠なテーマであることが分かる。

第2節　睡眠の科学

それでは良い眠りをとるのにはどうしたらよいだろうか。睡眠障害を理解するためには、その基本となる眠りの仕組みを知る必要がある。適切な睡眠衛生指導は臨床場面でとても役立つと思われる。

1．ノンレム睡眠とレム睡眠

イヌやネコを飼っている読者も多いだろうが、機会があれば飼い犬や飼い猫の寝相をじっと観察してみよう。寝相はいつも同じでないことに気づくだろう。図5-4の左のように、スフィンクスのように座って寝ている状態がノンレム睡眠、右の写真のように、だらんと体を支えられず横たわって寝ている状態はレム睡眠に相当する。同じ睡眠でもこの二つは全く異なる状態であることが分かっている。

睡眠の働き（役割・意義）はまだ十分には解明されていないが，ノンレム睡眠は大脳を育て，守る睡眠であり，エネルギーの保存と節約を行うこと，成長ホルモンを分泌すること，脂質やタンパク質の合成を促進して脳を回復させる役割があると考えられている。脳は体重の2－3％程度の重さしかないが，体の使うエネルギーの5分の1をブドウ糖の形で消費する臓器である。たくさんのエネルギーを使うので，睡眠によって大脳がオーバーヒートしないように温度を下げ，覚醒中に壊れた分子の修復をして次の覚醒に備えるわけである。

一方，レム睡眠は，身体を弛緩させて休ませる睡眠で，鮮やかな夢をみて，時々目が急に動く時期があることが特徴である（急速眼球運動〈Rapid Eye Movement〉といい，その頭文字をとってREM睡眠と呼ぶ）。レム睡眠の役割も十分には解明されていないが，記憶の整理や固定に役立っていることが分かってきた。

特に運動や楽器演奏など，体で覚える記憶については，レム睡眠をとらないと習得が悪いことが知られている。逆に，語学学習でもスポーツなどの身体技能と同様，学習・練習の後にはレム睡眠が増加する。レム睡眠中の脳の代謝は覚醒中と同程度に活発で，ノンレム睡眠で冷えすぎた脳を温めて，目覚める準備をする役割も持っていると考えられている。

2．脳波睡眠と睡眠周期

睡眠の研究は通常脳波を用いて行われる。これを脳波睡眠という。脳にある神経細胞はリズミカルな電気活動をしている。大脳の表面にある神経細胞の電気活動を集合的に捉えたものが脳波である。α波という言葉を聞いたことがないだろうか。リラックスして目を閉じている状態の際に生じる脳波で，目を開けたり，暗算などの精神活動をしたりすると，速くて小さな波に変わる。

脳波は周波数によって名前が付けられている。活動し緊張している時は14－30ヘルツの速くて小さいβ（ベータ）波，うとうとまどろむと，4－7ヘルツθ（シータ）波，深い睡眠中にはさらに遅くて大きな1－3

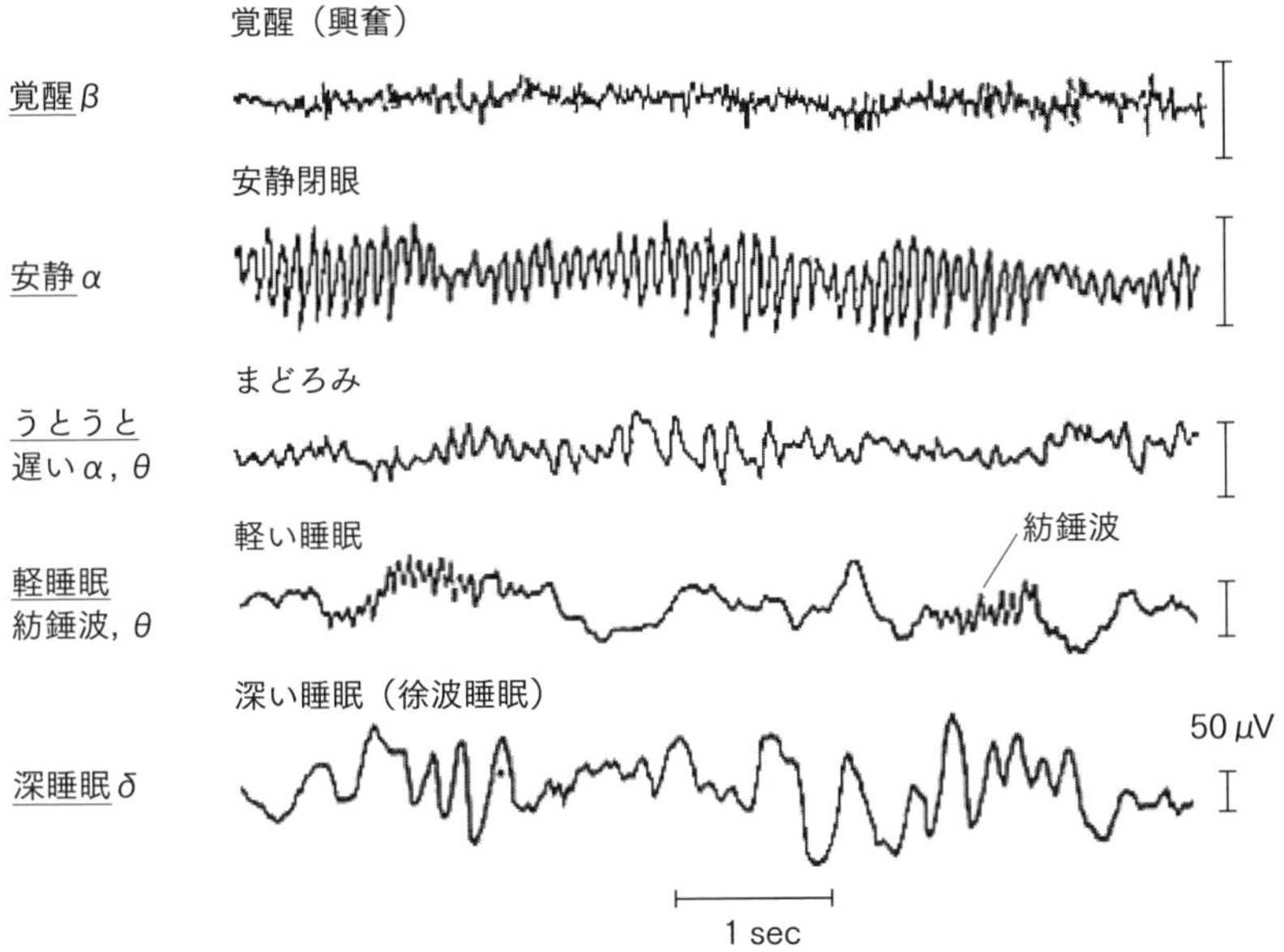

図 5-5　脳波の波形と意識の水準

ヘルツのδ（デルタ）波が生じる。覚醒水準によって，脳波の形や振動の速さが変わるため，脳波の波形の特徴が睡眠の深さの良い指標である。現在，睡眠は脳波によって深さや性質を定義している（図5-5）。なおレム睡眠の判定には，脳波に加えて眼球の動きと筋電図（おとがい筋）を脳波と同時に測定して行っており，これをポリグラフ検査という。

一晩の睡眠経過をポリグラフで調べると，睡眠の深さは周期的に変動してノンレム睡眠とレム睡眠を一組とする睡眠周期を繰り返して朝を迎える。バタンキューと眠っても，ずっと深い睡眠が続くわけではなく，朝までに睡眠状態は大きく変動し，一晩に数回は短時間気付かぬうちに脳波上の覚醒状態になっているのが普通である。

3．睡眠の二つの基本法則

ある時点での睡眠の起こりやすさは，二つの基本法則で決まる。概日リズム過程（体内時計）、と恒常性維持過程（目覚めていた時間の長さ）である。

A．概日リズム過程（体内時計）

体の中に備わるほぼ一日を基準としたリズムがあり体内時計と呼ばれる。体内時計に支配されている代表的なものは体温やコルチゾールというホルモンなどである。睡眠と覚醒もまた一日の昼夜のリズムに合わせて休息と活動のリズムをつくっている。5時間以上時差のある土地へ海外旅行をされたことがある方なら、現地の昼間に眠くなり、現地の夜なのに眠れない経験があると思う。これは体の中に、眠りやすい時間帯と目覚めやすい時間帯を決める時計があることを示すものである。この体内時計の司令塔になっているのは、ヒトでは親指大の非常に小さな視床下部という脳部位、特にその一部である視交叉上核という神経核が担っていることが分かっている。

通常、体のさまざまなリズムは体内時計によってうまくかみ合って変化している。体内時計を最も密接に反映したリズムを示すのは体温である。体温は明け方に最低温度、夕方に最高温度となるような、一日に大体1度くらいの差をもつ変動がある。昼間に活動する時は頭や体が働きやすいように体温を高め、夜の睡眠中には頭や体を休息させるために低下させる合理的な変化である（図5-6）。次に体内時計によって調節されているホルモンの代表としてコルチゾールがある。寝ている間は絶食状態なのにもかかわらず、目覚めた時に動けるのはこのホルモンが血糖値や覚醒度を高め、睡眠中に冷えた脳や体を温めてくれるおかげである。コルチゾールは午前中に高く夕方以降は低くなるというおおよそ一日の周期をもっている。

もう一つ体内時計によって調節されているホルモンとして、夜の眠りの質を高め、脳や体を冷やしてくれるメラトニンがある。メラトニンの合成経路のうちAA-NATという名前の酵素が光にあたると働かなくなるので、日中にはメラトニンはほとんど産生されない。こうしてコルチゾール、メラトニン、体温のリズムが睡

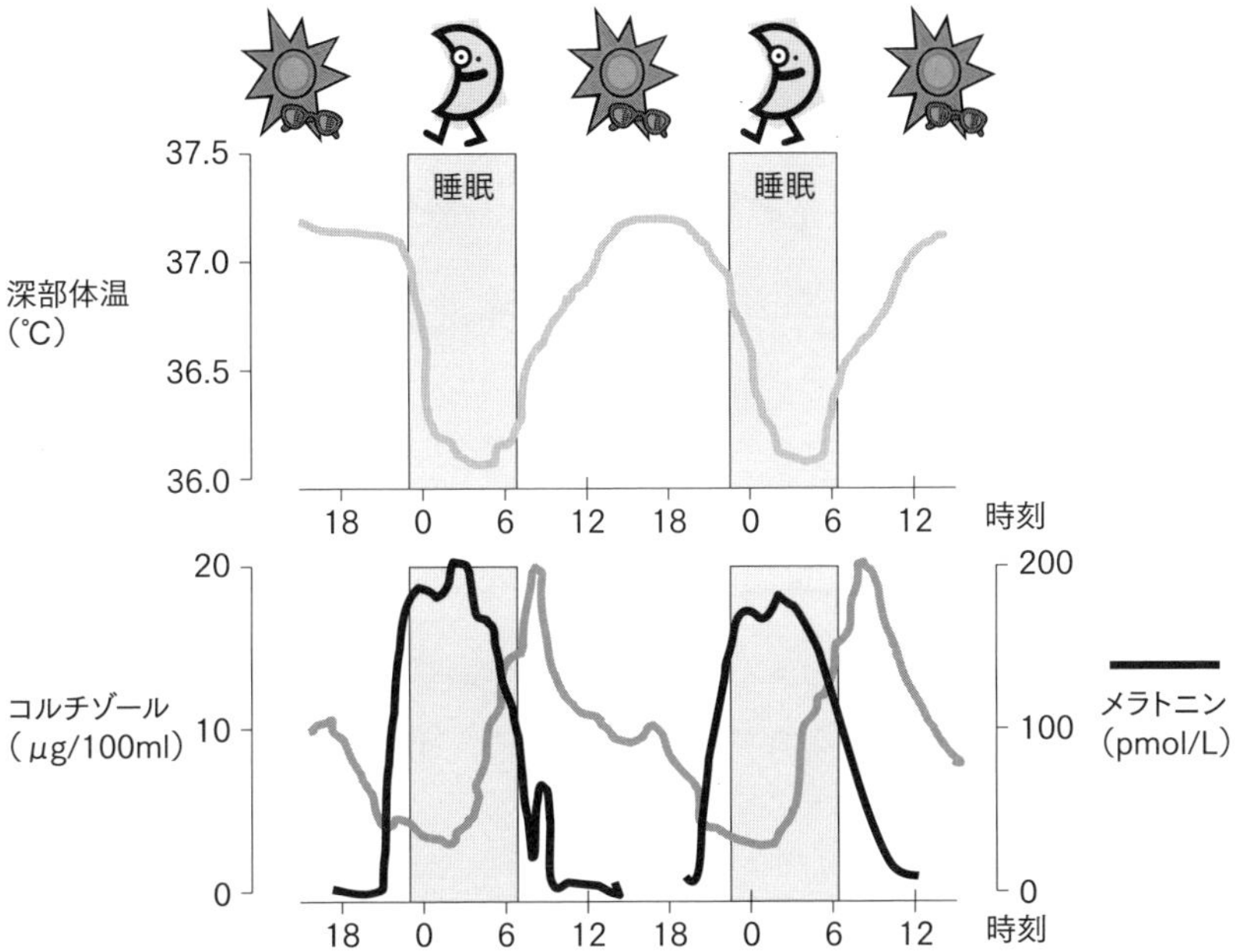

図5-6　体内時計とコルチゾール

眠覚醒のリズムとうまくかみ合うように調節されると（かみ合うことを「同調」という）、良い体調で元気に過ごせるわけである（図5-6）。体温やホルモンが眠りやすい状況でない時に睡眠をとってもうまく眠れず、一方で、体が眠りやすい状況の時に無理に起きていると調子が悪いという理由が分かるだろう。

B．光による体内時計の調節

ヒトの体内時計がつくるリズムには、周期が24時間より長いという特徴がある。地上の動物はそれぞれの体内時計を毎日リセットして地球時間の24時間リズムに合わせている。24時間リズムに合わせるために、最も強力な作用をもつのは2500ルクス以上の明るい光（高照度光）である。目安として通常の室内は300ルクス程度、月の光が1ルクス、太陽光は平均して3－10万ルクスである。日中明るい光を浴びると、メリハリのきいたリ

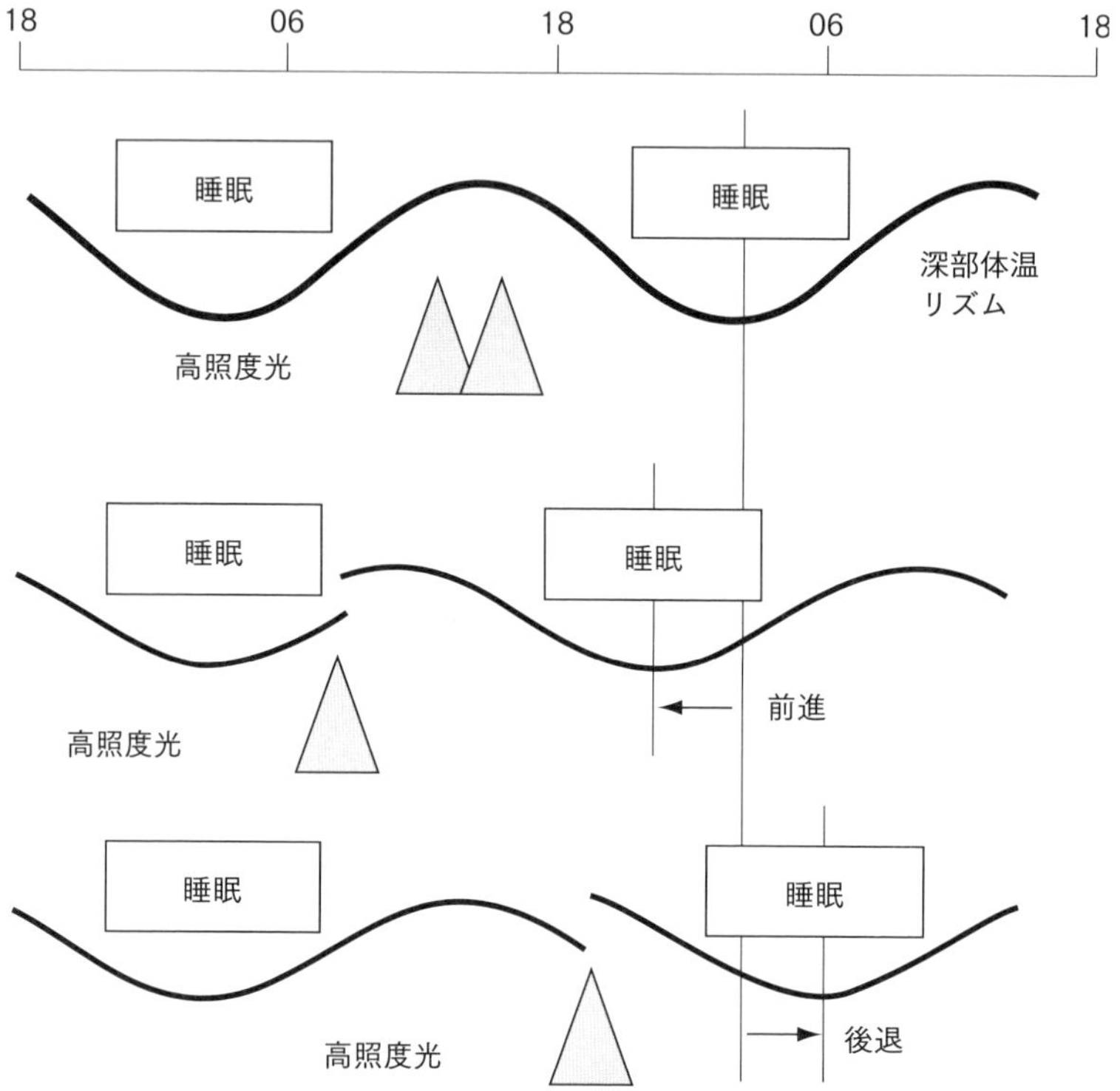

図 5-7　光による体内時計の調節　［内山，2002　改変］

ズムができるのだが、体内時計の位相を変化させることはない。しかし、体温が上昇する午前中、特に朝に明るい光を浴びると、体内時計の位相が1－2時間程度前進する。一方で、夕方以降、特に深夜に明るい光を浴びると、体内時計の位相は後ろにずれる（図5-7、内山、二〇〇二改変）。これは時差に体が慣れる際に役立つ仕組みなのだが、夜遅くなってから明るい光を浴びると、概日リズムがさらにのびて、夜更かし朝寝坊の傾向が強くなって、ひどい場合には昼夜逆転してしまう理由でもある。

C．恒常性維持過程による睡眠調節（目覚めていた時間の長さ）

睡眠のもう一つの基本法則は、どれだけ続けて起きていたかという、

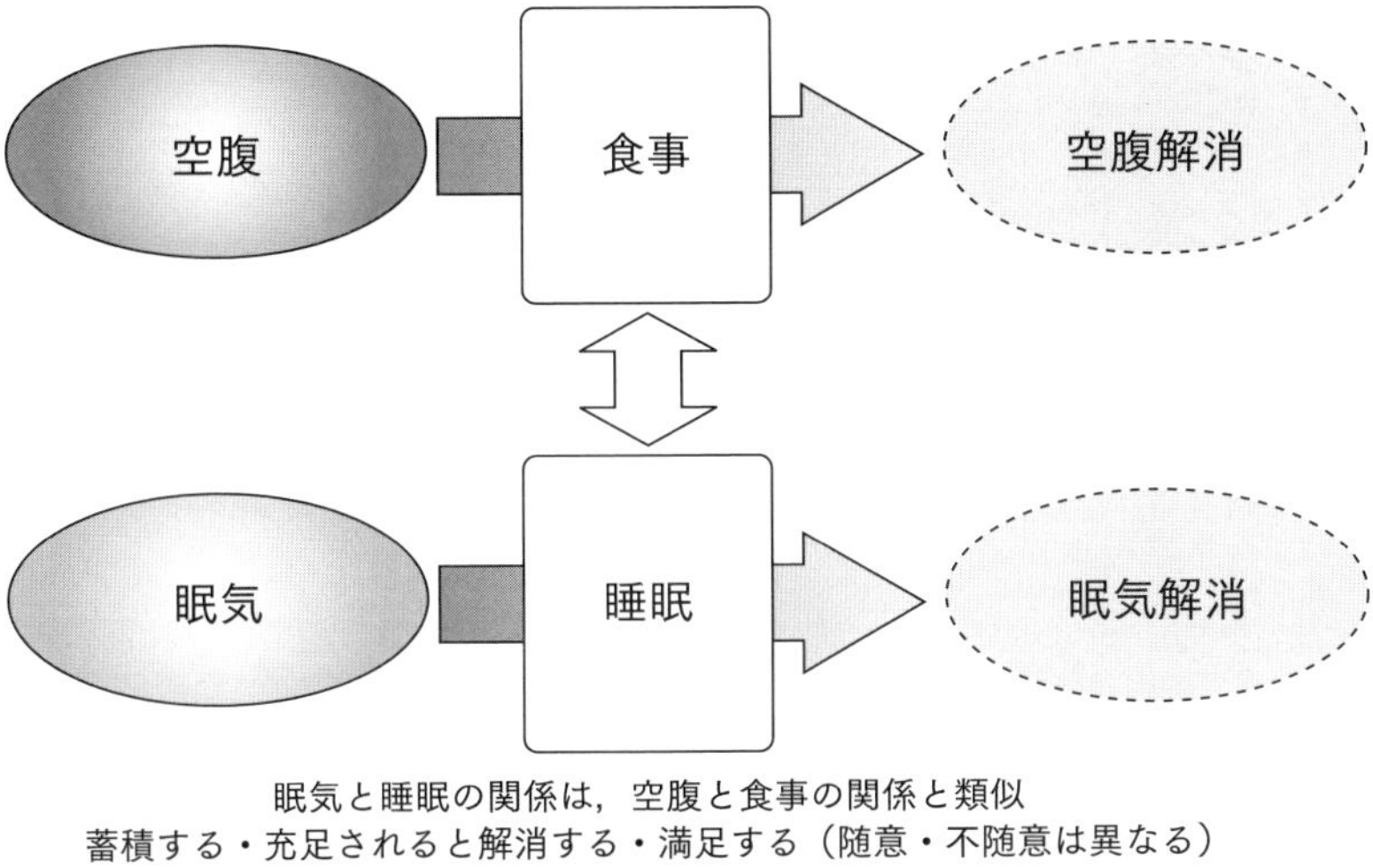
空腹
食事
空腹解消
眠気
睡眠
眠気解消
眠気と睡眠の関係は，空腹と食事の関係と類似
蓄積する・充足されると解消する・満足する（随意・不随意は異なる）

図 5-8　恒常性維持：食事と睡眠（基本的な生理欲求）

睡眠不足のつけの量である。これを借金にたとえて睡眠負債と呼ぶ。睡眠外来には、たくさん寝ても眠い、眠り癖がついたのか、などと訴える患者もある。慢性的に寝不足状態の人が、1－2日長く眠っても、それまでにたまった睡眠負債は残るため、眠気がなくならない。そこで一週間程度しっかり寝て、たまった睡眠負債を返してみるように指導する（10日余りで睡眠負債を完全に返済できると考えられる。しかし、少し睡眠負債がある方が、寝付きは良い）。

睡眠不足が続いたあとの睡眠は、持続時間が長くなるだけでなく、短い時間でも大脳の回復を図れるように睡眠の質が変化して、自動的に深い睡眠への割合が多くなる。さまざまな環境の変化に対して、生体を安定した恒常的状態に保とうとする仕組みが働いていて、睡眠の恒常性維持過程（ホメオスタシス過程）と呼ぶ。

睡眠欲は食欲と同じ、基本的な生理欲求であり、眠気に対して睡眠をとることは、空腹感に対して食事をとることと並列に考えることができる（図5－8）。食事がとれない時間が続くと食べたいという欲求が強くなり、いったん食物にありつくと、おなかいっぱいになるまで食べ、そして食べ終わる。空腹感と満腹感によって、総計としての一日のカロリー必要量が満たされるようになっている。長く起き続けていれば，目覚めていた時間の積算に応じて，眠りたいと思う欲求が強まり，眠ると眠気が解消するわけである。ただし睡眠と食事の違いは，食事は随意的にとれるが，睡眠は自分の意志ではとれない不随意過程であること，前述のように睡眠負債の返済を何回かに分けて行うことである。不随意過程であることは，脳が必要とした時以外に眠ろうとしてもなかなか眠れないということも意味する。つまり，「寝だめ」はできない。

この睡眠負債の物質的な基盤，つまり「寝不足のつけ」の本体として「睡眠物質」を探す研究は，日本が先駆的な役割を果たした研究領域である。今では睡眠以外のさまざまな生理機能に関わる30以上の分子が睡眠覚醒を変化させることが分かり，「睡眠制御分子」と呼ばれる。例えば，風邪をひいた時に眠くなるのもこうした睡眠物質の働きである。病原体に反応して活性化した免疫担当細胞（T細胞など）が分泌するインターロイキン1，ＴＮＦαといったサイトカインが，病原体を退治すると同時にノンレム睡眠を増やす働きを持つ。これは感染に際してダメージをうけやすい脳を守るための仕組みなのであろう。

4．睡眠の神経制御

覚醒と睡眠の際に，脳ではどのような変化が生じているのだろうか。脳には「睡眠」「覚醒」という状態変化に合わせて活動を変化させる神経細胞の集まりがある。これを睡眠中枢，覚醒中枢と呼ぶ。睡眠中枢と覚醒中枢は脳幹部に存在し，大脳皮質を眠らせたり起こしたりしている。覚醒の時には，脳幹部にある上行性賦活系と呼ばれる神経細胞の活動が持続的に活動する。ノルアドレナリンやセロトニン，ヒスタミンといった神経伝達物質を持つモノアミン系神経系が働いて大脳全体を覚醒状態に保っている。オレキシンも覚醒物質の一つである。睡眠中には視床下部の前部にある睡眠中枢が活動し，覚醒中に活動していた脳幹の上行性賦活系の覚醒中枢を抑制し，安定した睡眠をつくりだす。昔の人は，睡眠は脳の活動停止と考えたが，睡眠もエネルギーを

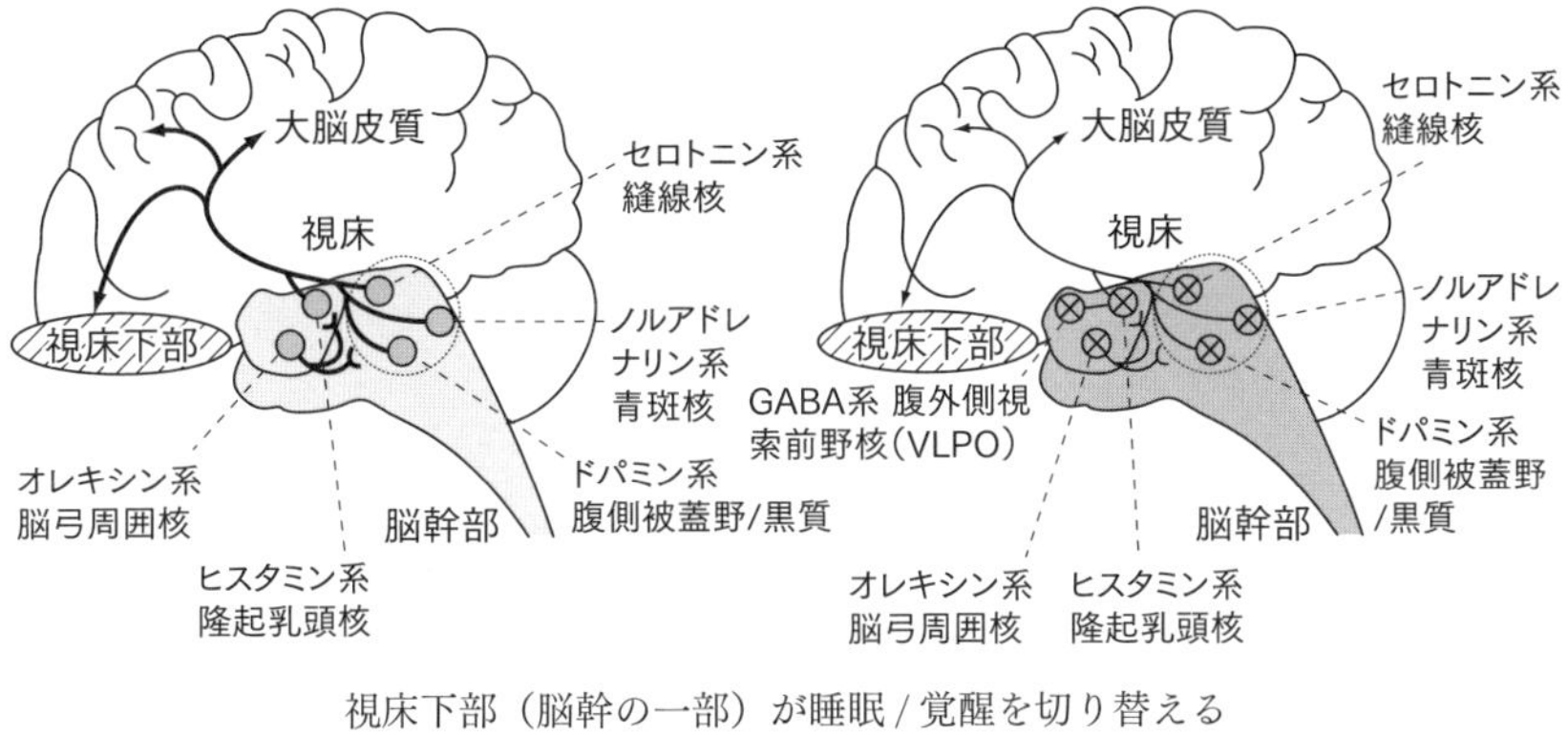

視床下部（脳幹の一部）が睡眠/覚醒を切り替える

図5-9　睡眠覚醒の調節（「眠らせる脳」と「眠る脳」）

使って能動的につくりだされる過程なのである（図5-9）。特に睡眠覚醒の切り替えを行うのは、脳幹の一部に含まれる視床下部という部位である。前述のように視床下部は小さな脳部位だが、ホルモン分泌系の中枢（代謝を高める甲状腺ホルモン、ストレスに応答する副腎皮質ホルモン、性ホルモン）、エネルギー代謝の中枢（空腹や満腹を感知して食事行動を決める）、体温調節の中枢、そして自律神経系の高位の中枢（血圧脈拍などの循環系や呼吸運動）と、生体内のさまざまな情報を集めて調節する中枢で、ここに睡眠覚醒と体内時計の中枢もある。生体内のさまざまな情報に合わせて睡眠覚醒を切り替えるように視床下部が働いているわけである。

5．眠りの個人差

睡眠には個人差がある。最も大きいのは年齢である。さまざまなことを学習して脳や体が形成されていく乳幼児から小児期にはたくさんの睡眠が必要で、特にレム睡眠が多く見られるが、加齢とともに睡眠時間は直線的に減少する。季節性の変動もある。日本人の夜間睡眠時間は、日照時間と関連し、夏が一番短くなることが知られている。性差について、女性は一般的に睡眠が短いが質は良いとされている。また月経周期に伴う変

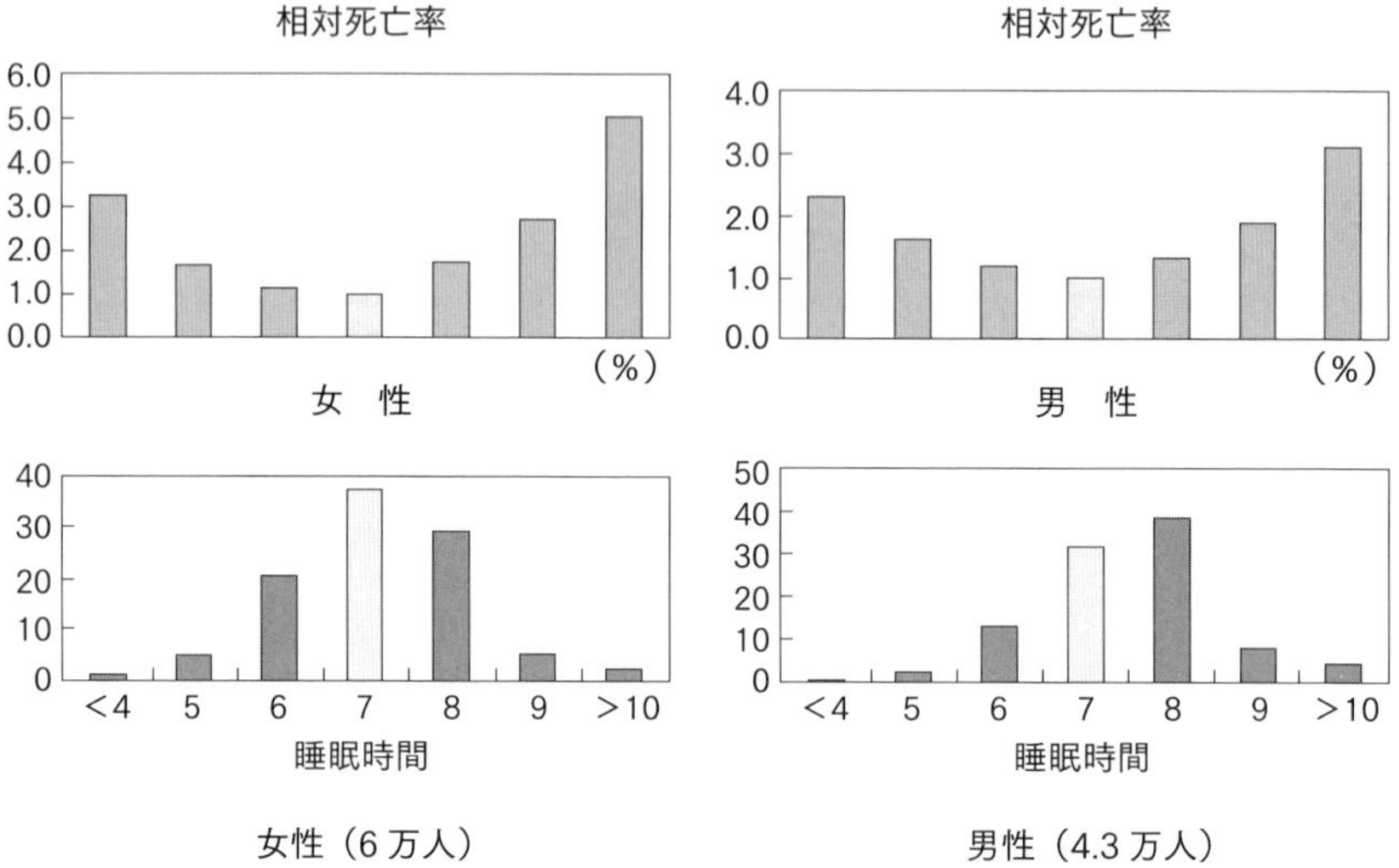

図 5-10　睡眠時間と死亡率（10万人×10年）　[Tamakoshi & Ohno, 2004]

動もよく知られ、特に黄体期（プロゲステロンが分泌される）に眠気が強まることがある。

必要な睡眠時間も人によって異なる。毎日元気にすごすために10時間以上睡眠が必要な人（小児の場合は、年齢相応の睡眠時間より2時間以上の延長）を長時間睡眠者といい、男性の2％、女性の1・5％に存在すると推測される。一方、5時間以下の睡眠時間（小児の場合は年齢相応の睡眠時間より3時間以上の短縮）で自然に覚醒して日常生活に支障がない人を短時間睡眠者と呼び、男性の3・6％、女性の4・3％に存在すると推測されている。長時間睡眠者ではアインシュタイン、短時間睡眠者ではナポレオン、エジソンなどが有名である。こういった個人差の素因については研究がはじまったばかりで、特定の人が「何時間眠れば良いか」という問いに答えることはできない。目安として日本各地の10万人を対象に10年間の予後調査を行った結果では、7時間睡眠が最も死亡率が低いことが報告されている（Tamakoshi & Ohno, 2004）（図5-10）。これはアメリカで110万人を6年間追跡した調査と同じ結果であった。睡眠不足の人には、まず7時間睡眠を確保するのが目安と思われる。もう一つ、朝型夜型タイプがある。多くは中間的なタイプである。一般に朝型は規則正しい生活に向いており、朝から活発に動いて健康的な生活が可能である。ただ、寝るのが遅くなっても寝坊できず、いつもと同じ時間に起きてしまうので、夜勤には向かない。一方、夜型はエンジンがかかるのが遅く、午前中はぼんやりしていて、夕方から元気になる。宵っ張りの朝寝坊で、リズムがずれやすいタイプである。ただ生活リズムの変化には適応力があるので、時差や交代性勤務には相対的に向いている。

第3節　睡眠専門外来で扱う主な睡眠障害

睡眠障害には非常に多くの診断分類があるが、その症状面から不眠、過眠、リズムの障害、睡眠随伴症（寝ぼけ）に分けられる。ここでは代表的な睡眠障害を簡単に紹介する。

1．不眠をきたす疾患

不眠は、国民の20－30％が訴えるとされ、睡眠障害のなかで最も多い症状である。不眠の型には、入眠障害、中途覚醒、熟眠障害、早朝覚醒があり、こうした症状が一カ月以上続く「長期不眠」のうち、社会生活に障害がある場合、不眠症と呼ぶ。不眠症にはさまざまな原因があり、身体的要因（Physical）、生理学的要因（Physiologic）、心理学的要因（Psychological）、薬理学的要因（Pharmacologic）、精神医学的要因（Psychiatric）と分けて考える場合が多い（頭文字をとって五つのPと呼ばれる）が、不眠症治療の中心となるのは、ストレスなど心理学的要因と交代制勤務など生理学的要因に伴うものである。頻度の高い不眠症の種類を示した（表5－1）。慢性不眠症の中で最も多いのは精神生理性不眠症である。宵っ張りの朝寝坊や夜勤などで望ましい時間帯

表 5-1　不眠症の分類（主なもの）

1. 不適切な睡眠衛生に伴う不眠症 長時間の昼寝、夜のカフェイン摂取など
2. 精神生理性不眠症 精神的ストレス・ショック、生活状況の大きな変化
3. 生体リズムの乱れによる不眠症 交代制勤務、睡眠相後退症候群など
4. 身体疾患による不眠症 喘息や胃潰瘍、リウマチ等の痛み、皮膚掻痒症の痒み、 更年期障害、前立腺肥大に伴う頻尿など
5. 薬物に伴う不眠症
6. 精神疾患による不眠症 うつ病、神経症、統合失調症など
7. むずむず脚症候群（RLS）

に寝付けない人も増えている。その他、痛みや痒み、頻尿などの身体的原因、治療薬の副作用など、薬理学的要因、またうつ病、統合失調症、ＰＴＳＤ（心的外傷後ストレス障害）などの精神医学的要因も見落とすことはできない。

さらに中高年以降では、夜間安静時に足に生じる違和感（虫が這うような、などと形容される）のため、じっとできず眠れないＲＬＳ（むずむず脚症候群）が10％程度と多く見られる。ＲＬＳには良い治療法があるので、睡眠医療専門機関の受診を勧めていただきたい。

ここでは精神生理性不眠症の発展の機序を示す（図5-11）。精神生理性不眠症は、はじめ急性ストレスに伴う一過性の不眠なのであるが、原因となるストレスが消失したあとも、不眠自体がストレスになってしまい、治療を受けても、睡眠薬服用に対して葛藤が生じて、不眠が難治化していく。「睡眠薬出しておきますが、あまり飲まないようにしてください」などと指示をする医師が、患者の悩みを深めて病状を悪化させる。過去の睡眠薬にあった依存性と危険性のイメージが、医師を含めた社会全体に根強く残っており、現在の睡眠薬の安全性はなかなか理解されない。このため日本人では、不眠を放置するのが半数以上、睡眠薬よりお酒を使うという不適切な行動をとる人が30％と多いのが特徴である。不眠症の非薬物療法については後述したい。

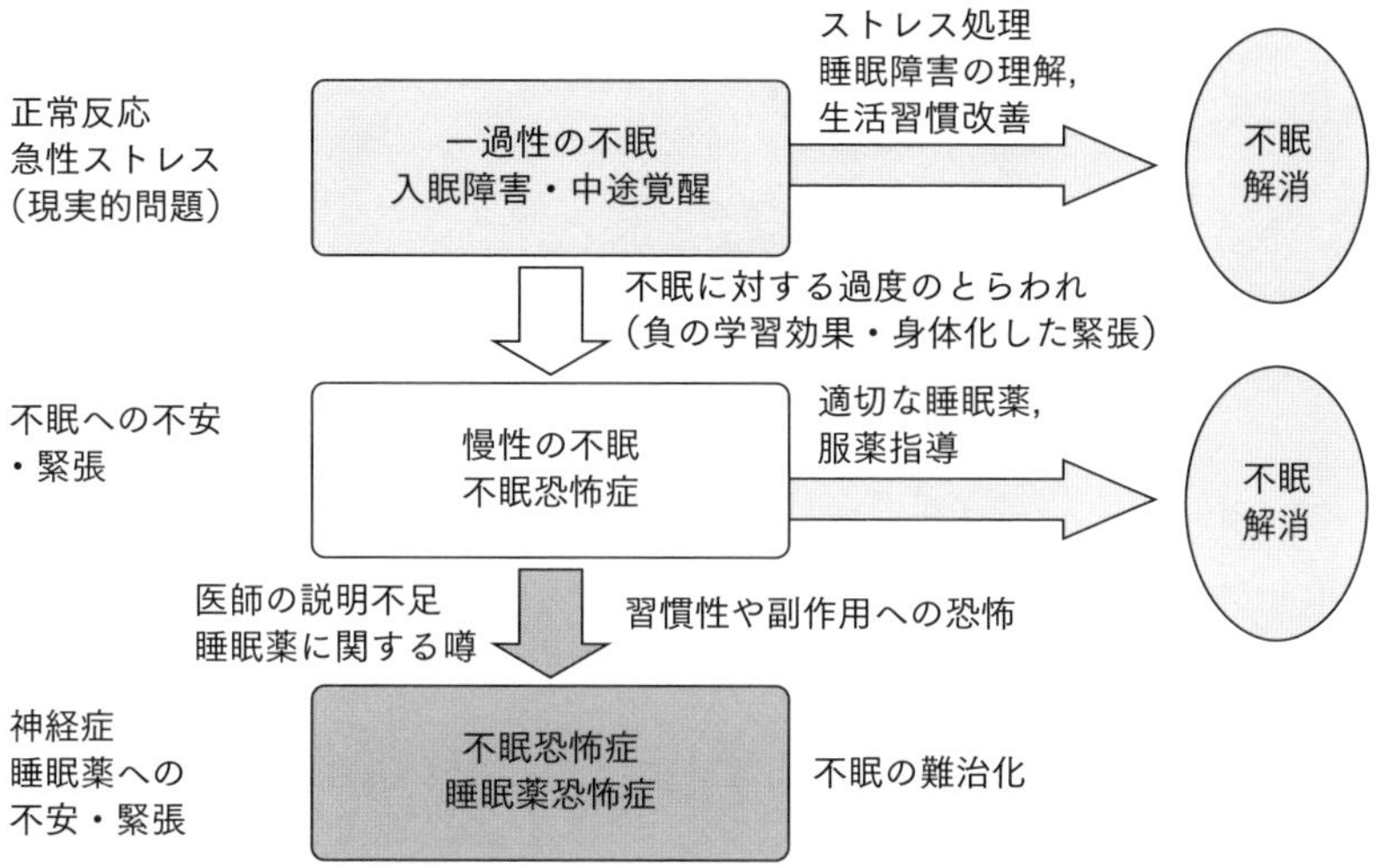

図5-11　精神生理性不眠症　［内山，2002　改変］

2. 過眠をきたす疾患

日中不適切な時間帯に強い眠気・居眠りを反復し、社会生活・日常生活に支障をきたすことが3カ月以上持続するものを過眠症（広義）と呼び、治療対象となる。都内の企業労働者を対象とした調査で、持続的な眠気を訴える割合は、男性の7・2％、女性の13・3％にのぼる（Doi & Minowa, 2003）。睡眠障害の社会経済的損失の項でも述べたが、社会生活において最も大きな問題は眠気による日中の認知機能障害とそれに伴う生産性の低下、および交通事故・産業事故の発生である。

過眠をきたす疾患は、大きく分けると、夜間睡眠の量的障害、夜間睡眠の質的障害、そして夜間睡眠の量にも質にも関連せずに生じる睡眠覚醒中枢の機能異常の三つになる（表5-2）。最も頻度が高いのは、2003年の山陽新幹線運転手の居眠り運転で一躍有名になった睡眠時無呼吸症候群である。過眠の原因が多彩であり、適切な治療により改善するので、早期の発見が重要である。

ここでは狭義の過眠症の代表であるナルコレプシーを紹介する。ナルコレプシーは、普通の人ではとても考えられ

表 5-2　過眠症の分類

1. 夜間睡眠の量的障害
   - ・睡眠不足・不眠症
   - ・睡眠と体内時計のリズムの不整合（概日リズム睡眠障害）・夜勤・冬季うつ病の一部
2. 夜間睡眠の質的障害
   - ・睡眠時無呼吸症候群、周期性四肢運動障害、等
3. 睡眠覚醒中枢の機能異常
   - ・狭義の過眠症：ナルコレプシー、特発性過眠症
   - ・薬剤の副作用

表 5-3　概日リズム睡眠障害の分類

1. 体内時計の変調に伴うもの
   - ・睡眠相後退型
   - ・睡眠相前進型
   - ・不規則睡眠覚醒型
   - ・自由継続型（非 24 時間睡眠覚醒型）
2. 環境変化に伴うもの
   - ・時差型
   - ・交代勤務型

ない状況、たとえば入学試験中や食事中などに強い眠気が生じて居眠りを反復する疾患である。感情の変化に伴って膝がカクンと抜けたり、顔が落ちたりする、情動脱力発作という特徴的症状を伴う。また寝入りばなに金縛りとともに生々しい悪夢が生じ、霊に憑かれたと悩む人も多い。読者の周りによく居眠りする人がいたら、不規則でだらしない生活をしていると決め付けずに、過眠症を疑って睡眠医療専門施設への受診を勧めることを考えて欲しい。

3. 概日リズム睡眠障害

望ましい生活時間帯と本人の睡眠覚醒リズムがずれるものを総称して概日リズム睡眠障害という。大きく分けて、交代性勤務や海外旅行に伴う時差など、環境変化に体内時計がついていけない際に生じる場合と、24時間の地球時計の下で生活していても本人の体内時計の発振や同調機能が障害される場合の二つがある（表5-3）。最も多いのが睡眠相後退症候群で、体内時計の位相が後ろ

にずれているため、体が眠ろうとする時間が後ろにずれこみ、寝付きと寝起きが悪くなるものである。いわば慢性時差ぼけ状態で、さまざまな身体的不調を訴える場合が多く見られる。この身体的不調は、睡眠と体温やホルモンのリズムがばらばらに動いてしまうこと（内的脱同調と呼ぶ）が背景にあると考えられている。治療には、体内時計によって睡眠が支配されること、体内時計は24時間より長い周期をもつことを説明し、生活や労働の環境を調整すること、高照度の光をリズム調整に用いること、体内時計を変位させうるメラトニンや最近日本でも認可されたメラトニン受容体作動薬の服用指導を行うこと、昼夜逆転状態になっている場合は睡眠時間をうしろにずらす「時間療法」も組み合わせることによって治療を行う。

第4節　臨床心理士に期待する役割

睡眠学が関わる領域は幅広く、そのほとんどに心理学の関与が期待されているが、分野自体が新しく心理学の果たすべき役割も未確立なのが現状である。ここでは、①日常診療に睡眠学の基礎知識を生かす場合、②睡眠や睡眠障害についての知識を深め、不眠症の認知行動療法などの専門治療家となる場合、そして個人の眠りを守り健康を保つだけでなく、③社会的な文脈で豊かな暮らしをつくるための睡眠のあり方を考える睡眠社会学の実践者として睡眠障害予防の専門分野を拓くパイオニアとなる場合を想定して、筆者の考えを述べたい。また、④睡眠現象の解明のため、心理学的な研究アプローチが望まれる分野も紹介したい。

1. 日常診療における睡眠衛生指導

より良い睡眠のための生活指導を睡眠衛生教育という。夜型化と短時間睡眠化がすすむ現代では、学校や職

表 5-4　睡眠衛生教育

1．就寝前に、副交感神経優位な状態（自分がリラックスできる状態）をつくりだす
・睡眠を妨げる要因を避ける
夕方以降のカフェイン、寝酒、寝タバコ、寝る直前の大食・激しい運動・熱いお風呂は避ける。ストレス、高照度、騒音、高（低）温度・湿度を調整する
・各自に合ったリラックス法
飲物（牛乳、ハーブ等）、香り、軽い運動、ストレッチ、音楽、読書、ぬるめのお風呂（半身浴）など
2．日中にリズム（体内時計）を整え、良い睡眠を準備
・睡眠の知識を生かし、日中の活動を工夫する
①早起きと朝の光が早寝をもたらす（外出時は目の日光浴を）
②習慣的な入眠時刻の２－４時間前は眠りにくい
③適度な運動習慣がメリハリをつくり、安定した睡眠をもたらす
④規則的な食事も体内時計を整える

場で睡眠の基礎知識を伝えること、そしてそれが日常生活に生かされることで、睡眠障害の改善や予防につながることが期待できる。また睡眠障害はさまざまな精神疾患を合併することから、精神科的な治療関係形成のきっかけにしたり、状態像をモニターしたりすることに、睡眠衛生指導は良い手がかりを与えてくれる。

睡眠衛生指導には二つのポイントがあり、一つは睡眠妨害因子を減らし睡眠を準備すること、もう一つはリズムを整えて睡眠の準備を整えることである（表5-4）。前者は後述するリラクゼーション法とも共通するが、いかに交感神経の過活動につながる要素を減らし、緊張をほぐして副交感神経優位の状態を準備するかということである。睡眠環境の調整も大切で、暗くて静かな部屋、心地良い温度、必要に応じてアイマスクや耳栓の利用、夜間電話は切るといった内容が考えられる。後者は積極的に日中の活動を行い、メリハリのきいた生活によって体内時計の調整をすすめる。光を浴びることと習慣的な運動がとても大切である。日中は日光がはいる部屋の窓際で過ごす、さらにできれば日光を浴びながら運動を行うと、日中の覚醒度が上がり、メラトニンをしっかり抑制して夜間のメラトニン分泌を高め、良い睡眠をとることにもつながる。規則的な食事習慣も体内時計を整えるのに有効と示されている。なお夜勤の方は労働環境を明るくして、仕事中の眠気を抑制する一方で、仕事のあと

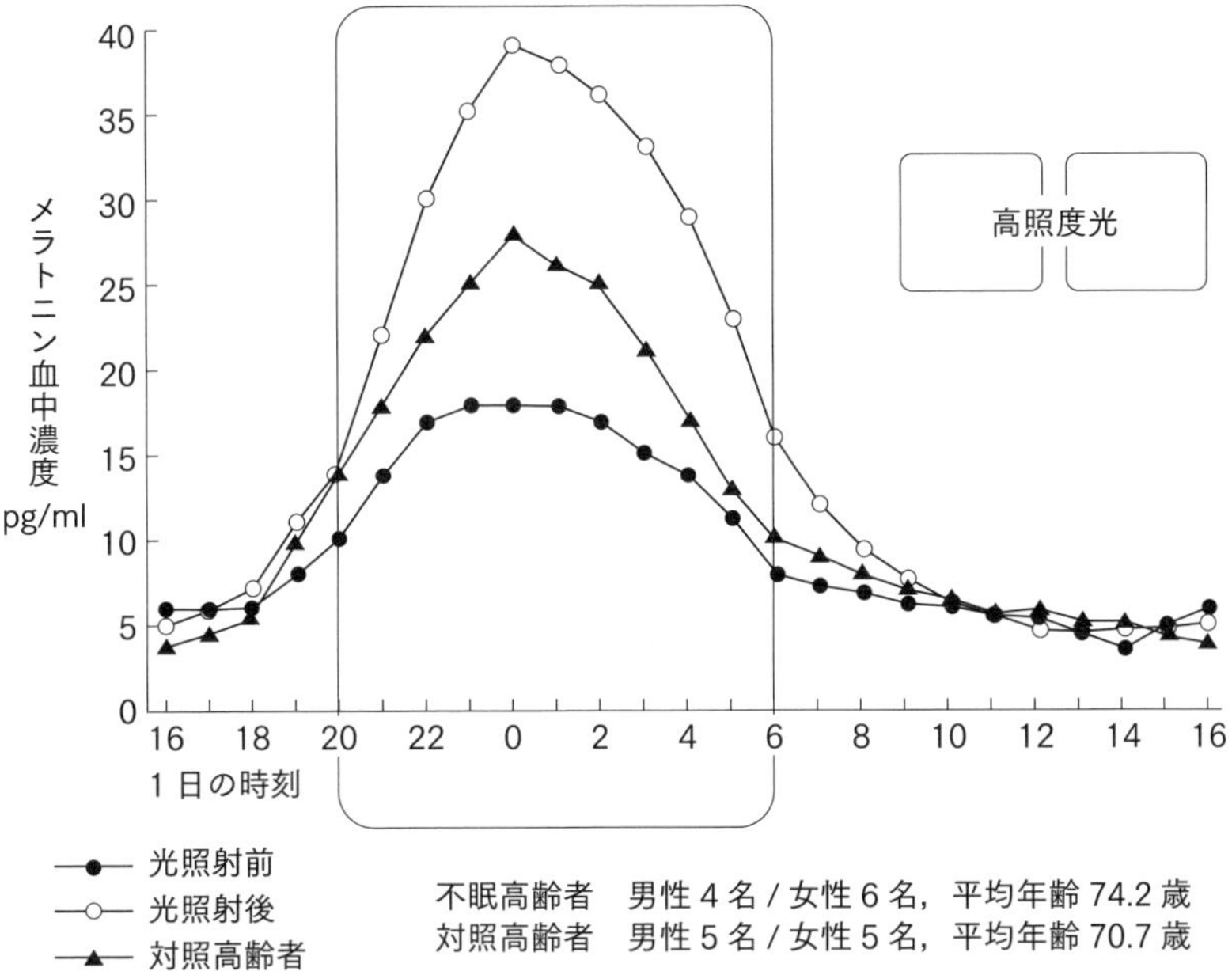

図5-12　不眠高齢者のメラトニン分泌と、高照度光による治療効果
[Mishima, et al., 2001]

はサングラスを使ったりカーテンを引いたりして遮光につとめ、日中にとらざるを得ない睡眠をなるべく安定したものとすることが有用と考えられる。なお、健常人を対象とした睡眠衛生指導は、厚生労働省につくられた健康づくりのための睡眠指針検討会がまとめた、快適な睡眠のための七箇条の提言が分かりやすいので、参考にされたい。

睡眠衛生指導（環境調整）で不眠が改善した報告を紹介したい。図5-12は老人施設で生活されている70歳代の老人のメラトニン分泌を示したものである。不眠症のない高齢者（▲線）でもメラトニン分泌量はやや少ないのだが、不眠症の高齢者（●線）ではさらに低くなっている。このような人たちに対し、室内の照明を変更し、午前・午後各2時間1000ルクス以上の明るさとして、そのなかで作業や行事をする試みを行ったところ、不眠群の高齢者のメラトニン分泌量が増加して（〇線）、若者と同じ程度までに回復し、そして不眠も解消した（Mishima, et al., 2001）。

2．睡眠障害知識を踏まえた医療連携――不眠症の認知行動療法

不眠症の非薬物療法は、不眠症の原因や増悪因子を明らかにして、その対処法を見いだそうとするもので、治療の枠組みで重要な位置を占める。まず前述の睡眠衛生教育を行うことが第一歩である。その上で、より専門的に刺激制限療法、睡眠時間制限療法、リラクゼーション法といった認知行動療法が行われる。認知行動療法では、「不眠は学習された不適応習慣」とみなし、発症因子・維持因子にアプローチして改善をはかるもので、薬物療法と同等の有効性があることが確認されている（Sivertsen, et al., 2006）。実施の全体像については文献を参照されたい（宗澤・井上、二〇〇八）。

慢性不眠症では寝床に就くと、「眠れなかったらどうしよう」という不眠への恐怖が広がって不安緊張が高まるという悪い条件反射が形成されている場合が多く見られる。ひどい場合は、朝の起床時から夜眠れなかったらどうしようと終日こだわる。この悪循環を断つために用いられるのが刺激制限療法である。床に就いてから寝付くまでの時間（入眠潜時）を短くすることを目的とする。具体的には、眠気がある時だけ就床し、睡眠以外の目的で床を利用しない、10分眠れなければ離床する、起床時間は一定にし日光浴をする、昼寝はしないといった内容の指導である。床に就いたらすぐ眠れる状態をつくりだす。

睡眠時間制限療法は不眠症患者が少しでも眠ろうと、床にいる時間（床上時間）を長くしている場合に用いる方法である。このような状況では、床に就いている時間に対して実際に眠っている時間の割合（睡眠効率）が非常に低い。そこで睡眠効率を高め、就床している間の熟睡感を良くすることを目的とした治療法である。具体的には、2週間の睡眠日誌（自分で眠っていた時間を継続的に記録するもの）にもとづいて平均実睡眠時間を計算し、たとえば平均5時間であれば、就床時刻を遅らせて床上時間を5時間に制限し、その後5日間の実睡眠時

間が床上時間の90％以上であれば就床時刻を15分ずつ早める方法である。身体が必要とする睡眠時間と床に就いている時間を近づけることで熟睡感をとりもどすことを目的とする。眠れないといって午後8時から就床して午前0時まで悶々として布団で過ごす、といった睡眠習慣を変更することができる。

ストレスや不安緊張が睡眠障害の要因となっていて、入浴やストレッチなど筋弛緩の試みでも改善しない場合は、リラクゼーション法として自律訓練法（定式を用いて心身のリラックスした状態をつくり入眠を促す）や筋電図を用いたバイオフィードバック法（音を聞きながら自らの緊張を軽減する練習をする）なども用いられる（内山、二〇〇二）。特に需要が多い睡眠薬による薬物療法について正確な知識と対処法も伝えられることが望ましい。

また、専門的な認知行動療法として、概日リズム睡眠障害を対象とした高照度光療法や時間療法の指導もある。時間療法とは、睡眠時間帯とともに体内時計の位相を変位させることを目的として、毎日の入眠時刻を2－3時間ずつ遅らせ（体内時計が睡眠時間にあわせて変位できる限度に相当する）、1週間ほどで入眠時刻を望ましい時間帯に合わせる治療法である。なお、徹夜して体内時計をあわせようとしても、体内時計の位相がついてこられないために、概日リズム睡眠障害の治療には役に立たない。概日リズム睡眠障害は、いったん改善しても些細なことがきっかけで位相後退が再発するため、患者本人の持続的・積極的な姿勢を保つためにも認知行動療法が有用である。

3．睡眠社会学における新たな専門職として――睡眠障害予防

睡眠社会学とは、社会の夜型化や24時間覚醒して生活していることに伴う睡眠の諸問題について、実態調査や環境調整など対応策を提言し、普及啓発活動を通じて社会に貢献する学問分野である。さまざまな社会問題を対象とする。児童青年期の学校保健の問題として、小学生の5割、中学・高校生の7・5－9割が慢性的な

眠気や疲労を訴えているが、背景に夜型化、短時間睡眠化が存在すると考えられる。産業保健における睡眠問題としては、4割の会社が交代制勤務を導入しており、通勤に平均1・1－1・2時間かかるといった環境にあること、長時間労働も日常化していることから、過労死や自殺増加につながる大きな問題が存在する。また不眠不休を美徳とする社会の常識に対して、人間が持てる能力を発揮できるには良質の睡眠が必要であり、それが労働環境の安全、生産性向上、社会経済的に重要であることを説明・説得できる専門家となることが望まれる。高齢者では夜間睡眠の質と日中の活動性や意欲とが関連することが報告され、高齢化社会でいかに高齢者のＱＯＬを高め「健康寿命」を延ばすか、といった問題にも睡眠は関わってくる。

睡眠社会学は睡眠障害予防の鍵となる重要な分野で、さまざまな社会場面での現状やニーズの調査、それに対応した教育普及活動及び教育活動が日常生活で実際に生かされているかについての有効性の評価など、多くの人材が必要と考えられるが、その役割を担う職種がない。スクールカウンセラーとして睡眠の啓発活動を行った報告もあり（小堀、二〇〇六）、新たな専門分野のパイオニアとして臨床心理士に活躍してもらうことを期待している。ここでは、学校保健における睡眠社会学分野の研究や活動について紹介したい。

親の生活時間が遅くなるのに伴って、宵っ張りの生活に違和感をもたない子どもが増えている。心身の発達に良質な睡眠が必要な時期に、夜中まで起きているとどうなるだろうか。

アメリカ東海岸の高校生３００人余りの睡眠習慣と成績の関係について調べた報告（Wolfson & Carskabon, 1998）を紹介したい。図5－13は高校生の成績と平均睡眠時間の関係であるが、A評価の生徒は平均7・4時間、成績評価が悪くなるほど睡眠時間が短縮して、最低のD評価の生徒の平均睡眠時間は6・8時間である。右の図は就床時刻と成績の関係で、A評価の生徒は夜10時30分前に就寝しているが、成績評価が悪くなるほど宵っ張りとなり、D評価の生徒では就床時刻が夜11時20分すぎになっている。睡眠不足では、学業成績が悪くなるわけだ。なお日本の代表サンプルを用いた調査では、平均睡眠時間が6・5時間と（Tagaya, et al., 2004）、

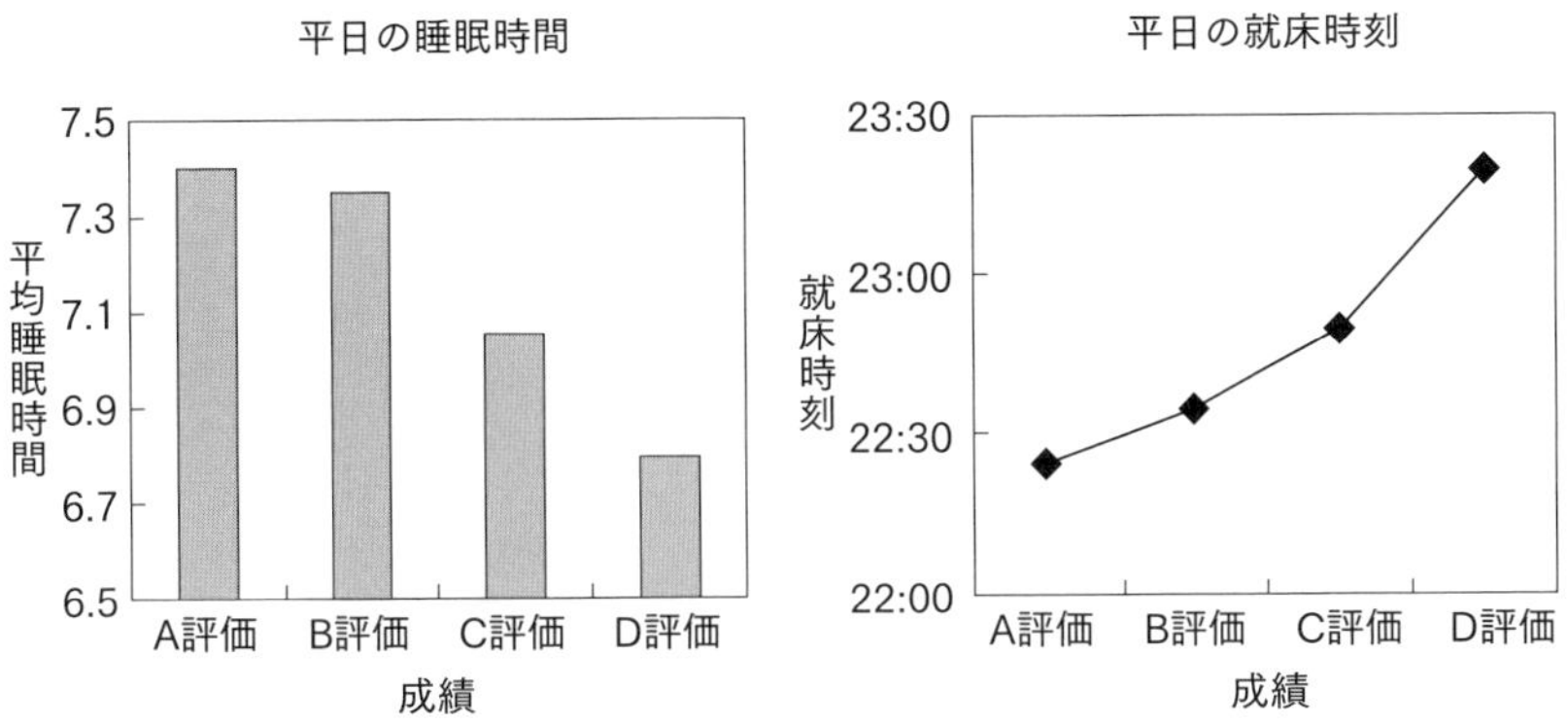

図5-13　睡眠不足による社会的不適応（高校生の睡眠時間と成績の関係）
[Wolfson & Carskadon, 1998]

アメリカでの調査のD評価より短いのが現状で、学校保健でも睡眠衛生教育が重要と考えられる。

睡眠時間だけでなく、夜間のコンビニエンス・ストア利用法も、睡眠衛生指導に含まれる。コンビニエンス・ストアの照明は、1000－2000ルクスと非常に明るいため、特に夜遅く長時間そこに滞在すると、体内時計の位相が後ろにずれ、夜更かしが助長されることが想定される。私たちは男子高校生2000人余りを対象に、睡眠生活習慣調査をした際に、夜9時以降コンビニエンス・ストアなど明るいところに10分以上滞在する頻度を尋ねて群に分け解析した（図5–14）（Honda, et al., 2008）。G1は夜9時以降に明るい所に行かない在宅群で、全体の半数余りを占めた。G2は週2－3回、G3は4－5回、そしてG4はほぼ毎日コンビニにたむろしている群である。夜間頻回外出群は、睡眠時間が在宅群と比べ24分短縮し、寝付きが悪くなるだけでなく、眠気以外に、頭痛などの身体症状が多いことが判明した。これは、睡眠覚醒リズムが不規則になると、体温やホルモンの体内時計と睡眠覚醒の周期がうまくあわなくなり、「内的脱同調」と言われる不安定な状態となって身体愁訴が出現するものと考えられる。なお、この調査で夜中12時以降にどのような生活をしているか尋ねたところ、夜間頻回外出群で特に携帯電話の使用が増えるという興味深い結果も得られた。睡眠衛生教

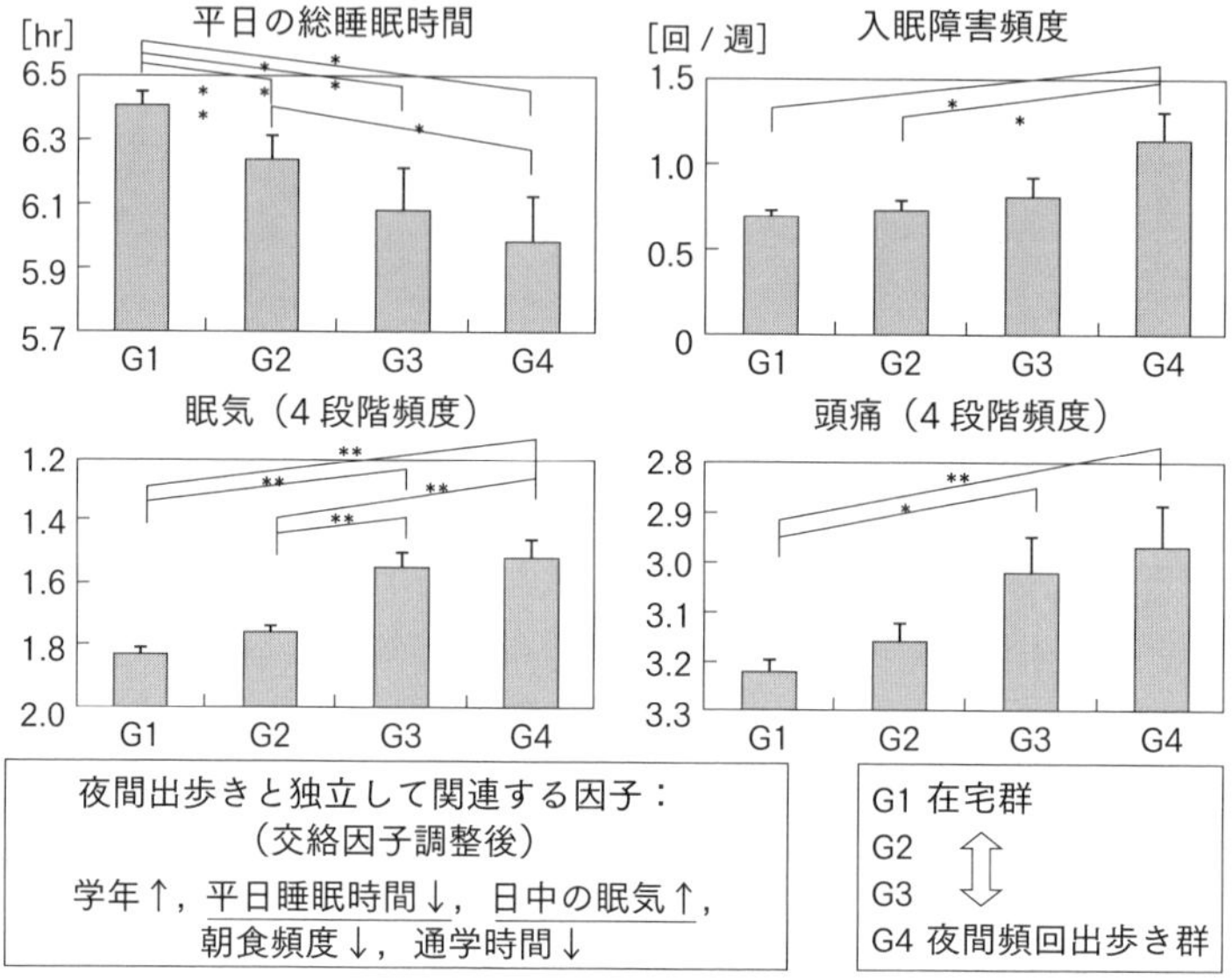

図 5-14　夜間のコンビニ利用頻度と睡眠・身体愁訴の関連（高校生の睡眠実態調査）
[Honda, et al., 2008]

育は、知識を与えるだけではなく、人々の生活を実際に変化させることが目的となる。夜間外出群の特性を理解した上で、若者の睡眠をいかに改善するか、今後の課題である。

学校保健の現場を例に挙げて、睡眠社会学の発展の必要性を紹介したが、ここは臨床心理士の方に活躍して欲しい新たな分野と考える。

4．睡眠現象への心理学的研究

睡眠現象はまだまだ謎が多い分野で、心理学的研究が必要な課題がたくさんある。臨床の基盤となる研究分野が中心であるが、この分野の第一人者である堀の成書（堀、二〇〇八）があるので、参考にして欲しい。睡眠と心身の発達の関連について、睡眠の果たす高次脳機能について、そして睡眠に関連する主観的な体験、たとえば「夢」「金縛り現象」や「熟睡感」「目覚め感」など、睡眠ポリグラフ検査では捉えられない複雑なテーマである。

本章により、臨床心理士の人々が睡眠学に興味をもち、まず自分自身の睡眠習慣を振り返っていただくこと、そしてクライアントの治療に役立てること、さらに睡眠社会学を通した社会貢献に興味をもっていただければ幸いである。

文献

・Chang, P. P., Ford, D. E., Mead, L. A., Cooper-Patrick, L., & Klag, M. J. (1997) Insomnia in young men and subsequent depression. The Johns Hopkins Precursors Study. *American Journal of Epidemiology.* 146 (2), 105–114.

・Doi, Y., & Minowa, M. (2003) Gender differences in excessive daytime sleepiness among Japanese workers. *Social Science Medicine.* 56 (4), 883–94.

・Everson, C. A. (2005) Clinical assessment of blood leukocytes, serum cytokines, and serum immunoglobulins as responses to sleep deprivation in laboratory rats. *American Journal of Physiology Regulatory Integrative Comparative Physiology.* 289 (4), R1054–1063.

・福田一彦「教育と睡眠問題」『睡眠学』高橋清久（編）じほう、二〇〇三年、一六九－一八四頁。

・Honda, M., Genba, M., Kawakami, J., & Nishizono-Maher, A. (2008) A sleep and life-style survey of Japanese high school boys: Factors associated with frequent exposure to bright nocturnal light. *Sleep and Biological Rhythms* 6 (2), 110–119.

・堀忠雄編『睡眠心理学』北大路書房、二〇〇八年。

・小堀彩子「スクールカウンセリング活動における睡眠に関する心理教育の活用」『東京大学大学院教育学研究科臨床心理学コース紀要』二九巻、二〇〇六年、四八－五八頁。

・Mishima, K., Okawa, M., Shimizu, T., & Hishikawa, Y. (2001) Diminished melatonin secretion in the elderly caused by insufficient environmental illumination. *Journal of Clinical Endocrinology & Metabolism.* 86 (1), 129–34.

・宗澤岳史・井上雄一「認知行動療法」『日本臨床』六六巻（増刊号二巻）、二〇〇八年、一六七―一七一頁。
・日本学術会議著／高橋清久編『睡眠学――眠りの科学・医歯薬学・社会学』じほう、二〇〇三年。
・小路眞護・平田英一「糖尿病の危険因子としての睡眠障害をみる」『睡眠障害治療の新たなストラテジー』清水徹男（編）先端医学社、二〇〇六年、九五―一〇一頁。
・Sivertsen, B., Omvik, S., Pallesen, S., Bjorvatn, B., Havik, O. E., Kvale, G., Nielsen, G. H., & Nordhus, I. H. (2006) Cognitive behavioral therapy vs zopiclone for treatment of chronic primary insomnia in older adults: a randomized controlled trial. *Journal of American Medical Association.* 295 (24), 2851–2858.
・Spiegel, K., Leproult, R. & Van Cauter, E. (1999) Impact of sleep debt on metabolic and endocrine function. *Lancet* 354, 1435–1439.
・Tagaya, H., Uchiyama, M., Ohida, T., Kamei, Y., Shibui, K., Ozaki, A., Tan, X., Suzuki, H., Aritake, S., Li, L., & Takahashi, K. (2004) Sleep habits and factors associated with short sleep duration among Japanese high-school students: A community study. *Sleep and Biological Rhythms* 2 (1), 57–64.
・Tamakoshi, A. & Ohno, Y. (2004) Self-reported sleep duration as a predictor of all-cause mortality: results from the JACC study, Japan. *Sleep.* 27 (1), 51–54.
・内山真『睡眠障害の対応と治療ガイドライン』じほう、二〇〇二年。
・Wolfson, A. R., & Carskadon, M. A. (1998) Sleep schedules and daytime functioning in adolescents. *Child Development.* 69 (4), 875–887.

第6章

女性のライフサイクルに関連する精神医療と臨床心理士への期待

東京女子医科大学附属
女性生涯健康センター
加茂登志子

第1節　精神医療における性に配慮した医療の重要性

精神医学で扱う疾患を広く精神面・行動面の障害として捉えた場合、小児・学童期では発達障害等男児に多く発症するものが多いが、思春期以降、特に気分障害や不安障害の領域で女性の精神疾患罹患率は次第に上昇し始め、閉経以降、女性のそれはさらに上がるとされている。成人を対象とした疫学的調査において精神障害の罹患率には地域差、性差等の差異があることがよく知られているが、地域差に比べ、性差はどの地域でも比較的安定した数値を示している。

不安障害と気分障害は概ね男性よりも女性に多く発症する一方、衝動制御障害や物質関連障害は両者とも男性のほうが女性に比べて高頻度である（表6-1）。よく俎上に上がるうつ病の生涯罹患率を見てみると、日本の疫学統計では男性４・２％に対し、女性８・３％でおよそ2倍となっている（川上ら、二〇〇三）。同様に、パ

表 6-1　日本と米国における DSM 診断による主要な精神障害の生涯有病率の性差

	米国			日本		
	頻度（%）		男女比（女性／男性）	頻度（%）		男女比（女性／男性）
	女性	男性		女性	男性	
Ⅰ．不安障害						
パニック障害	6.2	3.1	2.00	1.1	0.7	1.57
パニック障害を伴わない広場恐怖	1.6	1.1	1.45	0.5	0.4	1.25
社会恐怖	13.0	11.1	1.17	1.3	1.9	0.68
全般性不安障害	7.1	4.2	1.69	3.5	2.4	1.46
特定の恐怖症	15.8	8.9	1.78	5.3	3.1	1.71
外傷後ストレス障害	9.7	3.6	2.69	1.6	0.4	4.00
強迫性障害	3.1	1.6	1.94			
いずれかの不安障害	36.4	25.4	1.43	10.2	6.9	1.48
Ⅱ．気分障害						
大うつ病性障害	20.2	13.2	1.53	8.3	4.2	1.98
気分変調症	3.1	1.8	1.72	1.4	0.9	1.56
双極性障害	4.5	4.3	1.05			
双極Ⅰ型				0.5	0.1	5.00
双極Ⅱ型				0.3	0.0	
いずれかの気分障害	24.9	17.5	1.42	13.7	7.2	1.90
Ⅲ．衝動制御障害						
反抗挑戦性障害	7.7	9.3	0.83			
行為障害	7.1	12.0	0.59			
注意欠陥多動性障害	6.4	9.8	0.65			
間欠性爆発性障害	5.7	9.2	0.62	1.5	3.7	0.41
いずれかの衝動制御障害	21.6	28.6	0.76			
Ⅳ．物質関連障害						
アルコール乱用	7.5	16.9	0.44	1	3.7	0.27
薬物乱用	4.8	11.6	0.41	0.2	0.1	2.00
ニコチン依存	26.5	33.0	0.80			
いずれかの物質障害	29.6	41.8	0.71	1.2	4.5	0.27
Ⅴ．いずれかの精神障害	56.5	58.4	0.97	20	16.0	1.25

〔米国の頻度：National Comorbidity Survey（NCS）and National Comorbidity Survey Replication（NCS-R）http://www.hcp.med.harvard.edu/ncs/　2007 年 7 月 19 日アップデート版から引用。
日本の頻度：川上憲人ら「地域住民における心の健康問題と対策基盤の実態に関する研究── 3 地区の総合解析結果」〕

ニック障害や全般性不安障害などいずれかの不安障害の生涯罹患率もまた、男性6・9％に対し女性10・2％であり、およそ1・5倍である。この他、摂食障害の患者の9割前後が思春期から若い成人期の女性であることも忘れてはならない。

性差は一般に生物学的性差（セクシャリティ）と心理社会的性差（ジェンダー）の二つの側面から捉えられる。生物学的性差の中心は端的に言えば性ホルモンの差異である。この性ホルモンの差異は、単に容姿や外性器、生殖器官と生殖期間の差異だけでなく、脳の形態や機能、さらには神経内分泌と、我々に思いのほか広範囲の差異をもたらしている。そして心理社会的性差はいわば文化的性差であり、性別役割分担等文化・社会のなかでの男女の立場の差異を表す言葉である。

この生物学的性と心理社会的性の両者は互いに絡み合い合いながらヒトのライフサイクルに多大な影響を与えている。それゆえ、特に子どもを産み育てる期間である生殖期において、男女のライフスタイルとライフサイクルには大きな差異が生じることとなり、その差異はさらに男女の人生における危機の質とその発生時期の差異に繋がることとなる。ちなみに女性のライフサイクル上の危機の例としてよく取り上げられるものに、パートナーとの関係、主婦の経済不安と孤立、産後うつ、スーパーウーマン症候群、空の巣症候群、更年期の心身の不調、DV被害や性被害に遭うこと、親の介護負担、結婚や出産に関する葛藤、不妊治療におけるストレス等がある（図6-1）。

図6-2に主な精神障害と女性における好発年齢を年齢軸に沿って示した。精神医学の臨床においては、前述した生物学的性差、心理社会的性差に加え、これら二者が織りなすライフコースや価値観等の差異の三つを考慮して診断・治療に当たることが重要であり、それによって、事例はより個別的に緻密に扱えるようになる。

性差に配慮したアプローチはこれまで難治と思われていた病態に多大な功を奏すことが多い。たとえば更年期女性がしばしば呈する難治性のうつ病へのアプローチを思い浮かべて欲しい。日本の標準的な精神科診療で

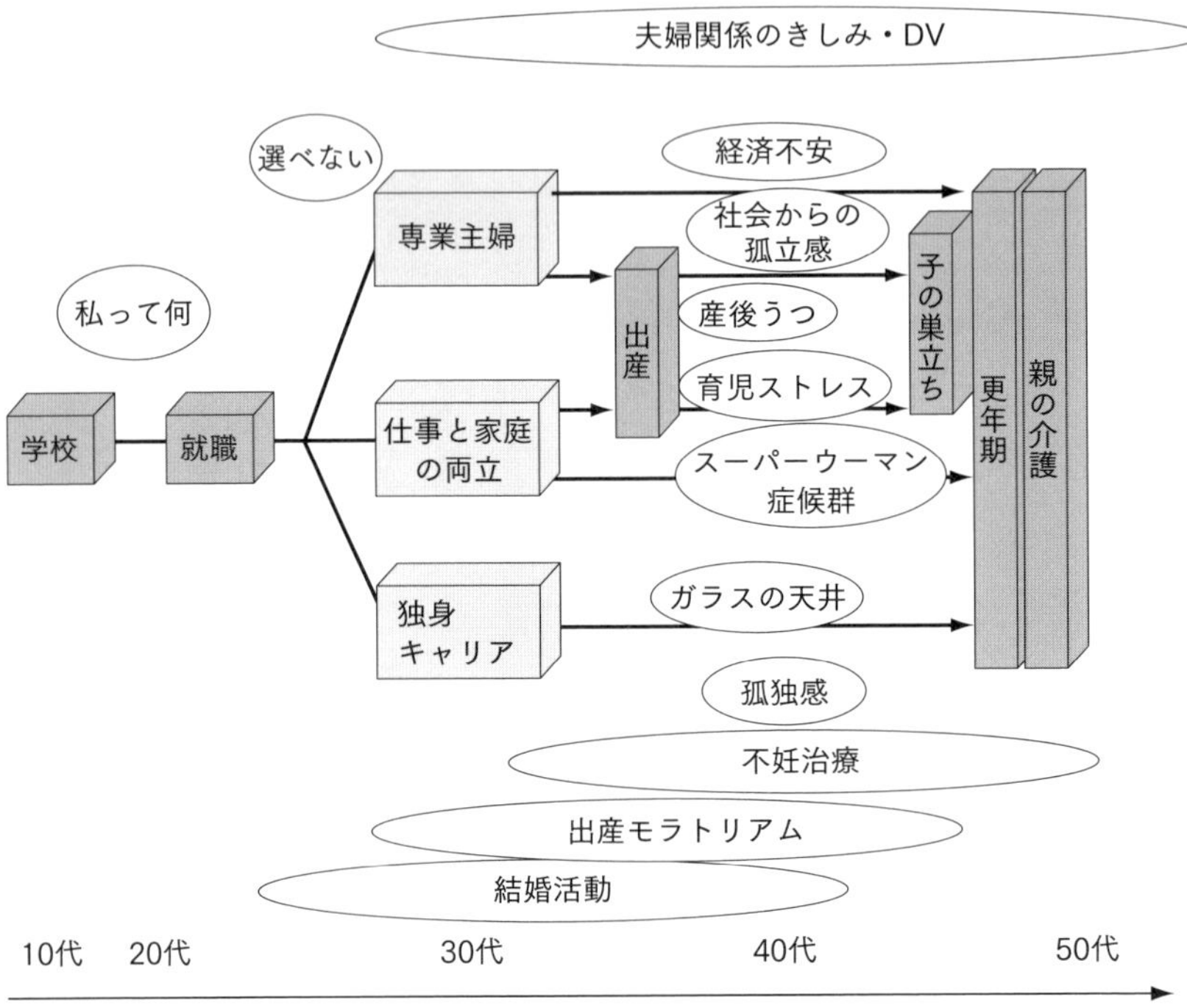

図 6-1　女性の各年代に起こるストレスと危機的状況

は、一般的なうつ病の症状や経過、あるいは幼少時の養育体験、現在の家族関係に関心が向けられることはあっても、女性ホルモンの減少と関連した更年期症候群や、DV被害やそこから生じるトラウマ関連症状、子どもの成育状況と親子関係などへの視点が持たれることは少ない。しかし、そのまさに「女性」の部分に治療の舵を切ることで改善への可能性は大きく広がり、対応手段もまた増えるのである。

若い世代の女性へのアプローチは特に重要である。当センターメンタルケア科の利用者で最も多いのは、実は20代、30代の若い女性である。女性外来という名称には更年期世代の女性の診療施設というイメージが伴いがちだが、センター内クリニックを開設した2004年9月から2005年12月までの16カ月間の初診患者1029人の統計をとったところ、

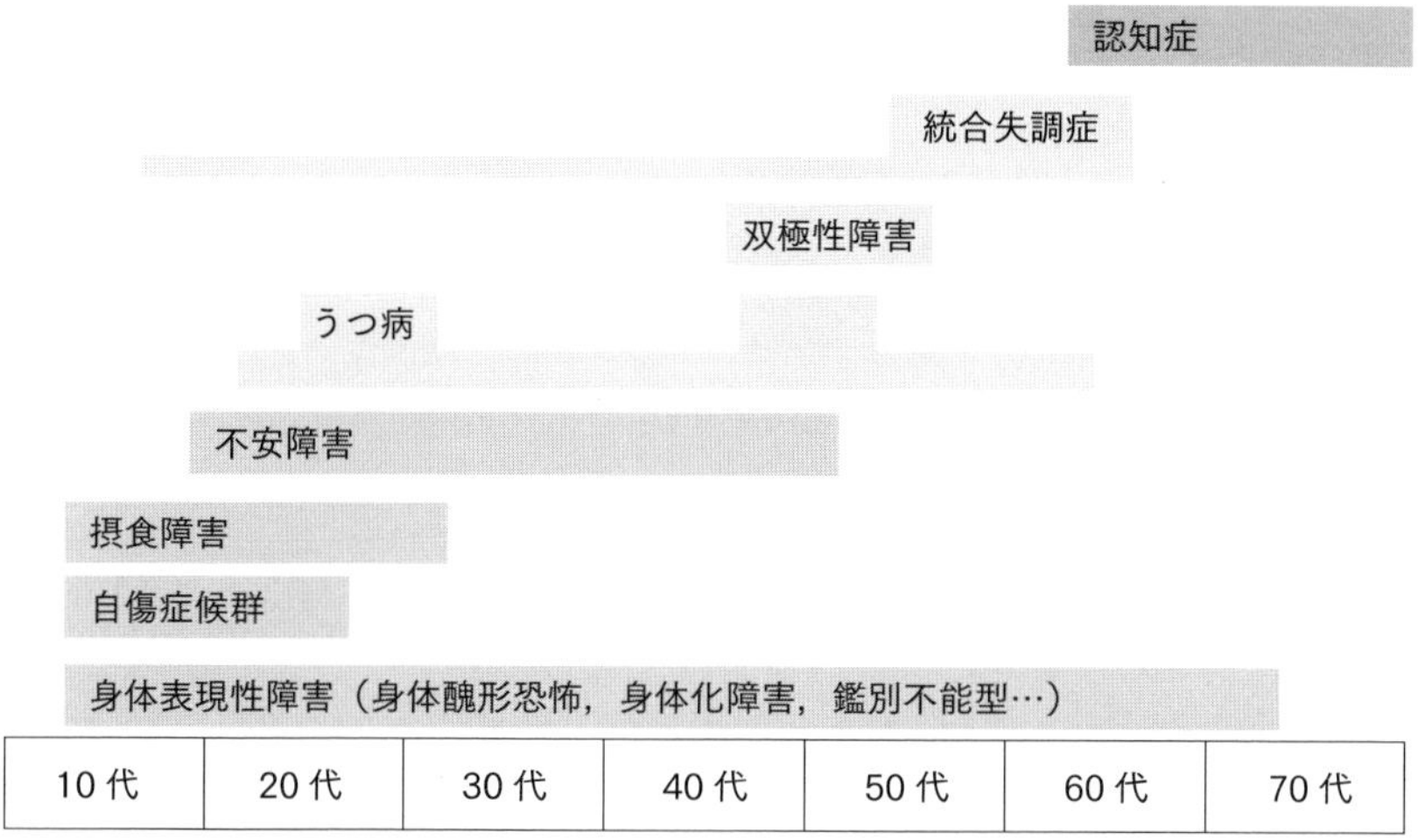

図 6-2　主な精神障害と女性における好発年齢

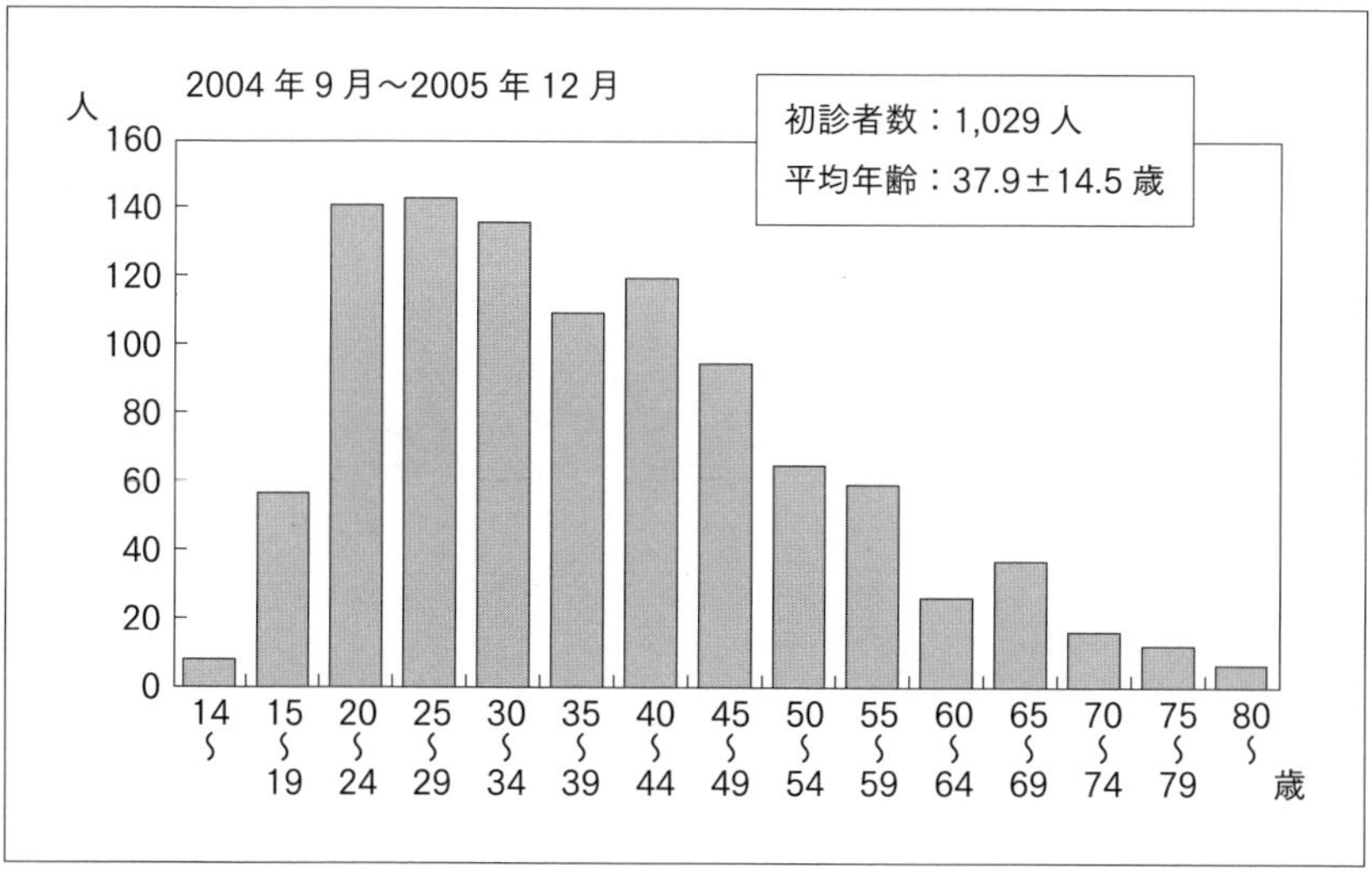

図 6-3　東京女子医科大学附属女性生涯健康センター、メンタルケア科初診患者の年齢分布（2004 年 9 月～2005 年 12 月）

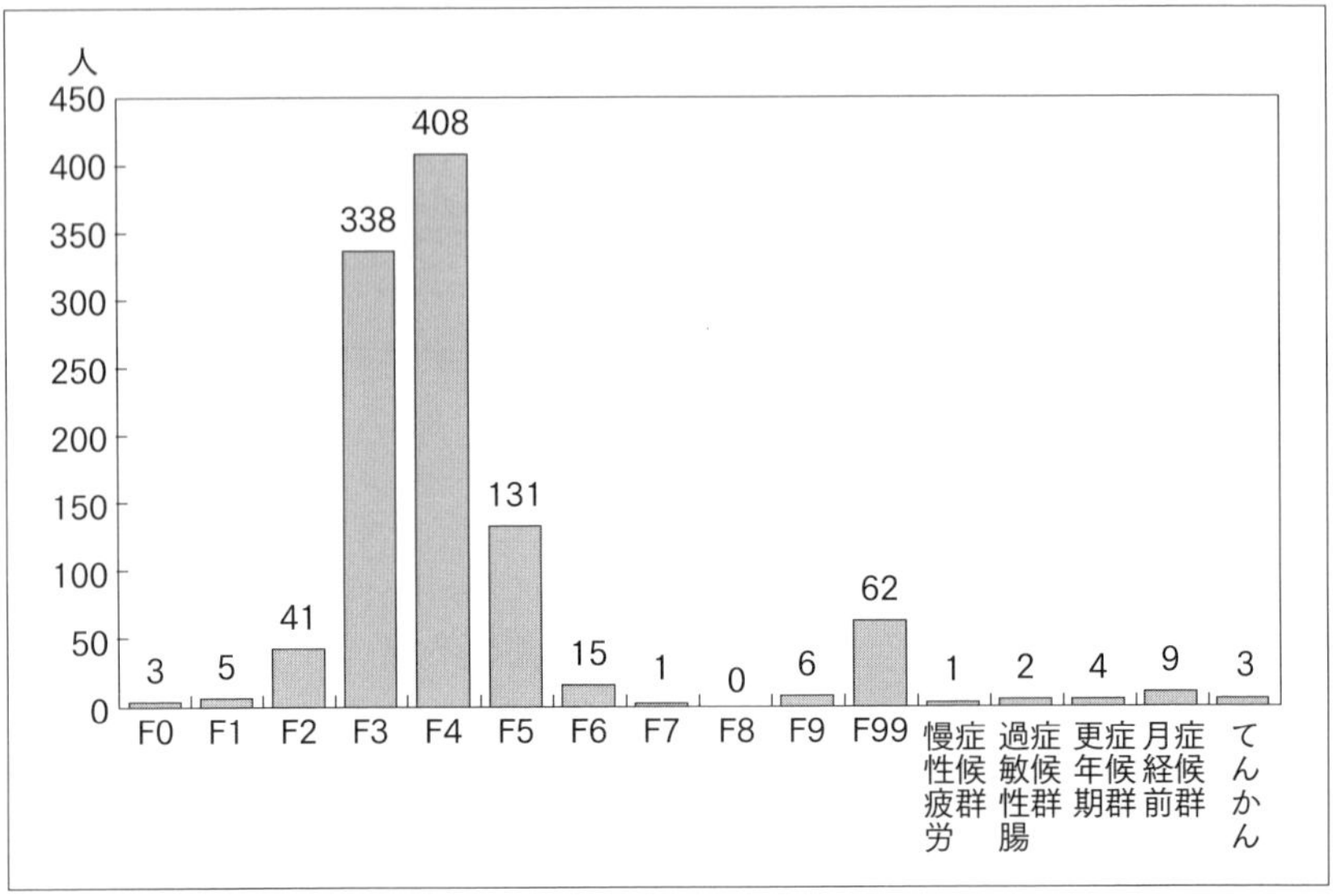

図6-4　東京女子医科大学附属女性生涯健康センター、メンタルケア科初診患者（n＝1029）の主診断分布（ICD-10の疾患分類による）

注　ICD-10の疾患分類は以下の通りである、F0　症状性を含む器質性精神障害、F1　精神作用物質使用による精神及び行動の障害、F2　精神分裂病、分裂病型障害及び妄想性障害、F3　気分［感情］障害、F4　神経症性障害、ストレス関連障害及び身体表現性障害、F5　生理的障害及び身体的要因に関連した行動症候群、F6　成人の人格及び行動の障害、F7　精神遅滞、F8　心理的発達の障害、F9　小児〈児童〉期及び青年期に通常発症する行動及び情緒の障害、F99-　詳細不明の障害

平均年齢は約38歳であり、年齢分布を見ると最も受診の多い年代は20代であった（図6-3）。この年代の女性が陥りやすい精神健康障害として、たとえばDV被害によるうつ病やトラウマ関連疾患への罹患、摂食障害や、性被害、職場のストレス、セクシャル・ハラスメント、月経前症候群、産後うつ等が挙げられる。主診断の統計を見てもその傾向は明らかであり（図6-4）、圧倒的に気分障害F3、不安障害F4圏の疾患が多く、その次に摂食障害の含まれるF5が位置している。これらの見落とされがちな問題にきめ細やかに対応し、一人でも多くの女性が回復していくことこそ女性精神医学の大きな到達目標である。

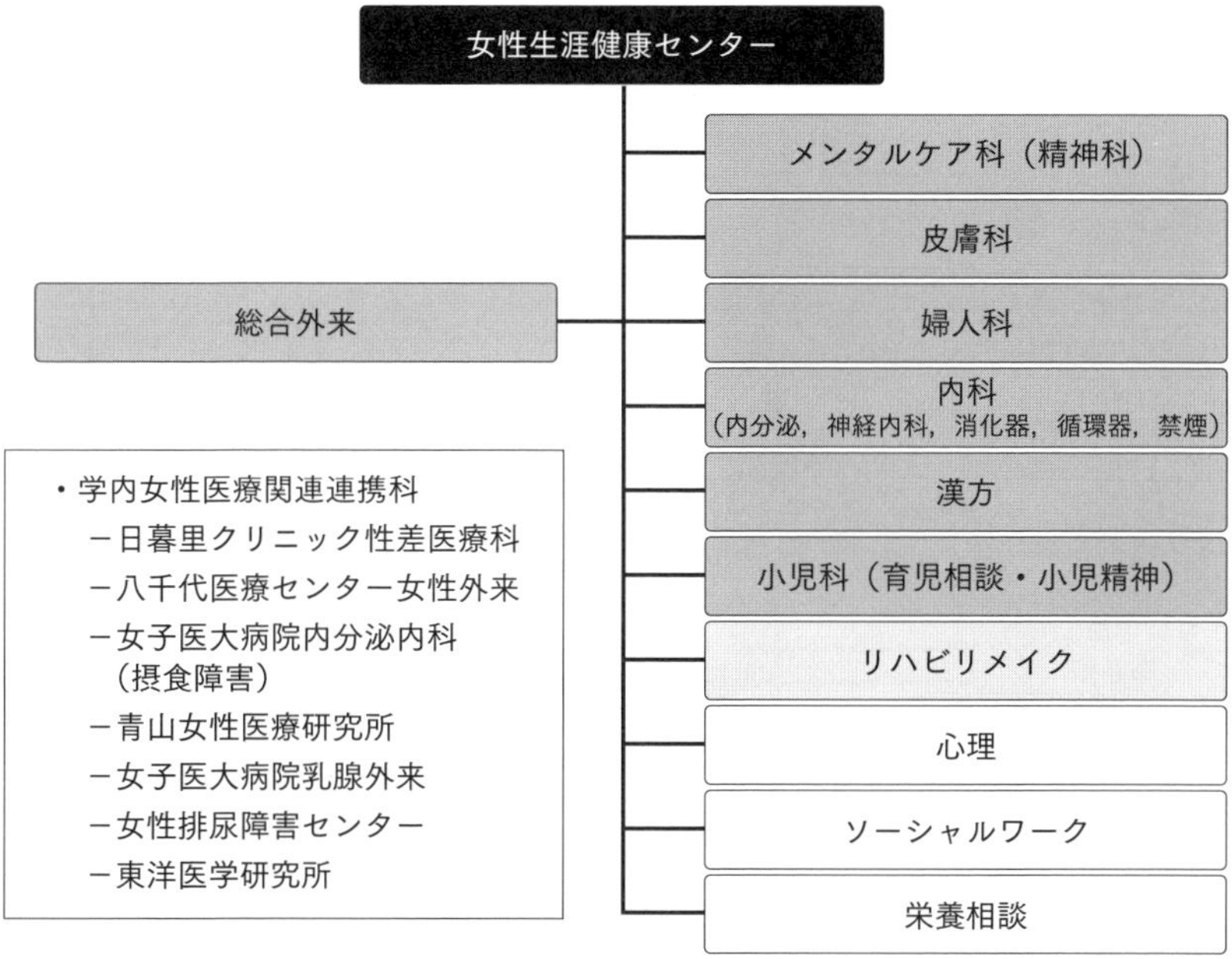

図6-5　女性生涯健康センター組織図（2011年8月現在）

第2節　女性生涯健康センターの試み

東京女子医科大学附属女性生涯健康センターは、前述した「生物学的性差、心理社会的性差、そしてこれら二者が織りなすライフコースの差異」の三つを考慮することを基本とし、各分野の女性エキスパートが女性という性に配慮した医療を行う総合外来施設である。当センターではメンタルケア科（精神科）の他にもさまざまなセクションの専門家がチームを組んで患者の治療に携わっており（図6-5）、従来の診療科の垣根を越え、トラウマケア、ミドルエイジ女性へのケア（中高年女性のうつと不安への対応）、摂食障害に対する統合的アプローチ、アトピー性皮膚炎患者に対する皮膚心身医学的アプローチなどのチーム医療を行っているが、どのチームにおいても心理士は重要な役割を担っている。こ

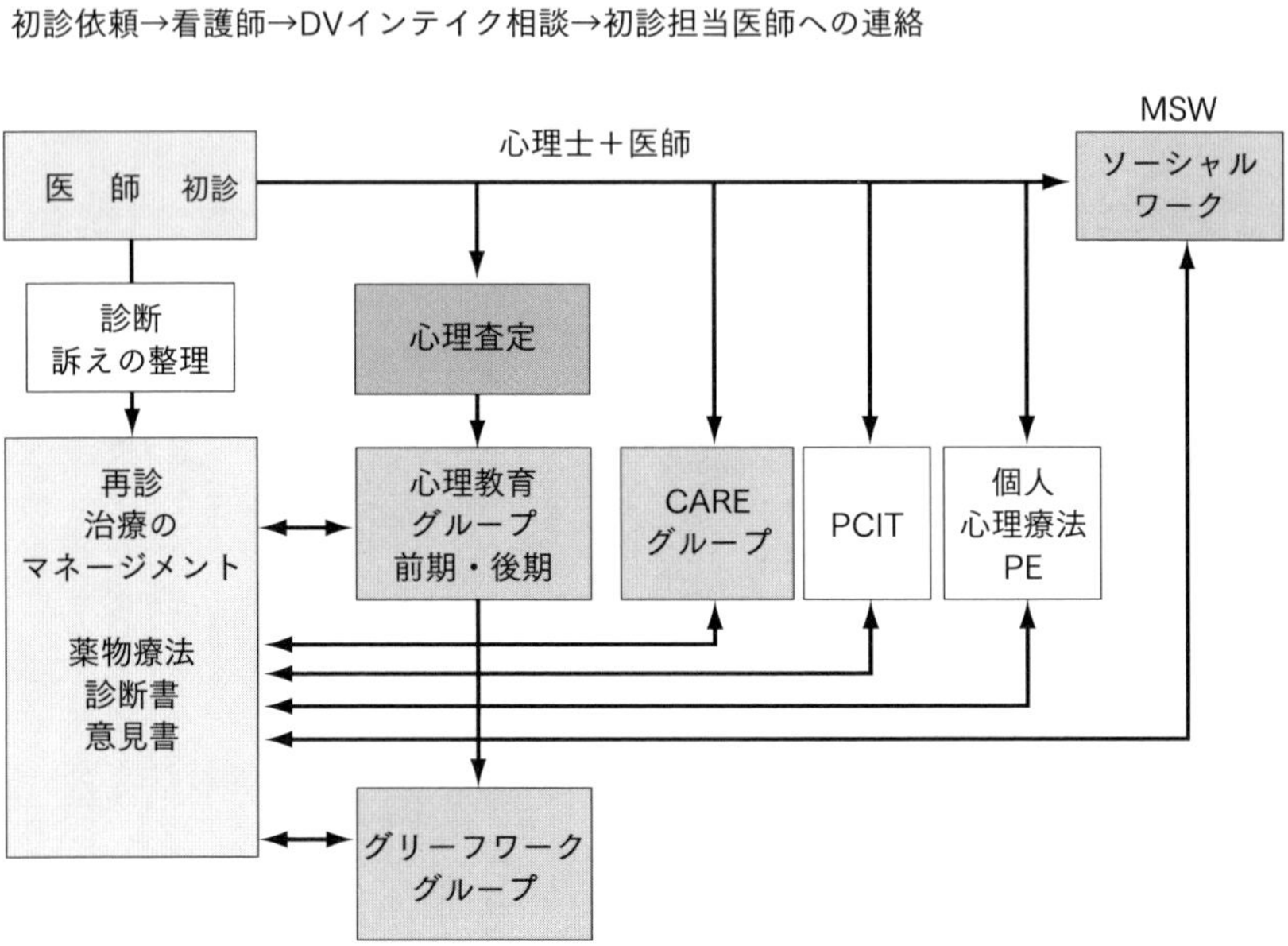

図 6-6　女性生涯健康センターにおける DV 被害者への治療的対応

CARE：Child Adult Relationship Enhancement, PCIT：Parent-Child Interaction Therapy, PE：Prolonged Exposure therapy, MSW：Medical Social Worker

こでは、トラウマケアとミドルエイジ女性へのケアを紹介したい。

トラウマ関連疾患への心理学的アプローチは私たちの仕事のなかでとりわけ大きな位置を占めている。当センターを訪ねるトラウマ関連疾患患者の多くはDV被害や性被害、幼児期の性虐待、職場のセクシャルハラスメント被害を受けているが、このような被害について専門的な知識を持ち、経験を積んだ心理士の診療への関与はなくてはならないものである。DV被害者への対応を例に挙げてみよう。当センターでは外傷後ストレス障害（PTSD）やうつ病などの症状を呈するDV被害女性（とその子ども）に対し、疾病だけでなく社会適応への改善を目標に、精神科医、看護師、心理士、医療保健福祉士（MSW）が関わるチーム医療を行い、彼らの長期に渡る療養と社会復帰を支えている。

図6-6に女性生涯健康センターにおけ

るＤＶ被害者への治療的対応の流れを示した。概要を述べると、初診依頼を看護師が受け、女性のトラウマ対応に熟練した心理士のインテイク外来に繋げ、続いてメンタルケア科で精神科医が初診を行い、その後、患者は主治医の診療を受けながら並行して心理士による心理査定を受ける。精神科面接と心理査定の両面からの検討で診断と治療の方向性が定まった後、患者は薬物療法や一般的精神療法による精神科診療やＭＳＷによる生活支援の他、必要に従ってグループ療法や個人心理療法に加え、親子ペアに対する心理療法の提供を受けることができる。グループ療法はＤＶ被害者の治療においてとりわけ重要である。当センターを受診した55人のＤＶ被害女性の転帰調査では、心理教育グループ、グリーフワークグループ、子どもの養育に関するグループ（Child Adult Relationship Enhancement: CARE グループ）*、子どもの気分や行動面での問題に対する親子相互交流療法**（Parent-Child Interaction Therapy: PCIT）、ＰＴＳＤに対するトラウマ焦点化認知行動療法である持続エクスポージャー療法（Prolonged Exposure therapy: PE）などの専門性の高い心理療法において、心理士はまさにその中心となる、なくてはならない存在である。また、自律訓練法、漸進的筋弛緩法、呼吸法などのリラクゼーション指導も個別、またはグループで心理士が中心に行っている。

＊　Child Adult Relationship Enhancement（CARE）：シンシナティ子ども病院 Trauma Treatment Training Center のメンバーによって作成された。後述するＰＣＩＴのトレーニングに現場の声を取り入れて改良された子どもと子どもに関わる大人との関係改善に向けられたプログラムであり、親（養育者）、臨床従事者だけでなく、里親、教師、保育士なども対象としている。

＊＊　親子相互交流療法　Parent-Child Interaction Therapy（PCIT）：１９７４年、行動障害のある２－７歳児とその親・養育者を対象としてフロリダ大学のセイラ・アイバーグ博士により考案・研究された親子間相互交流を改善するオペラント条件付けモデルに基づく心理療法プログラム。徐々に被虐待児童とその養育者も対象となっており、英語圏での治療効果エビデンスが確立している。日本では東京女子医科大学附属女性生涯健康センターを中心とした研究チームがプログラムの翻訳と効果研究を行っている。詳細は PCIT International のホームページを参照。

またミドルエイジ女性へのチーム診療においても、メンタルケア科や婦人科における医学的アプローチに並行し、臨床心理士が中心となって医師が同席し、中高年女性を対象とした自己主張訓練（アサーション）やリラクゼーションを取り入れたグループ療法（ミドルエイジ・グループ）を行っている。私たちの調査では、グループ参加群は通常の治療群に比べ、抑うつ、不安が有意に軽減し、ＱＯＬが向上していることが認められている（小菅、二〇〇九）。

第3節　女性医療の場における心理士への期待

前述したように女性診療に対する私たちの目標は「生物学的性差、心理社会的性差、そしてこれら二者が織りなすライフコースの差異」の三つを考慮し、各分野のエキスパートによるチームを結成することによってより緻密な個別化診療を行い、患者が改善する手助けを行うことである。そのなかで、心理士の占める役割が非常に大きいことも述べた。

資格上の問題から、心理士が臨床現場で、特に保険医療の枠組みのなかで自立して活躍するにはまだ大きな制約があると言わざるを得ないが、チーム診療というオーケストラのなかでの重要なパート奏者として、少なくとも私たちの施設ではなくてはならない存在である。

心理士を目指す女性にとって、女性医療の場はまずは有利である。心身両面からの医療の第一歩は患者を理解する姿勢や構えを持つことであるが、同性としての人生を体験してきたことは何にもまして患者の信頼を勝ち取る一つの大きな条件となる。当センターの場合、トラウマ関連疾患の女性患者の多くが同年齢の同性の心理士によるカウンセリングを望むが、そこにあるのは、加害者（多くは男性）に対する回避行動であると共に、同じ時代を生きた同性に対し理解を求める大きな期待、そして人生のモデルを求める心情である。一方、女性医療が必ずしも男性治療者を排除しているわけではないことも述べておきたい。当センターで男性治療者が初期治療に当たることはないが、専門的な心理療法を施行するエキスパートが必要な場合は男女の別なく積極的に紹介することが多い。要は患者のニーズに従い治療の観点から適時に適材を適所に配置しているのである。

しかし、「分かってくれる、話の早い優しいカウンセラー」だけでは緻密な個別化診療のチームの一員に加わることはできない。例えば、女性であっても学問としての女性のライフサイクルについては、もちろん新たに学びなおす必要があるのである。これは職種を問わず女性医療に関わるもの全てに要請される課題である。近年の日本は平均寿命や経済状況だけでなく社会や個人の価値観もめまぐるしく変化している。多様性を特徴とする女性のライフサイクルに関わっていくに当たり、女性治療者は女性であるからこそ、自らの人生は one of them にすぎないことを常に意識する必要がある。

言うまでもないが、今後プロの心理士として医療に参画するには、心理学一般の知識や心理療法の基礎的技術のほか、エビデンスが確立された、例えば認知行動療法などの治療技術を備えることが重要である。加えて、女性医療に携わる場合、特にトラウマとトラウマ関連疾患への見識と治療技術を深めること、グループ療法を企画しそのファシリテーターとなれる技能を持つことはニーズの上からも重要である。

以上、精神医療における性に配慮した医療の重要性、当センターにおける試み、女性医療の場における心理士への期待について述べてきた。女性医療は多くの女性心理士が既に活躍している場であり、さらなる活躍を期待する場でもある。関心を持っていただけると幸いである。

文献

・川上憲人・大野裕・宇田英典・中根允文・竹島正「地域住民における心の健康問題と対策基盤の実態に関する研究――3地区の総合解析結果」『平成14年度厚生労働科学研究費補助金（厚生労働科学特別研究事業）心の健康問題と対策基盤の実態に関する研究（分担研究報告書）』

・小菅二三恵「中高年女性への集団精神療法〈ミドルエイジグループ〉――女性生涯健康センターでの取り組みの報告」『平成21年度日本集団精神療法学会抄録集』

・National Comorbidity Survey (NCS) and National Comorbidity Survey Replication (NCS-R) http://www.hcp.med.harvard.edu/ncs/　２００7年7月19日アップデート版

第Ⅳ部
医療機関の運営と心理職への期待

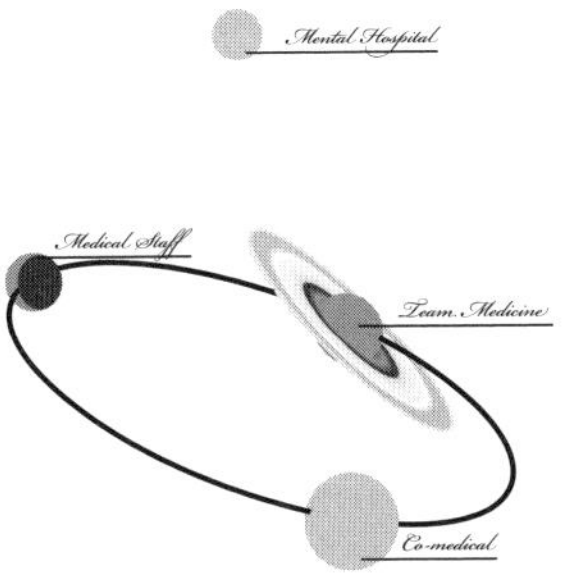

第7章　今日の精神科病院と心理職への期待

社会福祉法人桜ヶ丘社会事業協会
桜ヶ丘記念病院
佐藤忠彦

第1節　精神科病院の成り立ちと負の歴史

本題に入るに際して、精神科病院の成り立ちとこれまで社会において現実に果たしてきた役割や機能、さらに社会的評価に触れておきたい。*

フーコーがその著書の一節で、「一七世紀半ばに、突然、変化がおこった。狂気の世界は疎外の世界となる。大きな収容施設が、しかもヨーロッパ全土につくられ、それらはただ狂人用だけでなく、互いにひどく異なった人々を受け入れるためのものであった。（略）これらの施設には、医学的な使命は全くない。」(Foucault, 1966 神谷訳、一九七〇）と述べ、近代社会における精神科病院の起源を展開したことはあまりにも有名である。その収容施設では、クレペリンによれば、「狂人の等閑視と粗末な扱い、その適当な住居と医師の介護の欠如、臨床教室と精神病院との繋がりは余りにも弛むことになった」(Kraepelin, 1917　岡・山鼻訳、一九七七）と指摘される状況であった。

　精神科医療に内在する隔離収容やスティグマについて論述したゴッフマンもまた、「当時の救護院を支配し、すべてに優先した基準は、閉ざされた門、高い塀、有刺鉄線、断崖、河川、森林、沼や池など障害物を常に備えていることであり、これは外の社会との交流や患者が外界に出ることを阻止することを象徴していた」(Goffman, 1970; Mariategui　佐藤訳、一九九〇）と描写している。そしてゴッフマンは１９５０年代の米国の精神科病院について、「全制的施設においては、多数の監督される側―便宜上被収容者とよぶ―と少数の監督する側の間に根源的な裂け目がある」として、被収容者の言動に要求される屈辱的表出や彼が遇される際の無礼や社会統制を赤裸々に示している。その上で、精神科病院は社会的に厄介な人々に住居を与えるために考案された諸施設の一つと見做されざるを得ず、精神科病院の入院により、「世間は彼に烙印を押す」と述べ、精神科病院という施設形態を根底的に批判したのである（Goffman, 1961 石黒訳、一九八四）。

　しかし、20世紀後期以降もなお、これらの記述が過去の物語として払拭されたと必ずしも言えるわけではない。岡田靖雄は日本の近現代精神科医療史を俯瞰し、「徹底した病者虐待であり、その底流は現在もかわっていない」（岡田、二〇〇二）と喝破したが、事実、日本の精神科病院でもいわゆる「不祥事件」が頻発し、盛んに批判された時代がある。１９６９年に日本精神神経学会理事会が発した「精神病院に多発する不祥事件に関連し、全会員に訴える」と題した声明は、その後の精神科医療改革の原点となったが、その状況は一部の精神科病院に限られたわけではなく、大学病院や総合病院の精神科、国公立精神科病院を含めた全精神科医療機関が

＊　本稿では、原則として民間立単科精神科病院を精神科病院と表記する。なお、制度的には大学病院、国公立、独立行政法人立の総合病院精神科あるいは精神科病院も含まれる。ただし、引用文献が精神病院を使用している場合は精神病院とする。また、引用は文意を損なわない程度に省略改変している。

形成している日本の精神科医療システム、主導してきた精神医学と行政の施策、地域の福祉、市民の意識、それらを巡る観念と制度の総体が要因となって、精神科病院と精神障がい者を厭う差別偏見を再生産してきた。今なお各地で地域住民との間で葛藤を抱えている現実は地域コンフリクトとも称され、精神科病院の役割や機能と社会的評価とを示唆している。

またそもそも、前述の欧米と同様に、日本でも精神科病院は人里離れた辺鄙な地域に建設された例が少なくなかったことも、現在は多くが市街地になったために不明瞭になってはいるが、精神科病院の役割や機能と社会的評価とを物語っている。東京でも、23区西部から多摩地域にかけては、国立と公立の精神科病院をはじめ多数の精神科病院が偏在する地域となっており、地域精神科医療を実践する上で著しい障壁となっていることは、すでに指摘されてきた。筆者の勤務する病院も、その精神科病院群の一角に位置しており、診療圏を設定し地域責任性を果たし地域ケアを展開することは容易ではない。こうした実態は、精神科病院が社会矛盾の安易な受け皿になってきた日本の近現代史とそれを支えてきた前述の要因の結果であると見ることができる。

第2節　日本における精神科病院の位置と意義

21世紀の今日なお、精神科病院は、地域や患者障がい者から好まれている病院とは言い難く、働いている精神科医療従事者にとっても、岡田敦（二〇〇六）が述懐したように「精神病院は〈呼ばれた者〉しか務まらない」という歴史的に生み出された病院の組織文化も否定し難いが、精神医学・医療・保健・福祉（以下、精神科医療）の現場において占める位置と意義とはきわめて大きく、近年の発展は目覚ましい。すなわち、第１に、日本精神科病院協会加盟の民間立の精神科病院は日本の精神科病院総数１６６８カ所（平成18年6月30日現在）のうち1213カ所（平成18年4月1日現在）にのぼり、これは約73％にあたり、精神科病床数35万2721床のうち29万4972床を占め、これは約84％にあたる。したがって、これら民間立の精神科病院は、地域精神科医療の中核であり最前線にあると言って差し支えない。

第2に、こうした数だけではなく、精神科の救急医療や急性期治療、アルコール関連障害や認知症の専門病棟による機能分化、措置入院や医療保護入院のような強制入院受け入れ、デイケアやナイトケア、訪問看護ステーション、生活訓練施設などの多種類の社会復帰施設、障害者自立支援法や介護保険法関連の事業等、広範な活動を展開している。

第3に、これらの活動に参加し治療に携わる医療福祉スタッフは、総合病院と同様の医師、看護師、薬剤師、放射線技師や検査技師のほかに、精神科医療特有の専門スタッフとして、心理職、作業療法士、精神保健福祉士、介護福祉士等が多様な構成で活動しており、大学病院や総合病院の精神科が備えている専門スタッフを凌駕し、チーム医療が日々活発に行われている。

それだけでなく、第4に、急性の精神症状やアルコールや薬物の依存症、精神遅滞、犯罪歴のある患者や治療困難な患者、単身生活者や生活困窮者に対して、医療福祉の提供を行っているところが少なくない。こうした役割や機能は、内科外科のような身体疾患を巡る医療体制とは異なっており、身体疾患では大学病院やナショナルセンターのような大総合病院が行う高度先進医療と中小医療機関が行う地域医療とは役割や機能が分担されているが、精神疾患では中小規模である精神科病院の方がむしろ前述のように困難な病状や病態に取り組むことが少なくない。また、入院期間の短縮を図る大学病院や総合病院精神科にとって、転院先の受け皿として必要な存在ともなっている。

第5に、民間立の精神科病院は、基本的には独立採算で運営されているため、精神科医療従事者は患者障がい者やその家族からの収入で生活の糧を得ているという医療・医業の原点が明確であることも特質である。まさに、これら民間立の精神科病院は、その役割と機能、その内容と展開とが、日本の精神科医療の現在と未来を規定すると言って過言ではない。

第3節　精神科医療の新たな動向と精神科病院改革への道

1. 精神科医療の新たな動向

精神科医療は今、精神医学が臨床医学としての進歩と再生の道を歩んでいることと並行して、かつてない転回の過程にあり、すべての概念、方法、用語や呼称まで見直され、行政の施策と併せて再構築が進んでいる。精神科病院もまた、こうした動向を摂取し改革の途上にある。

日本の現状を概観すると、精神医学それ自体の発展を基盤としつつ、つぎのような特徴が挙げられる。第1に、新たな原理や概念として、ノーマライゼーション、エンパワーメント、アンチスティグマ、生活の質（QOL）、国際生活機能分類、社会モデル、生活モデルなどが展開しており、これには、医師が主として担ってきた医学以外に医療保健福祉の専門家集団による障害学等の知見が寄与してきた。

第2に、精神科医療の現場では、患者障がい者処遇やアメニティの改善と治療プログラムの整備、精神科医療従事者の立場と質の向上、精神科医療従事者と患者障がい者との相互関係の改善など、精神科医療全般の見直しが進み、チームアプローチとして多職種によるケアが組織されている。

第3に、1965年の精神衛生法の改正以来唱えられてきた「入院医療中心の治療体制から地域におけるケアを中心とする体制へ」が、欧米の脱施設化（deinstitutionalization）と同様に、日本でも現実となりつつある。地域では地域ケアあるいは地域リハビリテーション（community based rehabilitation）のスローガンの下で、多

表7-1　国内外の精神科医療制度の動向

	国　外	国　内
1975	国連：障害者の権利宣言採択	
1983	国連：障害者の十年（～1992）制定	
1987		精神保健法施行
1991	国連：精神疾患を有する者の保護及びメンタルヘルスケアの改善のための諸原則採択	
1993	国連：障害者の機会均等化に関する基準規則採択	障害者対策に関する新長期計画策定
1994		障害者基本法施行
1995		障害者プラン策定
2001	国際生活機能分類（ICF）	
2000		診療報酬の改定
2002		今後の精神保健医療福祉施策について 障害者基本計画策定
2003		心神喪失者等医療観察法施行
2004		精神保健医療福祉の改革ビジョン 今後の障害保健福祉施策について （改革のグランドデザイン案）
2005		障害者自立支援法成立
2006	国連：障害者の権利条約採択	
2009		精神保健医療福祉の更なる改革に向けて 障がい者制度改革推進本部の設置
2010		診療報酬の改定 新たな地域精神保健医療体制の構築に向けた検討チームの設置

種多様な施設や支援システムの整備により福祉や労働の分野との連携が進み、地域の精神科専門診療所の展開がこれらを支えている。

第4に、自助活動やアドボカシー（権利擁護）活動に代表される患者障がい者主体の活動が出現し、これまでの伝統的な治療関係は「パターナリズム」として批判され、患者障がい者の自己決定権とパートナーシップが主張されている。その結果、情報公開と医学知識の普及とが進んでいる。

第5に、こうした動向は、国際連合や日本政府の制度改革によって担保され、診療報酬の改定と補助金とによって誘導されている。現在では、精神衛生法以後の度重なる法改正、障害者自立支援法と心神喪失者等医療観察法によって、リーガル福祉モデルとでも言うべき体系が主調を占めているが、日本政府、諸団体や関係者ではさらなる検討が進行している（表7-1）。

2．精神科病院改革の実践と成果

１９６０年代以降進められてきた精神科病院の改革は、大学中心の学問研究としての精神医学と隔離収容に陥りがちな精神科病院現場との乖離の改善、民間立の精神科病院だけではなく、大学病院や総合病院の精神科、国公立精神科病院、精神科専門診療所を問わず全ての精神科医療機関の活性化、病院内外でのチーム医療の展開と地域との連携、偏見と社会防衛に傾きがちな地域への働きかけ、患者障がい者家族とのパートナーシップの形成、等にまとめられる。

その結果、精神科病院はさまざまな成果を上げており、変貌著しい。すなわち、①病棟の開放化、②外来医療の重視、③入院期間の短縮、退院の促進と地域ケアとの連携、④精神科救急医療や急性期治療の取り組み、⑤疾患別・病態別の多様な治療プログラムの実施、⑥身体合併症や感染・褥瘡のような身体疾患分野の対策、⑦インフォームド・コンセント、情報開示、デュープロセスを柱とする患者障がい者の権利の遵守、⑧リハビリテーション思想の転換、⑨メンタルヘルスの取り組み、⑩医療安全の整備、⑪入院病床数の削減とアメニティの改善、⑫精神科病院従事者の待遇改善、等である。そして、その結果、精神科病院も総合病院と同様に、日本病院機能評価機構のような第三者機関の認定を受ける水準になっている。

3．心理職業務の現状とチーム医療

さて、こうした経緯と展開を踏まえて、本論に入ることとしたい。これまで述べてきた精神科医療と精神科病院の改革は、多様なコ・メディカルスタッフによるチーム医療の発展に支えられており、主題の心理職はその一員として、また精神医学に最も近接する専門職種として相応の役割や機能を果たし、今後の期待も高い。

しかし、他の専門職では相次いで国家資格が実現して、身分、役割、その質などが改善されたのに比べて、心理職については実現していないため、多くの問題を抱えて現在に至っている。

心理職の実態調査では、いわゆる６３０調査がある。これは、厚生労働省が毎年6月30日付で行っている調査であり、正式名称は「精神保健福祉資料」とされるが、平成18年度調査の概要によると、日本の全精神科病院１６４５病院で勤務している臨床心理技術者は常勤１７９３人、非常勤８１４人であり、精神科診療所２８０４診療所で勤務している臨床心理技術者は常勤７０６人、非常勤１７５０人であり、また精神障害者社会復帰施設等３３６２施設では59人となっている。比較的多い精神科病院でさえ、常勤は１施設あたり１人程度に過ぎない。

日本精神科病院協会は、民間立の精神科病院を組織している精神科病院団体であるが、その平成20年度総合調査報告では、加盟全病院数１２１３（平成20年4月1日現在）のうち心理職を雇用している精神科病院は５８３病院で、その総数は常勤換算で１１１８・４人であり、１病院あたりの平均は１・９人、精神病床１００床あたりの平均は０・７人である。同様のコ・メディカルスタッフである精神保健福祉士や作業療法士と比較してはるかに少なく、しかも近年ほぼ横ばいで推移し低迷している（図7-1、図7-2）。

しかし一方、精神科病院での心理職の役割や機能は確実に増している。その業務内容は以前の厚生科学研究においてすでに検討されており、平成13年度厚生科学研究の「臨床心理技術者の資格のあり方に関する研究（分担研究者鈴木二郎）」において「臨床心理業務」として一定の体系化が得られた。それによれば、ⓐ臨床インテーク、心理相談、援助業務、ⓑ心理査定、ⓒ心理療法の三つに分類されている（表7-2）。また、財団法人日本臨床心理士資格認定協会では、「臨床心理士資格審査規定第11条」において「臨床心理査定、臨床心理面接、臨床心理的地域援助及びそれらの研究調査等の業務を行う」と四つに分類しており、その詳細は、日本臨床心理士会が行った「臨床心理士の動向ならびに意識調査」第5回報告書（二〇〇七）（以下、第5回報告書）で

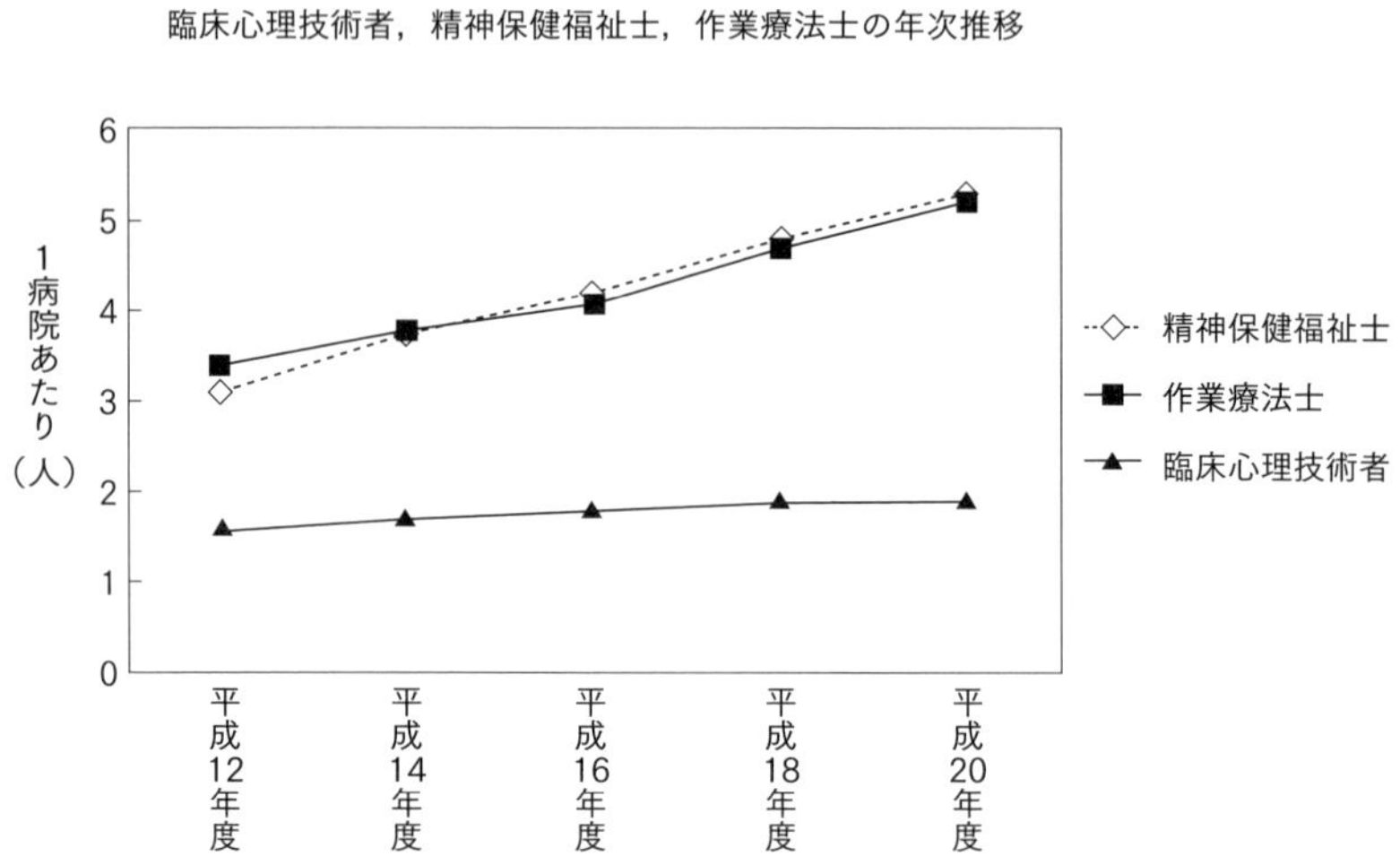

図 7-1　1病院あたりの心理職の人数
〔日本精神科病院協会、平成 20 年度調査〕

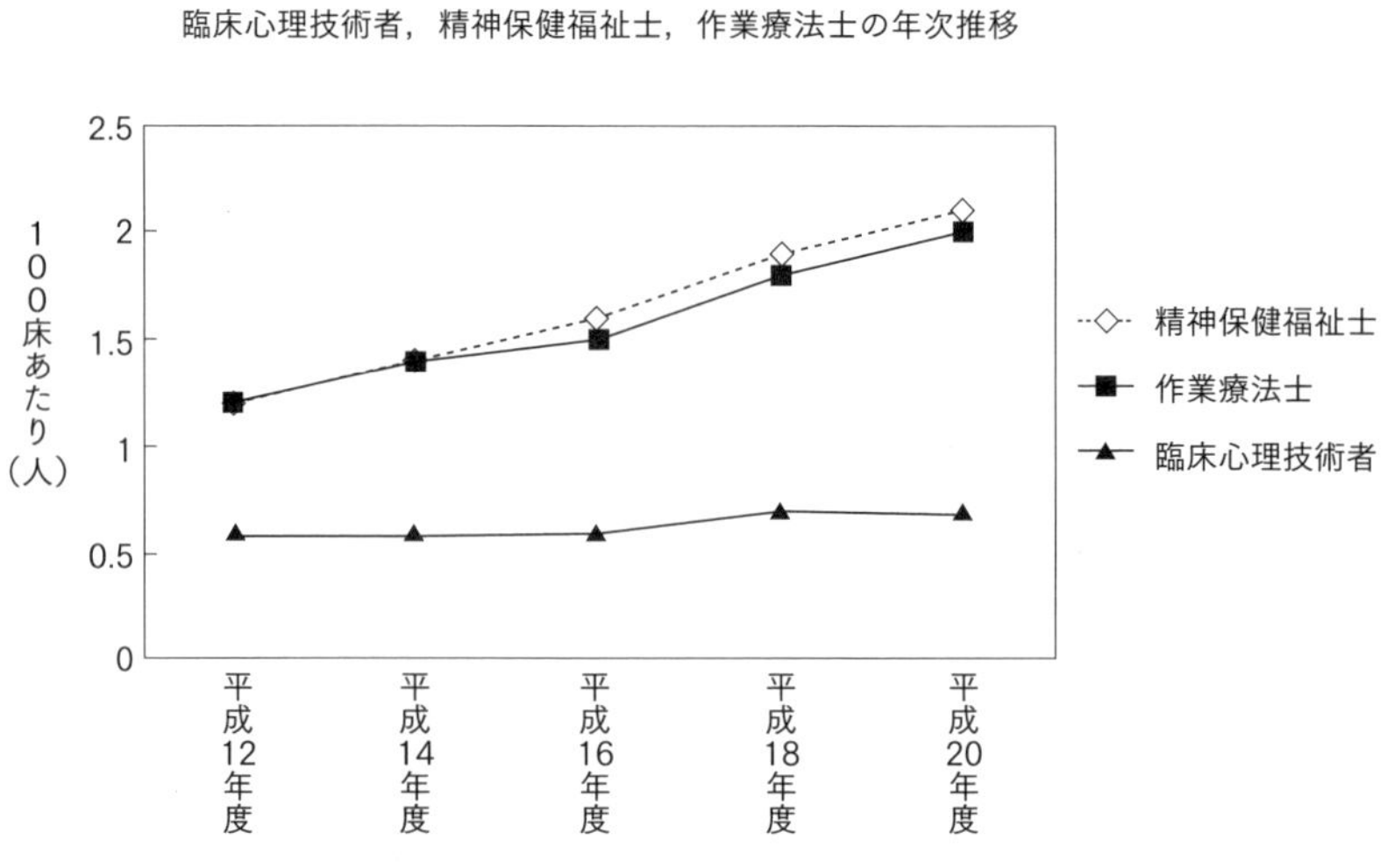

図 7-2　100 床あたりの心理職の人数
〔日本精神科病院協会、平成 20 年度調査〕

表7-2　臨床心理業務

a）臨床インテーク、心理相談、援助業務
1）医療、保健、福祉その他の各施設の受理、インテーク面接
2）上記各施設あるいは地域の家族相談、心理的相談
3）医療、保健、あるいは乳幼児や児童関連諸施設での発達、療育相談、心理的援助
4）学校教育施設における児童、生徒、学生及び家族の心理相談、援助
5）高齢者介護関連諸施設あるいは地域での心理相談、援助
6）企業内の心理相談、援助
7）警察、司法矯正施設内の教護、心理的援助
8）電話による心理相談
b）心理査定
1）医療、保健、福祉関係の諸施設での心理検査
2）企業などにおける職業適性検査
3）司法、警察などにおける調査的心理検査
c）心理療法
1）医療、保健、福祉などの諸施設や、地域などで何らかの心身の障害や、疾病を有している人が人としての主体性・自主性を確保できにくい状態にあるとき、その人や家族に対して行う心理的側面からの援助。
2）上記のような障害や疾病を有さない人（したがって少なくとも上記諸施設内には存在していないと考えられる）に対して、その人が主体性・自主性を確立して自己決定能力をたかめてゆけるように、心理的な観点からの必要な援助。

［平成13年度厚生科学研究『臨床心理技術者の資格のあり方に関する研究』分担研究者：鈴木二郎］

も示されている（表7-3）。なお、「心神喪失者等医療観察法」関連の厚生労働省通達では、臨床心理技術者とは「心理学に関する専門的知識及び技術により、心理に関する相談に応じ、助言、指導その他の援助を行う能力を有すると認められる者」とのみ規定されている。

しかしながら、心理職業務の実態は実にさまざまであり、精神科病院についてはこれまで次のような報告がされている。松田陽一（一九九九）は、精神科病院における業務について、リハビリテーションの強化と充実に対して「心理査定や個人心理療法の他に、社会生活技能訓練や集団療法、地域生活支援センターへのかかわりなどが重要な位置」として、精神科を受診する人が多彩となったことなどから「柔軟な姿勢とチーム医療がより重要」と述べている。武井妙子（二〇〇〇）は、心理職の仕事は個々の病院により大きく異なっている、と

表 7-3　日本臨床心理士会による臨床心理関係の業務内容

臨床心理面接　心理療法、心理相談、心理カウンセリング、心理指導、心理訓練などを含む。（略）その他のさまざまな臨床心理学的援助技法を含む。
臨床心理アセスメント　諸種の検査、生活史や問題状況などについての査定面接、生活場面や遊技場面、グループ場面での行動観察を含む。
臨床心理地域援助　学校や職場や地域社会に働きかけて調整するコーディネーション、他専門家へのコンサルテーションやチームとしてのリエゾン、一般的な生活環境の健全な発展のために心理的情報を提供する活動を含む。
臨床心理研究　心の問題への援助を行っていくうえで、技術的な手法や理論を確実なものにしていくための基礎となる、臨床心理的調査や研究活動、研究発表、事例発表などを含む。

［「臨床心理士の動向ならびに意識調査」第５回報告書（2007）より抜粋］

前置きし、公立精神病院を例に取り、「心理テスト実施、心理療法、集団療法、さらには他職種と協同してレクリエーション療法、外来で心理教育的プログラム」と、「心理職の業務も精神保健医療の方向性に対応し展開してきた」と述べている。

岡田敦（二〇〇六）も松田、武井から年月を重ねた２００６年において も同様に、「精神科臨床とひとことでいっても、じつは施設によってそれまで培われてきたさまざまな治療文化をもっていて、そこでの臨床心理士（心理臨床家）の役割や機能については、教科書的に簡単に定式化できるものではない」と断って、その経験をいみじくも「精神科病院で働くということ」と題して、事務当直から病棟行事、個人心理療法、小集団療法や大集団療法、さらには病棟コンサルタント、部長職や新しい事業の企画委員まで、その経験を披瀝している。

宮脇稔（二〇〇七）は、心理相談、心理アセスメント、心理療法、心理学的地域援助の四つの柱に大きな変更はないが、基礎的な医学知識、特に精神医学関連知識と全人的視野に立ったチームアプローチの知識と技能の研鑽の必要性を強調し、チーム医療の一員としての役割と課題の変化に言及している。

赤須知明（二〇〇六）はまた、総合病院に勤務する臨床心理技術者として、日常業務を包括的に記載している。筆者の所属する精神科病院では、カウンセリングと心理検査が主ではあるが、デイケアと病棟の社会生活技能訓練（SST）、アルコール治療専門病棟の集団精神療法、認知症治療専門病棟の回想法のほか、病棟ミーティング、ケースカンファレンスに参加している。

組織的調査としては、先に紹介した日本臨床心理士会の第5回報告書で業務の実態が報告されている。それによると、臨床心理面接は88・1％、臨床心理アセスメントは81・1％、臨床心理地域援助は67・7％、また臨床心理研究は43・9％が行っている。そして、これら四項目はいずれも「前回調査時とほぼ同様の傾向であった」という。これは、当時の会員登録者1万4661人に対して行われた大規模な調査ではあるが、前述の精神科医療の変貌に伴う、心理職業務の変化を窺うことはできない。

一方、精神科医側からも調査が行われ、日本精神神経学会（以下、学会）第104回学術総会（2008年）で発表された。松田ひろし・鈴木康一・五十嵐晃子（二〇〇八）は、所属する精神科病院の心理技術職9人の活動について、カウンセリング、デイケア、入院集団精神療法、ケースカンファレンス、回想法、病棟ケアカンファレンス、心理検査、心理教育家族教室、地域生活支援センター、学生相談、統計（医療・研究）等、その活動が多岐にわたっていることを紹介している。

大下隆司・石郷岡純（二〇〇八）は精神科病院だけではなく、大学病院、総合病院、国公立精神科病院、診療所も含めた調査で、通常の心理査定、精神（心理）療法、相談業務、調査研究の他に、病棟の患者様対応、就労支援、集団精神療法、インテーク面接、学会やシンポジウムの事務局、福祉ホームの当直、入院患児の食事の手伝い、事務一般に至るまできわめて広範囲の一般業務を含んでいる、と報告している。

同第105回学術総会で羽藤邦利（二〇〇九）は、精神科医療分野で直面する切実な課題として、「遷延うつ」といわゆる「ニート状態にある統合失調症圏」を取り上げ、前者に対して臨床心理技術者が主になって行った心理社会的支援の調査結果から、対象者との関係作り、気持ちの受け止めのための面接技術、心理学的アセスメント、グループワークや認知行動療法などの心理技法を挙げ、支援のほとんどの局面で臨床心理技術者はなくてはならない職種であると指摘している。

このように、精神科医療現場からの報告の多くは、心理職の日常業務が、先の厚生科学研究や臨床心理士資格審査規定等で明確にされているにもかかわらず、その専門領域に必ずしも限定されず、当初の想定からむしろ発展拡大していることを示唆している。そしてこの点は、精神科医療の発展と対応しており、同時に、そもそも中小規模が多いである精神科病院で働く専門家が多種多様な活動に参加し、さまざまな役割や機能を果たすことは避けがたいことでもある。そのため、臨床心理学も、臨床心理学を学んだ心理職もまた、歴史的に形成されてきた専門性や職域、あるいは役割や機能を再構築することが求められている。これはまた、精神科医療に関わるさまざまな専門家集団が直面しており、後述するように職域の拡大競合と統合は新たな課題である。

４．精神科医から心理職へ期待するもの

ここでは、これまで紹介した諸家の論稿と重なる点が少なくないが、精神科医の側からの視点に触れたい。精神科医の側から心理職への期待を述べた論文は多くはない。そのなかで、青木省三（二〇〇六）は、心理検査についてはプロフェッショナルを期待しつつ、心理療法については、総合病院、クリニック、精神科病院では、診療の質の向上のためには、臨床心理士の心理療法を行わなければならなくなる、と述べた上で、①理論や技法を勉強してそれをクライエントに適用するという発想ではなく、どのような心理的援助が求められているのかを考える、②精神科医療の領域では、精神医学的診断と治療という知識、とくに薬物の効果と副作用についても、一定の知識を持つ、③精神科や看護師などの他職種と、よいコミュニケーションを保つ、そのためには、きちんとした平易で誤解のない日本語で話す、④他職種の人の話を聞く、⑤責任と覚悟を伴った、必然性のある治療経験を積み重ねていく、等を述べている。

成田善弘（二〇〇六）は、①「病院の人」であるという、自覚と責任感が求められる、②医学、医療について学び、理解する、③心理的介入を行うときにも過剰な心理化（overpsychologicalization）に陥らぬよう留意する、④心理的介入を行うにも時期をみることが必要、⑤医療現場では、相互関係モデルで、問題志向的に考える能力が求められる、⑥患者への過剰な同一化に注意する、⑦医療スタッフの一員として他職種と連携する、⑧自分の専門領域からすこしはずれていても、自分の活動領域を広げるよい機会と思って引き受ける、⑨人間の個別性、全体性、歴史性、関係性を回復するために人間全体を理解する理論を学び、面接技術や心理テストの技術を向上させ、そういう臨床心理士によって、その病院の医療がより総合的、人間的なものになってゆくことが期待される、等である。

西園昌久（二〇〇九）も、精神科医療のなかで心理職に期待される業務として、①心理診断、②当事者ならびに家族などへの心理教育、③カウンセリング・サイコセラピー、④集団療法あるいは集団精神療法、⑤ＳＳＴ（Social Skills Training）、⑥病棟やデイケアの治療的雰囲気や患者のＱＯＬの測定、を挙げ、当然それは精神科チーム医療というシステムの中で行われるものが原則であろう、と述べている。

以上、発展する精神科医療、すなわち、精神科病院に限らず、大学病院と総合病院の精神科、国公立精神科病院、精神科専門診療所等の活性化や社会復帰施設等との連携の発展を踏まえて、心理職はチーム医療のなかでその役割や機能を再編成し続けることが期待されている、と言える。学会第１０４回学術総会で西松能子（二〇〇八）は、精神科以外に小児科や心療内科等を含めた調査から、医療現場が心理技術員に望む資質として、心理臨床スキル、人格の安定性、一般的知識が重視されると述べている。同第１０５回学術総会で、松田ら（二〇〇九）は、在宅や地域の精神科チーム医療の立場からさらに論点を進め、「生活場面を心理職が肌で感じるために積極的にアウトリーチすることがポイント」と指摘し、今後資格化され、診療報酬での算定が可能となった場合はさらにチーム医療における役割や機能が拡大することを予測し、「スペシャリストとしての技量を高めるだけではなく、〈生活作り〉の手伝いをする何でも屋であることも今後ますます大切」と指摘したのも、まさにこの点であると思われる。

5．心理職の国家資格化と日本精神神経学会の取り組み

このように、近年ようやく現場医療が重視されるようになった日本の精神科医療にとって、心理職の業務は必須のものであり、チーム医療の展開にとって多様な役割と機能とが期待されることが明らかとなった。そして、多くの論者がおしなべて国家資格化の必要性を指摘しており、全国80大学精神科主任教授に対して行ったアンケートでも、90％がその必要性を認めている（学会心理技術職の国家資格化に関する委員会、二〇〇九）。国家資格が達成されていないことによる問題点として、曖昧で不安定な身分、チーム医療での不明確な役割機能と責任性、資質の担保と専門性、教育研修体制の不備、診療報酬の裏付けの欠落と経済的保証の不備、医療機関の採用手控え、名称と資格の乱立、等が挙げられている。

そもそも、心理職の国家資格化には長年の歴史があり、１９９３年の精神保健法改正時の附帯決議や１９９５年の「障害者プラン」でも臨床心理技術者の資格化の必要性が提起され、厚生科学研究が積み重ねられてきた。筆者の所属している学会や日本精神科病院協会をはじめ、精神科諸団体は他の諸団体とともに、国家資格制度の創設に向けて活動してきたが、２００５年に公表された「臨床心理士及び医療心理師法案要綱骨子案」、いわゆる「2資格1法案」には問題や欠陥が指摘されたため、「国家資格化」は頓挫し今日に至っている。

一方、心理系の諸団体や関連諸学会が認定している民間の心理職資格は、臨床心理士、認定心理士、学校心理士、臨床発達心理士、産業カウンセラー、教育カウンセラー等、今では相当数が乱立しており、患者障がい者、家族、市民や資格取得の希望者にとって、また日本の精神科医療にとっても、もはや見過ごすことのできない事態となっている。

そこで、学会は、２００７年に「心理技術職の国家資格化に関する委員会」を設置し、改めて「国家資格化」実現に向けて調査検討を行ってきた。委員会はそれらの成果を、学会第１０４回学術総会（２００８年）で口演を、同第１０５回（２００９年）と同第１０６回（２０１０年）でシンポジウムを、それぞれ企画し発表を行った。その結果浮かび上がった課題は、これまで指摘されたこととほぼ同様に、国家資格化の必要性と医療における医師の指示の重要性を再認識した上で、質の担保、身体医学や精神医学の教育と研修のカリキュラム、学部の心理学専門教育、医療現場の不安定な身分や処遇、教育や産業の領域での医師との関係、心理諸団体が要望する「汎用性」という資格の性格、チーム医療での役割と機能、心理系の諸団体や関連諸学会の意見の統一、等である。

なお、学会は２００５年に結成された「医療心理師国家資格制度推進協議会」に参加してきたほか、２００８年に日本学術会議が公表した、「提言　医療領域に従事する『職能心理士（医療心理）』の国家資格法制の確立を」の策定に関与し、また、２００９年に精神科七者懇談会*に設置された「心理職の国家資格化問題委員会」に参加し、国家資格化に向けた活動を続けている。

6．チーム医療と新たな課題——結びにかえて

日本の医療社会と医療文化とは今日、明治大正時代以来の転換期にあり、それを主導する新たな原理や概念はすでに触れた通りである。そのなかの主要な原理であり方法論として、医療機関から地域までを包括するチーム医療が挙げられ、それはまた、医療に留まらずに保健、福祉、労働、教育も含むチームの形成が要請さ

＊　国立精神医療施設長協議会、精神医学講座担当者会議、全国自治体病院協議会精神科特別部会、日本精神科神経科診療所協会、日本精神科病院協会、日本総合病院精神医学会、日本精神神経学会の７団体で構成。

れている。その実践に携わる、作業療法士、理学療法士、言語聴覚士、精神保健福祉士、介護福祉士、社会福祉士等多くの職種が高学歴化するとともに国家資格はすでに制度化され、各職種の質の標準化と向上、身分と経済的処遇の安定が図られており、心理職が残された課題となってきた。

精神科医療では、精神科医自身も、臨床研修を経て、精神保健指定医、精神科専門医の取得からサブスペシャリティの専門資格を目指す時代を迎え、一層の高度化が求められている。さらに、日本学術会議の提言（二〇〇八）によれば、内科系、外科・リハビリテーション系、小児科等の診療科でも、「子どもの問題」「終末期医療や神経疾患」「高齢者」「エイズ」「歯科治療」「遺伝相談」等、きわめて多岐にわたって心理職の対応が増しており、高度化し多様化している医療分野の期待も大きい。心理職の国家資格化が急がれる所以である。

しかしながら同時にまた、新たな課題に直面しつつある。医師法その他で規定されている「医行為」や「医業」の高度化多様化とチーム医療への転換、チーム医療と情報共有のあり方、必要とされる時間と費用、専門性と職域を巡る競合と統合、職能資格による分業明確化と職能的独自性の主張等が医療の広範な展開のなかで葛藤と相剋を引き起こしており、終局的には「何のための資格か、何が専門性か」という根源的な課題に辿り着きつつあるように見える。

その意味では、武井妙子（二〇〇〇）が指摘している「専門性の提供とともに、他方で個々の専門性にこだわらず業務を共有するという二律背反的役割」は心理職に限られたことではない。また、医療提供側のすべての専門家集団が診療科と職種とを問わず、患者障がい者に心身一元的に関わるべき時、砂原茂一（一九八三）が指摘したように「別に一人の「人間の専門家」がいて患者の「人間」を引き受けてくれると考えるのは許し難い」ことであり、心理側も同時にまた、心理職の心理療法や心理諸検査の「援助につながる」（下山・松澤、二〇〇八）視点は今後ますます重要な課題になると思われる。

すでに、２００９年以降政府内でも「チーム医療の推進に関する検討会」が開催され法的整備が企図されているが、差し当たり、チーム医療では各職域の重複競合は避けがたく、精神科医と心理職、精神科医と看護職は言うまでもなく、心理職と看護職、心理職と精神保健福祉士、看護職と介護福祉職等との重複競合が課題となっている。西園（二〇〇九）が指摘しているように「精神科チーム医療がいくつかの職種を寄木細工的に集めたものでは決してない」とすれば、その実践は医療現場で日々問われ、新たな医療社会、医療文化を模索することが求められる。一方、医療における人的資源の現実は、医療従事者、特に医師不足という観点から、タスクシフティング（世界保健機関、二〇〇八）やスキルミックス（「安心と希望の医療確保ビジョン」具体化に関する検討会中間取りまとめ、二〇〇六）等による新たな役割分担や職域の変更が提唱される時代を迎えていることも視野に入れなければならない。

そして、三好典彦（二〇〇七）がいみじくも指摘しているように、「浮き彫りになってくるのは、むしろ、我々医師とは何者か、医学あるいは精神医学とは何か、医療あるいは精神科医療はどうあるべきなのかということである」。西園（二〇〇九）が、精神科チーム医療において精神科医がチームリーダーとしての知識・技能・態度を持って責任性を発揮すべき能力に言及していることも、ほぼ同義であり、精神科医自身も医学教育もまた自己変革を迫られている。

いずれにしても、砂原（一九八三）がパターソンから引用した「医者の三つの権威」とされる、①知的権威、②道徳的権威、③カリスマ的権威に基づく医師のプロフェッショナル・オートノミー（世界医師会、一九八七）は、「ヒポクラテスの誓い」と同様に、現代の医療社会、医療文化の原理や概念として変革を迫られていると理解しなければならない。

【追　記】

拙稿の脱稿後、心理系の諸学会や諸団体の間で協議が続けられており、その経緯については、国家資格化に尽力している林道彦先生により詳しく報告されている（林道彦『心理職の資格化の現状と展望』「日本精神科病院協会雑誌」二九巻七号、二〇一〇年、六五六―六六一頁）。そして、２０１１年に入り、臨床心理職国家資格推進連絡協議会、医療心理師国家資格制度推進協議会、日本心理学諸学会連合による「要望書」が作成されている。

謝辞：本稿は、学会「心理技術職の国家資格化に関する委員会」、精神科七者懇談会「心理職の国家資格化問題委員会」、日本学術会議「心理学・教育学委員会健康・医療と心理学分科会」及び文部科学省科学研究費研究成果報告会（２０１０年3月28日）から多くの示唆を得ております。関係各位に深謝いたします。

引用文献

・赤須知明「臨床心理技術者―日常業務の実情と国家資格化」『病院・地域精神医学』四九巻、二〇〇六年、五七―六四頁。
・青木省三「精神科医から臨床心理士に期待すること」『臨床心理学』六巻一号、二〇〇六年、六〇―六三頁。
・Foucault, M. (1966) *Maladie Mentale et Psychologie.* Paris: Presses Universitaires de France. 神谷美恵子訳『精神疾患と心理学』みすず書房、一九七〇年、一一九―一二〇頁。
・Goffman, E. (1970) *Internados: Ensayos Sobre la Situacion Social de los Enfermos Metales.* Buenos Aires: Amorrortu Editores. (Mariategui, J. Estado Actual de la Psiqiatria Latinoamericana 佐藤忠彦訳『今日のラテンアメリカ精神医学』、六頁、中山書店、一九九〇年)
・Goffman, E. (1961) *Asylums: Essays on the Social Situation of Mental Patients and Other Inmates.* Doubleday & Company, Inc. 石黒毅訳『アサイラム―施設被収容者の日常世界』誠信書房、一九八四年、七―八・二三―四五・三五六―三七〇頁。
・羽藤邦利「医療心理師の国家資格化を早急に実現してほしい」『精神神経学雑誌』一一一巻一〇号、二〇〇九年、一二六八―一二七三頁。

・Kraepelin, E. (1917) *Hundert Jahre Psychiatrie*, Berlin: Julius Springer. 岡不二太郎・山鼻康弘訳『精神医学百年史――人文史への寄与』金剛出版、一九七七年、九四―一〇七頁。
・松田ひろし・鈴木康一・五十嵐晃子「柏崎厚生病院における心理技術職の活動」、日本精神神経学会第一〇四回学術総会口演、東京、二〇〇八年。
・松田ひろし・鈴木康一・五十嵐晃子「精神科チーム医療の視点で心理職に期待するもの」『精神神経学雑誌』一一一巻一〇号、二〇〇九年、一二六四―一二六七頁。
・松田陽一「精神科病院における心理臨床」『臨床精神医学』二八巻九号、一九九九年、一〇七九―一〇八四頁。
・宮脇稔「医療心理師が果たしてきたこれまでの役割と今後の期待」『臨床精神医学』三六巻二号、二〇〇七年、一五七―一六〇頁。
・三好典彦「「臨床心理士」の国家資格についての論考」『日精診 magazine』一六三号、二〇〇七年、一―一九頁。
・成田善弘「医療現場で働く臨床心理士に求められる教育と研修」『臨床心理学』六巻一号、二〇〇六年、六四―六八頁。
・日本精神神経学会心理技術職の国家資格化に関する委員会「心理技術職に関するアンケート調査報告」『精神神経学雑誌』一一一巻一〇号、二〇〇九年、一二六二―一二六三頁。
・西松能子「医療現場が心理技術員に望む資質―精神科以外の医療領域（小児科、心療内科、心療歯科、緩和ケアなど）を含めて」日本精神神経学会第一〇四回学術総会口演、東京、二〇〇八年。
・西園昌久「求められるチーム医療実現のために」『精神神経学雑誌』一一一巻一〇号、二〇〇九年、一二八一―一二八五頁。
・岡田敦「精神科臨床における臨床心理士」『臨床心理学』六巻一号、二〇〇六年、七―一三頁。
・岡田靖雄『日本精神科医療史』医学書院、二〇〇二年、二六一頁。
・大下隆司・石郷岡純「医学医療領域における心理技術職の労働実態」、日本精神神経学会第一〇四回学術総会口演、東京、二〇〇八年。
・下山晴彦・松澤広和『実践心理アセスメント（こころの科学増刊）』日本評論社、二〇〇八年。
・砂原茂一『医者と患者と病院と』岩波書店、一九八三年。
・武井妙子「精神病院における臨床心理専門職の現状と課題」『臨床精神医学講座』S五巻、中山書店、二〇〇〇年、一〇〇―一一〇頁。

第8章　都市型クリニックと心理職への期待

立正大学心理学部
西松能子

◆はじめに

精神科診療所は１９６０年代から都市部に散見されるようになり、１９７０年には全国でほぼ５００診療所に達した（厚生省大臣官房統計情報部、一九七〇）。その背景には、１９５２年の抗精神病薬（クロールプロマジン）開発後の薬物療法の進化があり、外来で精神病圏の人々を維持することが可能になったことがある。また、１９６４年にはライシャワー事件*があり、その結果、精神科病院退院後の精神障害を持つ人々に対して、アクセスの良い場所で維持療法を継続していくべきという方向へ政策誘導された（改正精神衛生法、一九六五）。診療所に対しては、通院精神療法に加算を行い、診療所を開設する医師の生活が、精神科病院でのパートタイム勤務なしに成り立つようにし、一方、受診者に対しては通院医療費公費負担制度によって、安価に精神科通院治療を継続できるようにした。

その後、１９８４年の宇都宮病院事件[**]が起こり、１９８５年に第一次医療法が改正され、脱施設化、病院の開放化、政策的な病床数減少が行われた（改正医療法、一九八五）。その結果、都市部を中心として精神科診療所は飛躍的に増加した。一方では、都市部における精神科受診者そのものが大きく変貌した。受診者の中心が、統合失調症圏からうつ病圏、さらには適応障害圏・パーソナリティ障害圏へと変化した。その結果、従来の薬物療法のみでは対応することが困難となり、心理専門職との協働が不可欠となってきた。

本章ではこのような精神科診療所を取り囲む環境の変化を背景とした都市型クリニックの現状と、都市型クリニックにおいて心理職に要請される技能、職業的内的素質、人柄の陶冶について述べる。

第１節　都市型クリニックの現状

２０００年の第四次医療法改正を受け、２００６年には改正精神保健福祉法（精神保健福祉研究会、二〇〇七）が施行されている。従来政策的に、診療所の治療費は病院に比べて同一治療行為に対して高価格に設定されていた。しかし、昨今の勤務医の待遇改善要請を受けて標準化される傾向にある。たとえば、通院精神療法を取り上げると、２００８年当時は、診療所は同一医療行為で病院より４００円多く得ていた（医科診療報酬点数表、二〇〇八）が、２０１０年4月現在、両者は差がない（医科診療報酬点数表、二〇一〇）。医療経済環境は優遇されていた診療所にとっても厳しくなりつつあり倒産する診療所が増加している。

＊　ライシャワー事件：ライシャワー駐日大使が19歳の統合失調症者に刺されて重傷を負った事件。

＊＊　宇都宮病院事件：宇都宮病院（精神科病院）で看護職員の暴行により患者2人が死亡した事件。

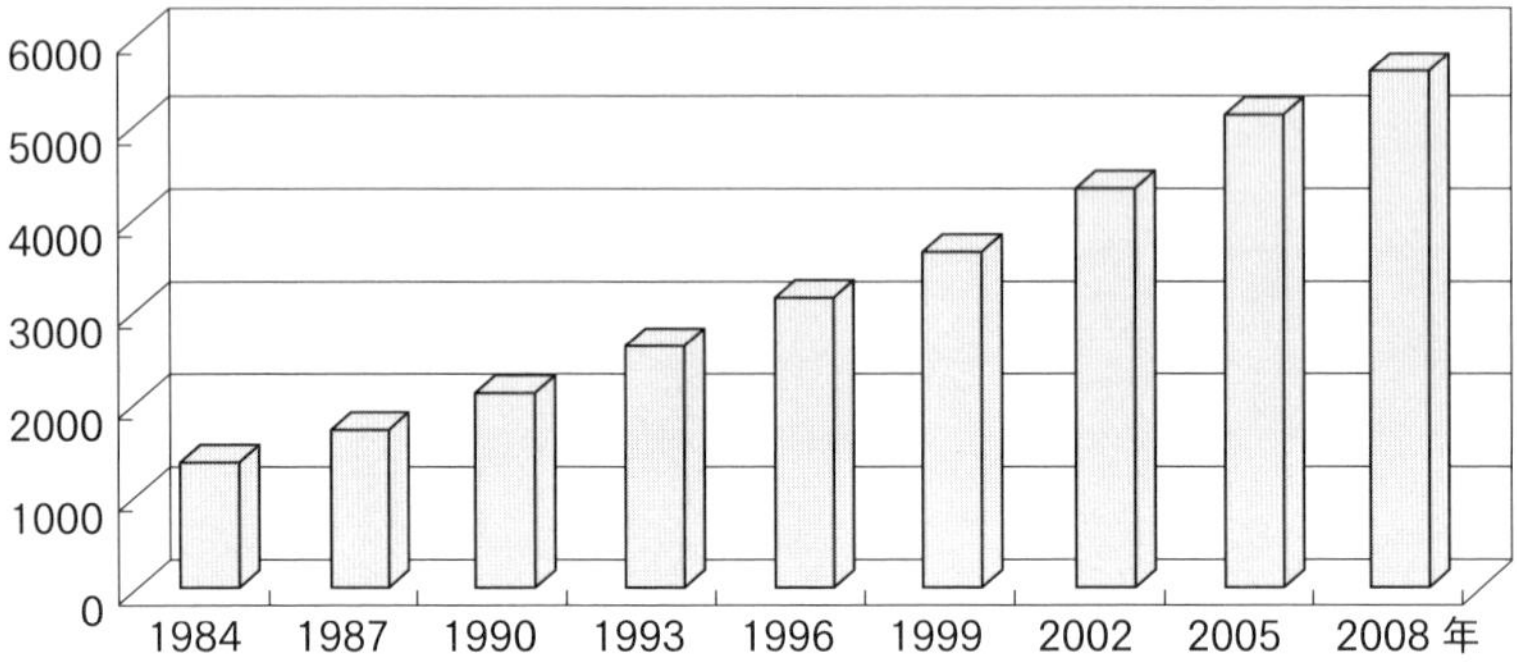

図 8-1　精神科診療所数の推移

［厚生労働省大臣官房統計情報部　医療施設調査］

一方、現在、全国で精神科診療所数は５０００（２００８年10月１日現在：精神科標榜５３８３、心療内科３５６５）を超え、東京都下には約１０００の診療所（２００８年10月１日現在：精神科標榜９７９、心療内科標榜７０７）がある（図８-１）（厚生労働省大臣官房統計情報部、二〇〇八）。今回報告する診療所の最寄り駅から徒歩10分以内には、12の診療所と２病院の精神科外来、計14外来がある。最寄り駅から徒歩１分以内に７診療所があるという現状である。このようないわば「精神科クリニック・フィーバー」ともいうべき状況の背景には、統合失調症・うつ病など精神病圏の障害の軽症化と非定型化、従来は少なかった適応障害圏や人格障害*圏の受診、教育・産業からのニーズの増加がある（図８-２、図８-３）。

１９８３年に東京都市部で開業した精神科診療所において精神科医療と心理療法を同一施設内で行う複合施設が創出された（八木ら、二〇〇四）。精神科診療所において、出入り口を別に設けることによって法的に心理療法施設を独立させた上で併設する形態である。わが国の保険診療において自費診療と保険診療を併用する混合診療を禁止している法に従う形態である。その後、日本の精神科診療所では類似の形態での精神科医と心理職の協働が既成事実として進んでいくことになった。さらに、１９９６年の医療法の改正により予約料が設定され、経営的にはこの予約料を心理療法費用として相当することも可能

＊　本文では「パーソナリティ障害」と表記しているが、必要に応じ出典表記に従い「人格障害」とした。

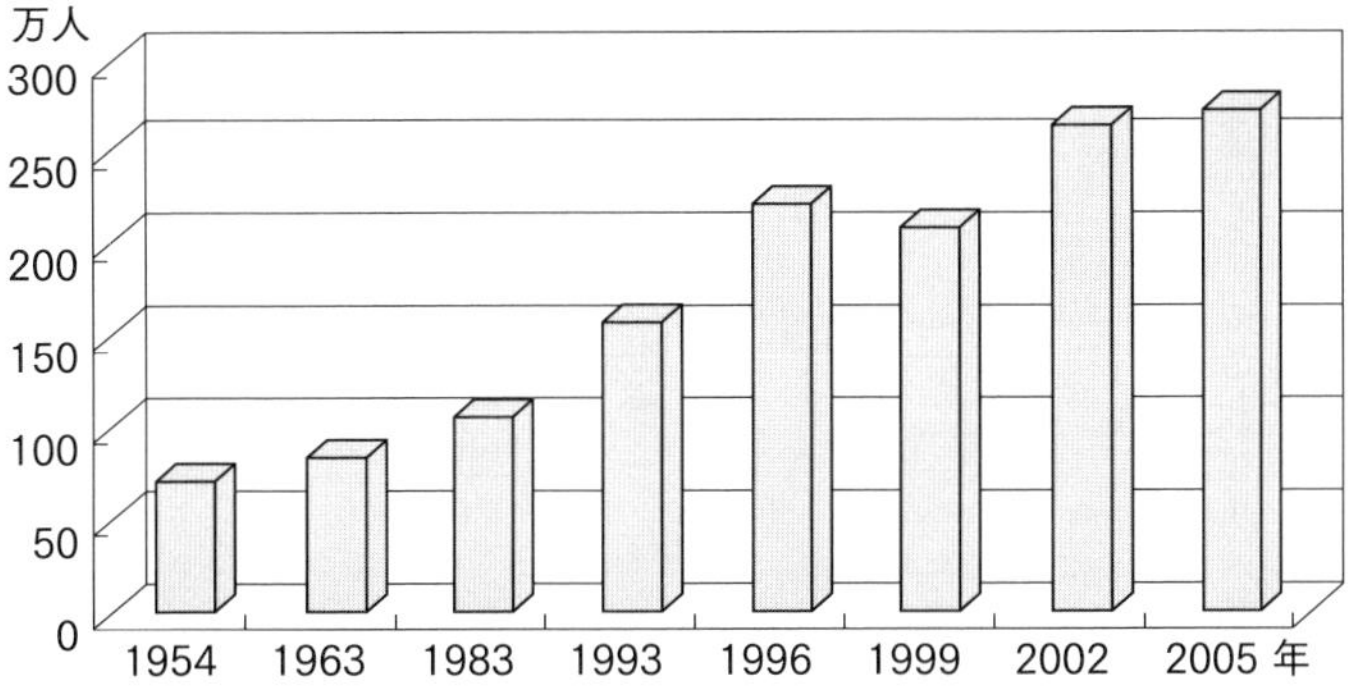

図 8-2　精神疾患により受療している者の数

[厚生労働省大臣官房統計情報部　患者調査]

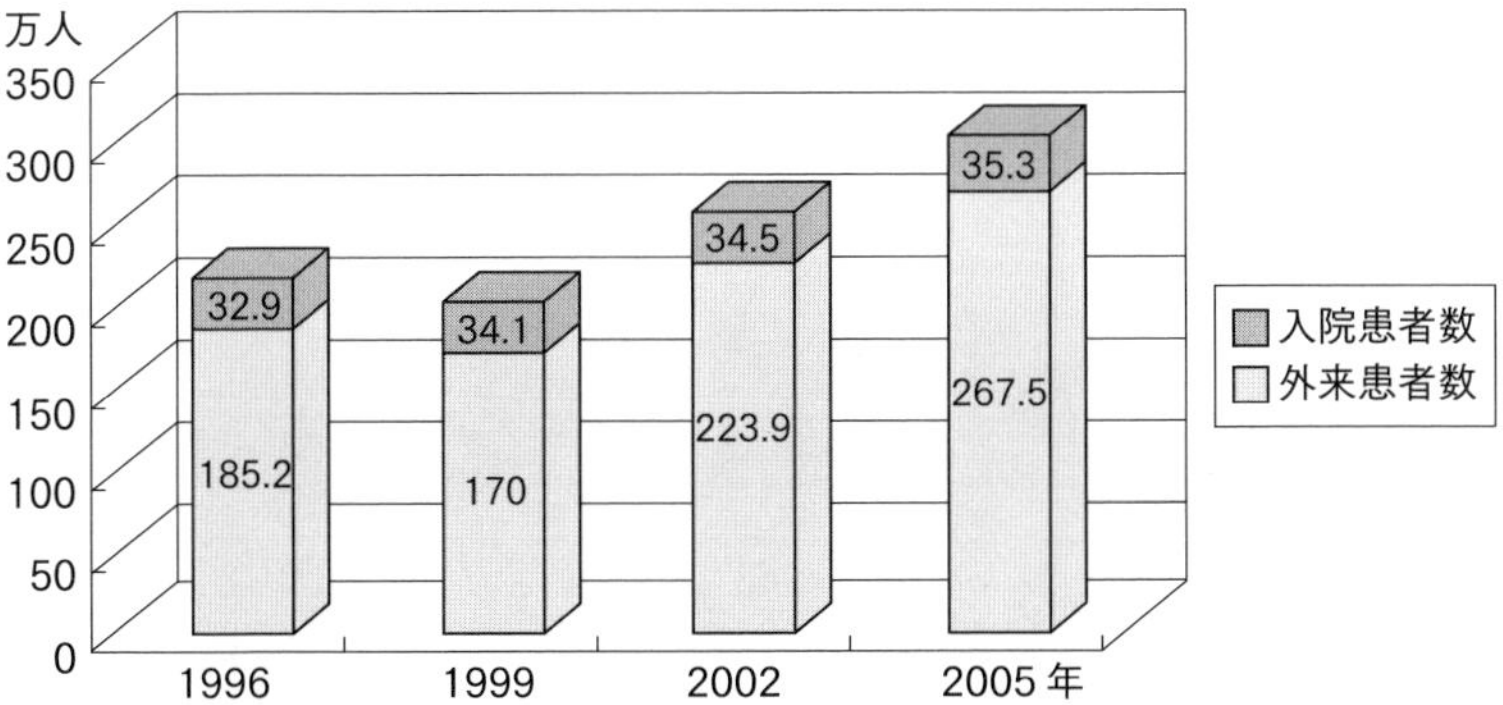

図 8-3　患者数全体（入院患者数・外来患者数）

[厚生労働省大臣官房統計情報部　患者調査]

となり、診療所における精神科医と心理職の協働はさらに加速している。

２００３年には、東京都心で復職を目的に復職支援事業として企業から請け負う形式で精神科クリニック・デイケアが開始され、産業との継続的、有機的な連携が行われ始めた（秋山、二〇〇九）。また、２００２年には、学校や介護施設との連携を図る診療所医師をバックアップする組織（メンタルケア協議会）ができた。これらのいずれの分野でも心理職との協働は求められている。しかし、全国的には精神科病院を含め、なお一施設あたりの心理職数は０・２人以下であり、都市部における保険外の心理療法の実態は例外的なものでもある。

1. スタッフの構成について

Ａクリニックは、２００３年開設当初より保険診療における精神科治療の質を向上させることを目的に開設され、心理専門職においては米国心理学会の理念に基づいて、「臨床心理的実践は、サイエンス、セオリーの基盤の上に行われる」ことが明確にされていた（Belar & Perry, 1992）。精神科医と心理専門職の協働における心理療法では、個人の内的な満足のみならず、より社会的・家庭的・個人的機能が改善することが重視された。開設当時の3名の医師のうち2名は、臨床心理士の資格を保持し、開設6カ月目には心理専門職4名が常勤として関わった。また医師らは、公的施設あるいは大学病院を経ており、他職種との協働の経験も豊富であったため、心理専門職の育成にも熱心であった。現在Ａクリニックは、医師5名（常勤2名、非常勤3名、臨床心理士資格保持医師3名）・常勤心理職5名（臨床心理士4名、家族療法士米国資格1名）・非常勤心理職12名によって運営されている。スタッフ以外に数名の大学院実習生がいる。

２００９年の年間心理療法数は1万１８９８ケースであり、心理専門職一人あたり一日平均５・１ケースであった。年間心理査定については、ロールシャッハ・テスト数は１７３であり、認知機能検査（ＷＩＳＣ・ＷＡＩＳ）数は58であった（表8-1）。

表 8-1　A クリニックにおける心理業務

	2004 年(4月~12月)	2005 年	2006 年	2007 年	2008 年	2009 年
心理療法(セッション数)	1,825	4,056	5,669	7,689	9,612	11,898
1日1人あたりのセッション数	1.8	2.3	2.9	3.3	3.7	5.1
ロールシャッハ・テスト	351	279	210	209	198	173
知能検査	44	38	48	51	42	58

診療所の受診者層は、精神科病院の受診者層とは大きく異なっている。日本精神神経科診療所協会の調査（二〇〇〇）では、診療所の外来受診者は、統合失調症22・7％、うつ病・うつ状態32・8％、神経症圏34・3％、パーソナリティ障害圏0・5％、老人性精神障害2・8％、中毒性精神障害3・2％、てんかん2・9％、その他0・8％であり、精神科病院の外来受診者に比較すると、統合失調症が少なく、うつ病・うつ状態あるいは神経症圏が多い結果であった（図8-4）（八木ら、二〇〇四）。

Aクリニックにおいてはさらに適応障害、神経症圏が多く、Aクリニックの受診者の診断（DSM-Ⅳ-TR　AxisⅠ）は、適応障害及び不安関連障害圏内が54・3％、うつ病19・6％、摂食障害3・5％、双極性障害1・3％、統合失調症3・4％、中毒性障害0・3％、その他17・6％（てんかん、老人性精神障害、広汎性発達障害、注意欠陥・多動性障害（ADHD）、相談のみ、Ⅱ軸診断のみ）であった（図8-5）。これらのⅠ軸診断に加えて、Ⅱ軸診断の人格上の問題を抱える受診者が12・3％であった。パーソナリティ障害は境界性パーソナリティ障害のみならず、A群のスキゾイドパーソナリティ障害、C群の回避性パーソナリティ障害を含むものであった（図8-6）。また、男女比は女性が多く、約2対3であった（図8-7）。年齢層は、40代までが86％を占めた（図8-8）。このような患者層の都市型クリニックでは医師による薬物療法のみで受診者の機能を改善することはほとんど不可能に近いといえよう。Aクリニックにおける2008

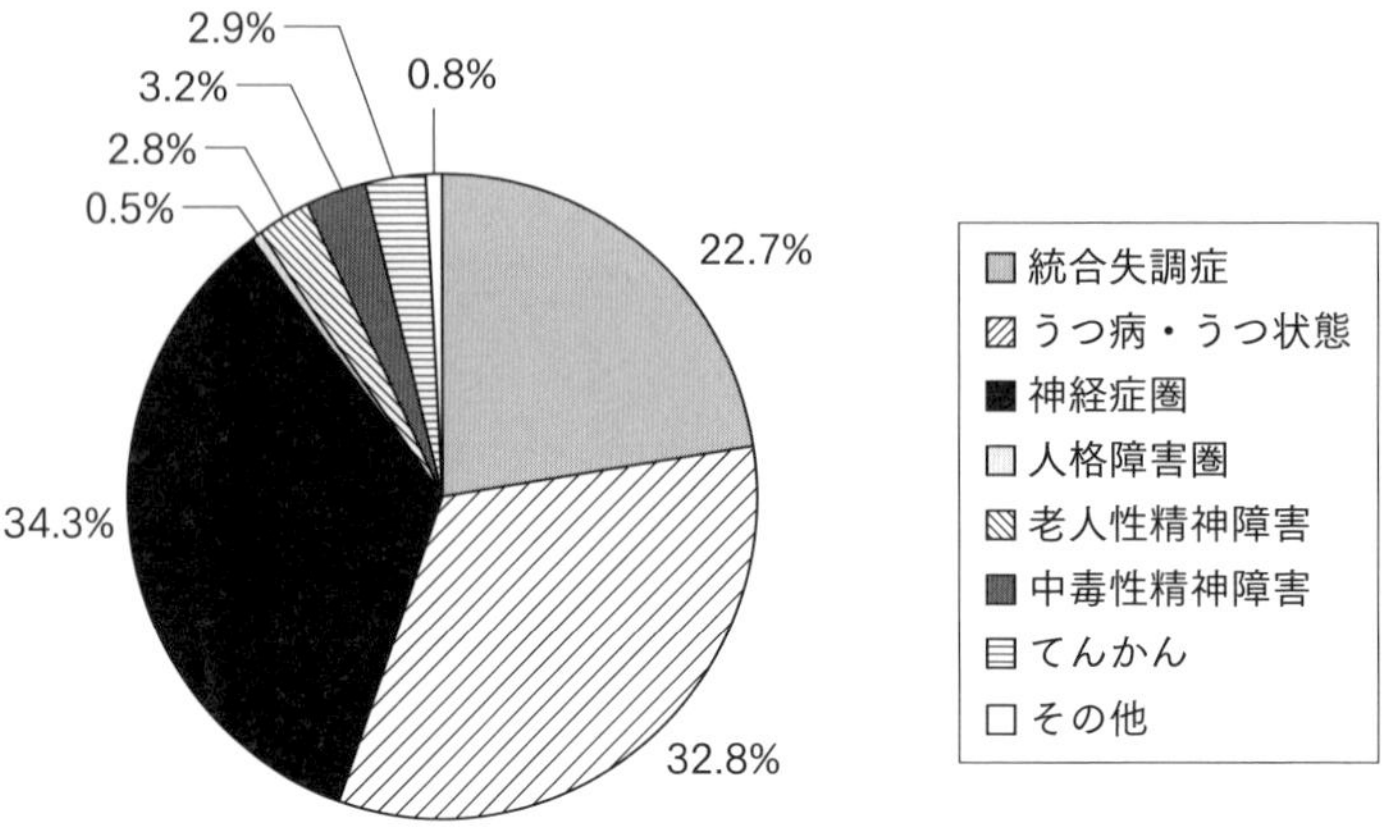

図 8-4　日本精神神経科診療所協会による受診患者の疾患別比率
［八木ら、2004］

年の患者評価アンケートによると、薬物療法のみでは改善困難な適応障害・神経症群、パーソナリティ障害圏の受診者のみならず、勤務や社会生活の適応に困難を抱えている精神病圏の受診者にとっても、心理教育的なアプローチや心理査定の結果の説明、より良い適応のための提案、社会生活技能訓練（ＳＳＴ）など心理的アプローチは有用と評価されていた。

2．診療の流れと心理専門職の関わり

Ａクリニックにおいては、初診の受診者に臨床心理専攻の大学院生が、説明し同意の上、予診を行う。予診後、医師が約１時間程度で初診を行う。診断面接では、従来診断のみならず、ＤＳＭ－Ⅳ－ＴＲ（American Psychiatric Association, 2000 高橋ら訳、二〇〇四）及びＩＣＤ－10（World Health Organization, 1992 融ら訳、二〇〇五）に従い診断され、ＧＡＦ（Global Assessment of Functioning：機能の全体的評定）が査定される。心理療法が充実しているという特徴のために心理療法を行って欲しいと紹介されて、あるいは希望して来院する場合もあり、他院に比して心理療法の希望はさらに増加している。Ａクリニックにおいては心理療法が保険診療のもとで行われているため、心理療法のみを希望して来院した場合も、医師法（基本医療六

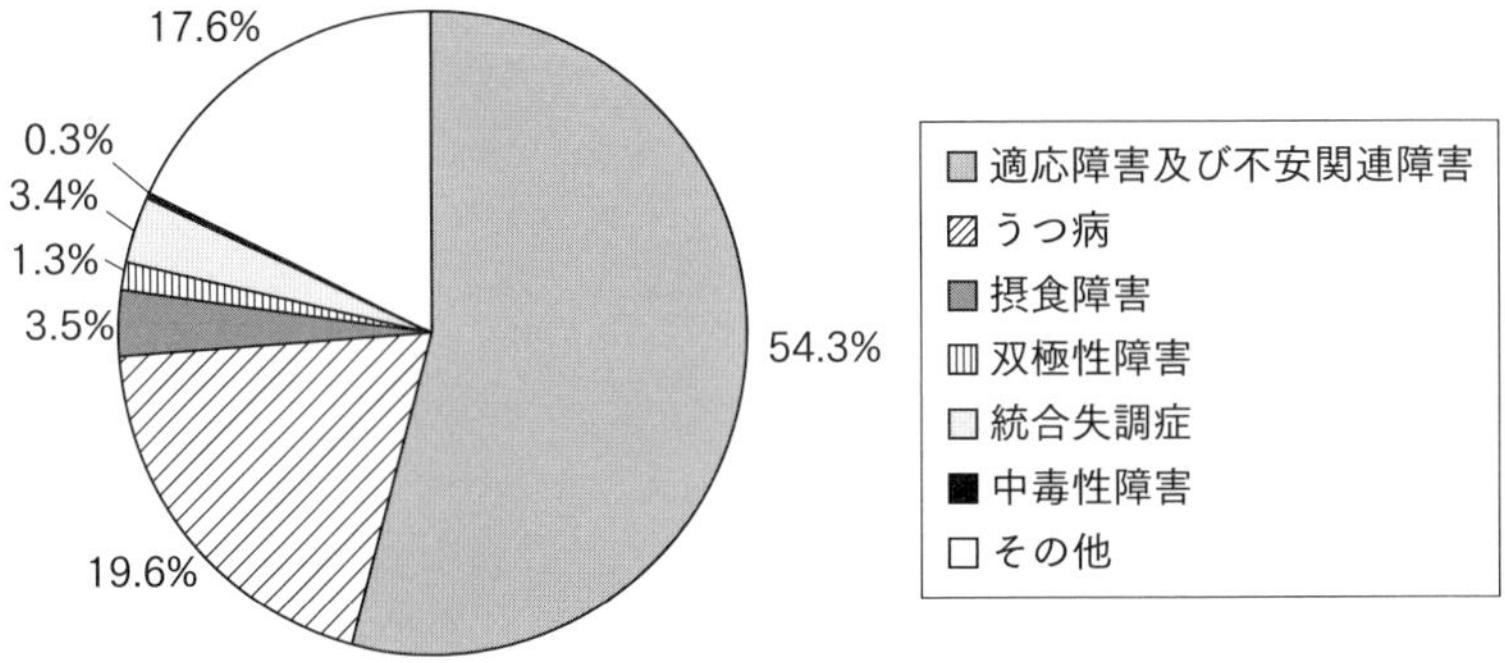

図 8-5　A クリニック受診患者の疾患別比率

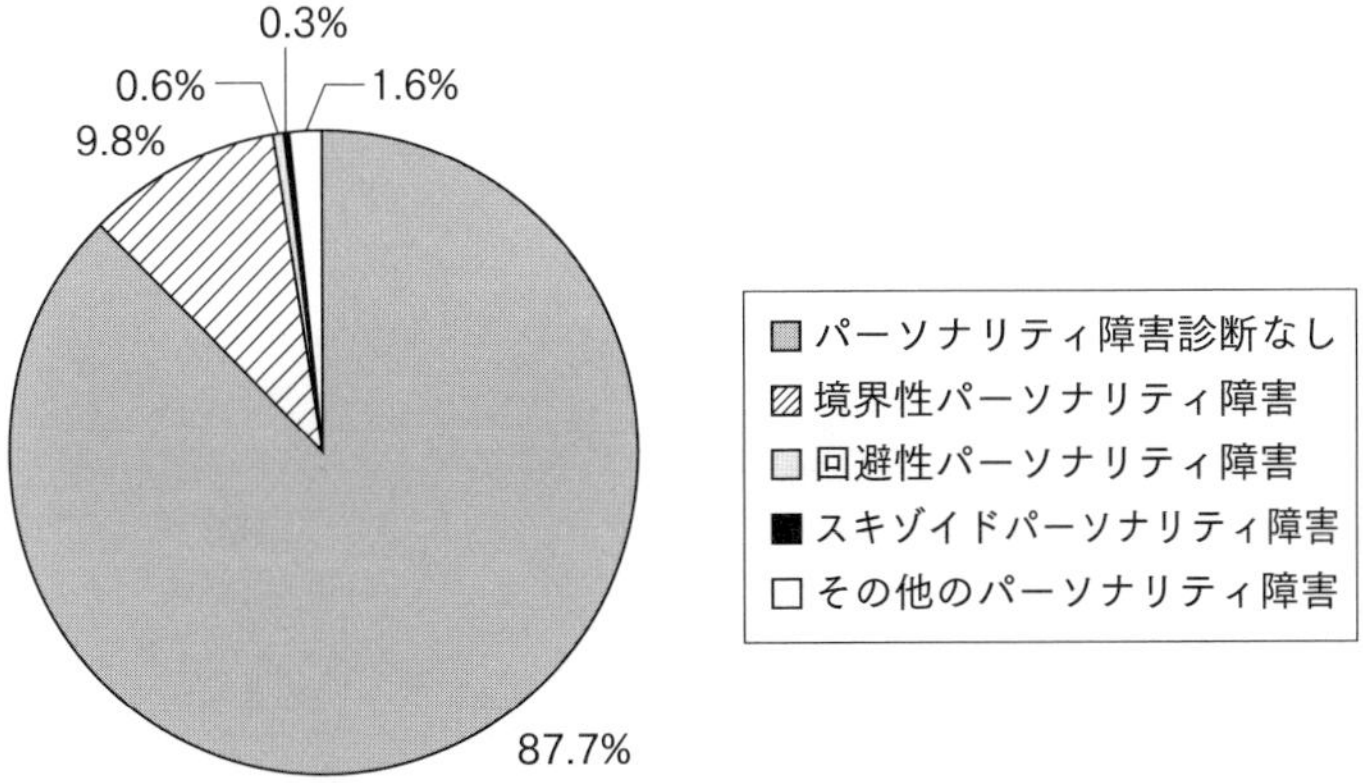

図 8-6　パーソナリティ障害の診断比率

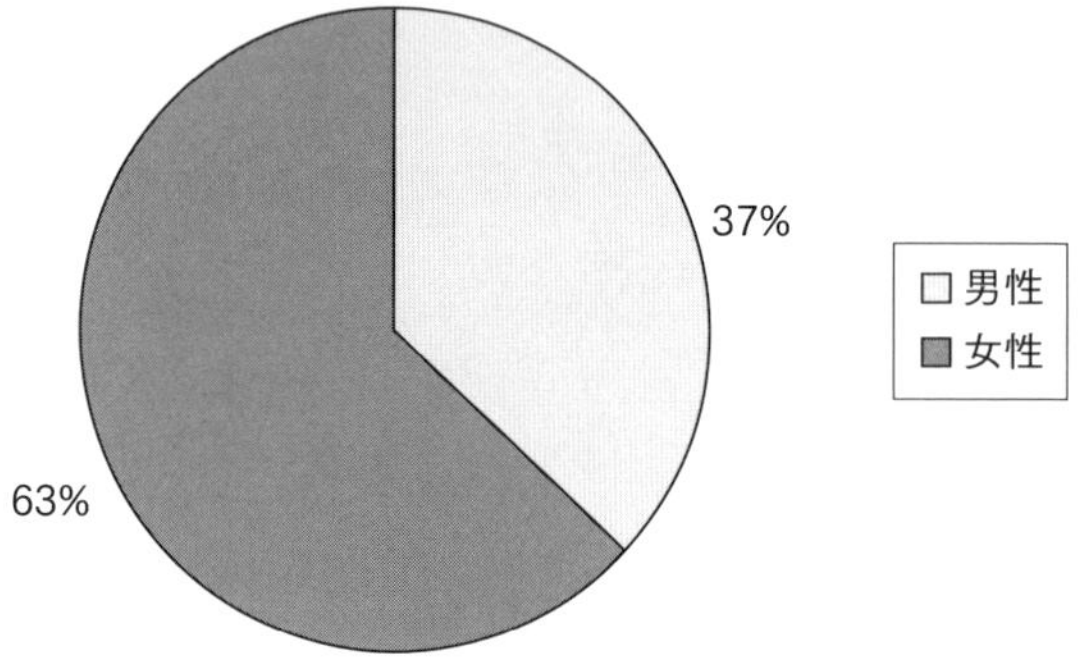

図 8-7　A クリニック受診患者の男女比

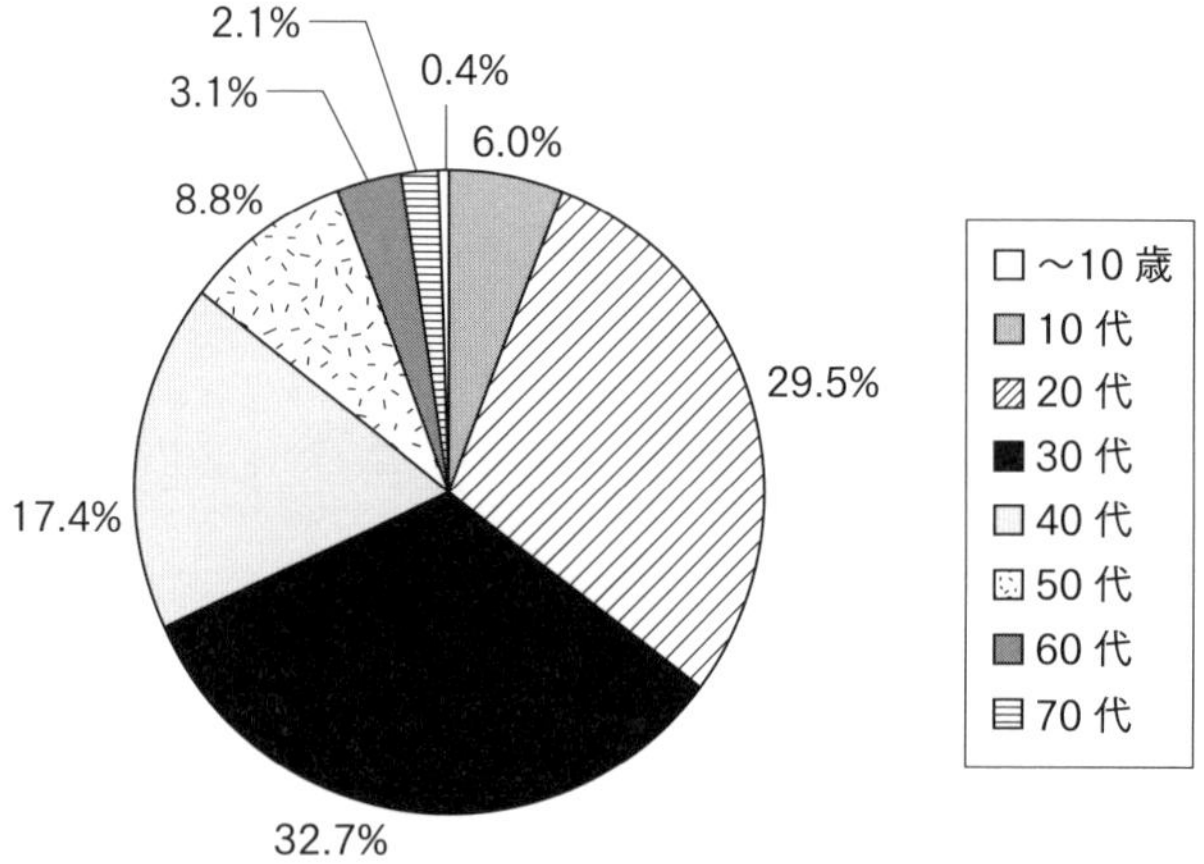

図 8-8　A クリニックの受診患者年代別比率

法編纂委員会，二〇〇八）に従い医師も面接する。心理療法を来院当初から希望して来院した場合には保険診療についての十分な説明の上で，医師の診察について同意を得る。一方では，統合失調症や大うつ病のような機能性精神障害の場合も，心理教育的アプローチは予後を改善するという証拠（evidence）があり，心理教育に心理職が関わっている。

第2節　心理専門職の役割

Aクリニックにおいては，前述のような疾患構成と心理職の関わりにより心理専門職の役割は大きい。以下にどのようなことを行っているか現状を報告する。心理査定，心理療法，心理教育（疾患教育），医師が校医をしている小学校との関わり，医師が産業医をしている企業との関わり，心理職が産業カウンセラーをしている企業への関わりなど多岐に及んでいる。

1．心理査定

Aクリニックにおいて心理査定を行う場合は，大きく三つに分けられる。最も多いのは，初診（診断面接）で人格上の問題や発達上の問題の関与が推定され，詳細な人格上の輪郭を明らかにする必要があり，医師から査定が依頼される場合である。いま一つは，当院が産業医，顧問医をしている企業から，何回も復職に失敗している社員への詳細な査定を求められる場合である。三つ目は，学校や職場への不適応があり，評価と改善への提案を求められる場合がある。通常業務では，院内のガイドラインに沿って心理査定が行われるが，複雑な場合には査定のスーパービジョンを行っている心理スタッフと医師が検討し，査定のためのテストバッテリーを組む。

2. 心理療法

現時点では、Aクリニック来院者の5・1人に1人は、心理教育をはじめ、何らかの心理治療が導入されている。横断的な受診総数の39％が心理職による心理療法を受けている。5・2％は医師の面接と心理療法のみであり、薬物療法は受けていない。場合によっては、薬物療法が終了した後も心理療法のために受診する。Aクリニックでは、心理療法導入に当たっては導入時に医師から心理職に事例紹介があり、週一回のカンファレンスで検討され、導入後も問題があれば相互に検討する。一カ月に一回は、医師も加わり、心理療法の困難例について事例検討を行い、妥当な心理療法が進行しているか検討する。心理査定においては、査定後スーパービジョンが必ずなされ、査定について検討されている。心理教育においては、医師と検討して作成したテキストを基に、病識を育成するように働きかける。グランド・スーパービジョンはじめ院外の講師を招き、勉強会を定期的に行い、診療の質を担保している。

しかし、保険診療の枠組みのなかで心理療法を行うシステムにおいて、心理療法のみで受診した場合は、現在の保険制度ではAクリニックにおいては一回の受診あたり2300円程度の赤字となる。心理職による心理療法が認められていない現状の保険制度では赤字を出さないようにするためには、医師が必要と診断した治療であるにもかかわらず、やむを得ず併設する自費の心理療法施設で行わざるを得ない。精神科医と心理職の協働において、精神科診療所と自費心理療法機関の複合施設の形態を取ることが多い状況はこの間の事情による。いずれにせよ、この問題の解決は、心理職の国家資格化を待たざるを得ないだろう。

3．心理教育

精神科領域の疾患においては、マスコミなどがしばしば報道するにもかかわらず、疾患の実態と患者や家族の理解に乖離や誤解があることが多い。よく知られている疾患についても知識や理解の確認を行うと十分理解されていないことに患者と治療者双方でびっくりすることも多い。一面的な理解であることも多い。たとえば、患者は薬には副作用があると考えているが、副作用のない薬剤は存在しないとは考えていない。Ａクリニックでは患者の理解を進めるために、各障害について心理教育用のテキストを医師と心理職が協働で作成し、相互にロールプレイを行った後、実際に患者や家族に用い、心理教育を行っている。

4．学校との協働

Ａクリニックの医師は、特別支援教育を行っている地域の公立小学校の学校医として協働している。心理職は医師とチームを組み、就学後査定（ＷＩＳＣなど）、指導指針の作成を行い、教師と協働している。学校からの要請に従い、査定を組み心理的問題を明らかにし、教師の指導上の困難の聞き取りを行い、指導指針の作成に協力をしている。また、海外子女財団の連携機関であるため、海外からの一時帰国の在外子女について個別の教育計画を作成するための心理査定も行っている。認知機能（cognitive assessment）、社会情緒機能（social emotional assessment）を評価し、psychological evaluation report を作成する（Shimn, 1987）。

5．産業との協働

都心部においては、精神科産業医のニーズは大きくなる一方であり、Ａクリニックの医師は現在４カ所の事業所の産業医・顧問医として活動している。また、心理職は産業カウンセラーとして２カ所の事業所に関わっている。その他にも企業の産業医から直接外来紹介されることも多い。

産業現場のメンタルヘルスの問題は産業界にとって喫緊の課題であり、2007年の厚生労働省「労働者健康状況調査」（厚生労働省大臣官房統計情報部、二〇〇八）によれば、健康づくり及び心の健康対策（メンタルヘルス・ケア）を実施し、「健康づくり」に取り組んでいる事業所は45・2％（平成14年度37・4％）にのぼる。仕事でのストレスがある労働者が挙げた具体的なストレス等の内容としては、「職場の人間関係の問題」が38・4％と最も高く、次いで「仕事の量の問題」30・6％、「仕事の質の問題」34・8％、「会社の将来性の問題」22・7％の順となっている。職場の人間関係及び仕事そのものに対するストレス、さらに自分の会社や組織がどのようになっていくかということが、ストレス原因と考えられ、就労上の基本的な悩みであった。「心の不健康な従業員」が全従業員に占める比率は増加しており、「心の病」の原因は人間関係とするものが多くなってきている。

このような心の健康問題に対しては、薬物療法のみでは対処することが困難であり、心理職との協働が必要不可欠となる。

第3節　医療と協働する心理専門家育成の試み

現代の精神科クリニックが扱う広汎な問題に対処する心理職においてどのような技能が必要かということについては、Aクリニック内でも議論され、現在図8-9のような入職から2年間の研修プログラムを作成している（Gelso, 2006）（小田ら、二〇〇七）。研修プログラム中は医師や先輩心理職からのスーパービジョンを受けることができる。また、院内にはマルチ・エデュケーション・システム（図8-10）が整備され、医師の診察や先

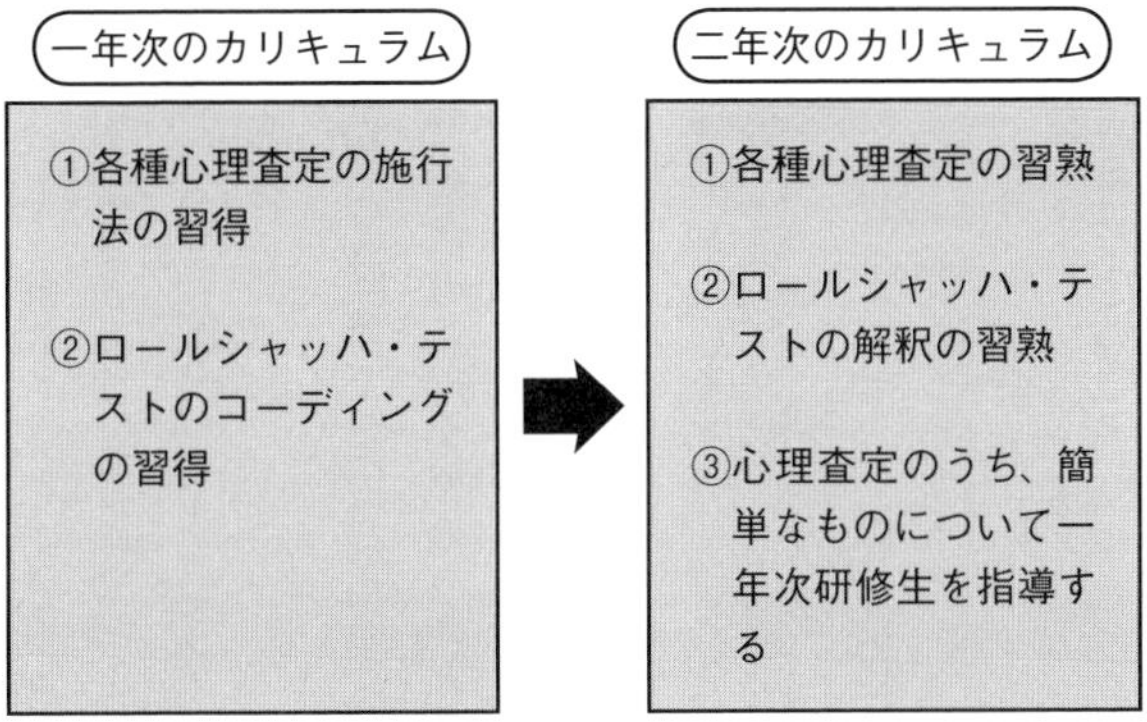
一年次のカリキュラム
①各種心理査定の施行法の習得
②ロールシャッハ・テストのコーディングの習得
二年次のカリキュラム
①各種心理査定の習熟
②ロールシャッハ・テストの解釈の習熟
③心理査定のうち、簡単なものについて一年次研修生を指導する

図 8-9　A クリニックの研修プログラム

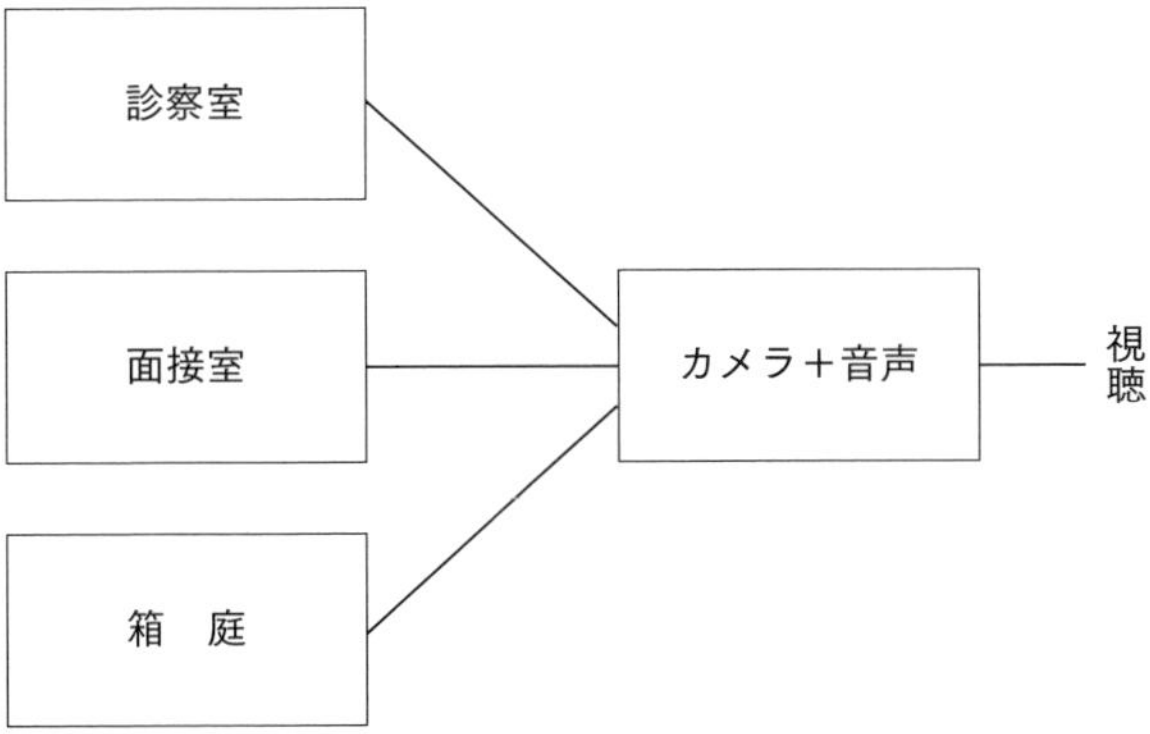
診察室
面接室
箱　庭
カメラ＋音声
視聴

図 8-10　A クリニックのマルチ・エデュケーション・システム

輩心理職の心理療法を実際にモニター視聴することができる。

1．容儀容態

Aクリニックでは、医師、心理職を含めすべてのスタッフが話し合い、いわゆる「心理の先生」といった個性的な着衣はやめようということになった。すべてのスタッフに共通するドレスコードを設け、それを守っている。不快感を与えない服装、どのような世代、性別からも認容される服装や容儀のドレスコードを作成した。

2．記録の保持（即時性・修正過程の明示）と守秘義務

心理職には心理療法の記録を公のものと考える習慣が少なく、当初は記録を修正ペンで修正したり反故にしたりしたが、いったん記載された記録は残すことを遵守することが医療では必要なことを明確にした。二重線で元の文言が分かるように修正するという医療法に従った形式に統一された。心理スタッフは大学院教育では心理面接の記録をメモし、後で清書するという形式に馴染んでいたが、即時性を要求する医療法に従い、その場で記録を残していくという形に統一された。また、医療法における守秘義務を守ることが徹底された。心理療法の記録は、私有されずカルテに記載され、守秘義務下におかれた。これら、①記録の即時性、②語句や文の修正過程の明示、③守秘義務は医療法に定められた重要な事項である。

3．見立ての習熟のために

A．予診・陪席

研修中には、初診の受診者に医師の診察前に来院理由（主訴）や生活歴、病歴を聞き取り、来院に至った経緯を簡略にまとめ、医師にプレゼンテーションをする。その後、初診医の陪席をすることによって自分自身の

予診について検証、修正する。その後、陪席記録を作成し、医師からスーパービジョンを受ける。

B．ケース・カンファレンス

中断ケース、心理療法困難ケースについて、先輩や同僚に相談することを日常的に行っている。心理療法の進行や方針に迷った場合には、主治医と相談をする。同時に、週一回の院内ケース・カンファレンスに事例提示することにより検討する。また、月一回の院内事例検討会に事例提示をし、医師や外部講師と検討する。

4．心理査定に熟練するために

人格検査（投影法、質問紙法）、発達検査、高次脳機能検査について基礎的な知識を持ち、施行し、解釈できるようになる。所見を作成し、正確ではあるが相手を傷つけない表現でフィードバックができることを目標に、年次別に学習目標を設定している。

5．心理療法に習熟するために

Aクリニックでは、各疾患別に適応されうるエビデンスのある技法が明示されている（表8-2）。各疾患別に技法が選択され、それに従って心理療法が行われる。したがって、各種技法について基礎的な知識を持ち、実施することができるようになることが求められる（支持的療法、認知行動療法、社会生活技能訓練、アサーション・トレーニング、自律訓練法、箱庭療法、心理教育ほか）。見立てができ、心理療法の適応を考えることが自立してできるようになるために、ケースレポートを作成し、心理療法過程の事例報告をする。自分自身の面接に迷った場合は、マルチ・エデュケーション・システムにより先輩心理士にモニターし、スーパービジョンしてもらうことも可能である。面接自体に先輩心理士が陪席して指導する場合もある。医師や先輩心理士に相談

	□心理教室（　本人　家族　） □リラクゼーション □SST	
強迫性障害	□認知行動療法：曝露法　フラッディング 反応妨害法 脱感作 思考停止 逆条件付け □心理教室（　本人　家族　）	
PTSD	□対処法としてのリラクゼーション □行動療法 ⅰ）想像技法　ⅱ）実験的曝露法 □認知療法（ストレスマネジメント）	
全般性不安障害	□認知行動療法 曝露法　フラッディング 反応妨害法 脱感作 思考停止 逆条件付 □リラクゼーションまたはバイオフィードバック	
身体表現性障害	□自らの症状に対処し，基底にある情緒を表現し，感情を表現するために，他に取りうる戦略を発展できる援助	
転換性障害	□リラクゼーション □ストレスマネジメント □精神力動的アプローチ	
身体醜形障害	□認知療法	
疼痛性障害	□バイオフィードバック，行動療法	
解離性障害	精神療法（患者の意識状態の中に記憶を合体させる手助けをする）	
適応障害	□支持的精神療法 □場合によっては危機介入	
クラスターA群パーソナリティ障害	□ロールプレイング（疑い深さを減じることを標的とする）	・侵入的な介入 ・行動療法
境界性パーソナリティ障害	□認知行動療法（分断と投影性同一視を標的とする）	・脆弱な基本的信頼感を刺激する
クラスターC群パーソナリティ障害	□行動療法	・自己価値の低さを刺激する

表 8-2　A クリニックの心理療法

疾患・障害	適用されうる心理療法の選択肢	禁忌
統合失調症および他の精神病性障害	□社会生活技能訓練（SST） □心理教室（　本人　家族　） □ストレスマネジメント i）ADL 向上 （睡眠・食事・運動など日常生活水準の向上） ii）再発予防 （同一のストレスへの対処） □認知行動的精神療法 ・幻聴対象　・妄想対象 □支持的精神療法	・侵入的な介入 ・精神力動的な精神療法
うつ病	□認知行動療法 □対人関係療法 □ ACT □心理教室（　本人　家族　）	重症を除く ・侵入的な介入
躁うつ病	□ストレスマネジメント i）ADL 向上 （睡眠・食事・運動など日常生活水準の向上） ii）再発予防 （同一のストレスへの対処） □心理教室（　本人　家族　） □支持的精神療法	
摂食障害	□認知行動療法 □ ACT □心理教室（　本人　家族　） □対人関係療法 □家族療法	
パニック障害 広場恐怖	□認知行動療法（パニック発作を標的とする） 曝露法　フラッディング 反応妨害法 脱感作 思考停止 逆条件付 □心理教室（　本人　家族　） □リラクゼーション	
社会不安障害	□認知行動療法（不安を標的とする） 曝露法　フラッディング 反応妨害法 脱感作 思考停止 逆条件付	

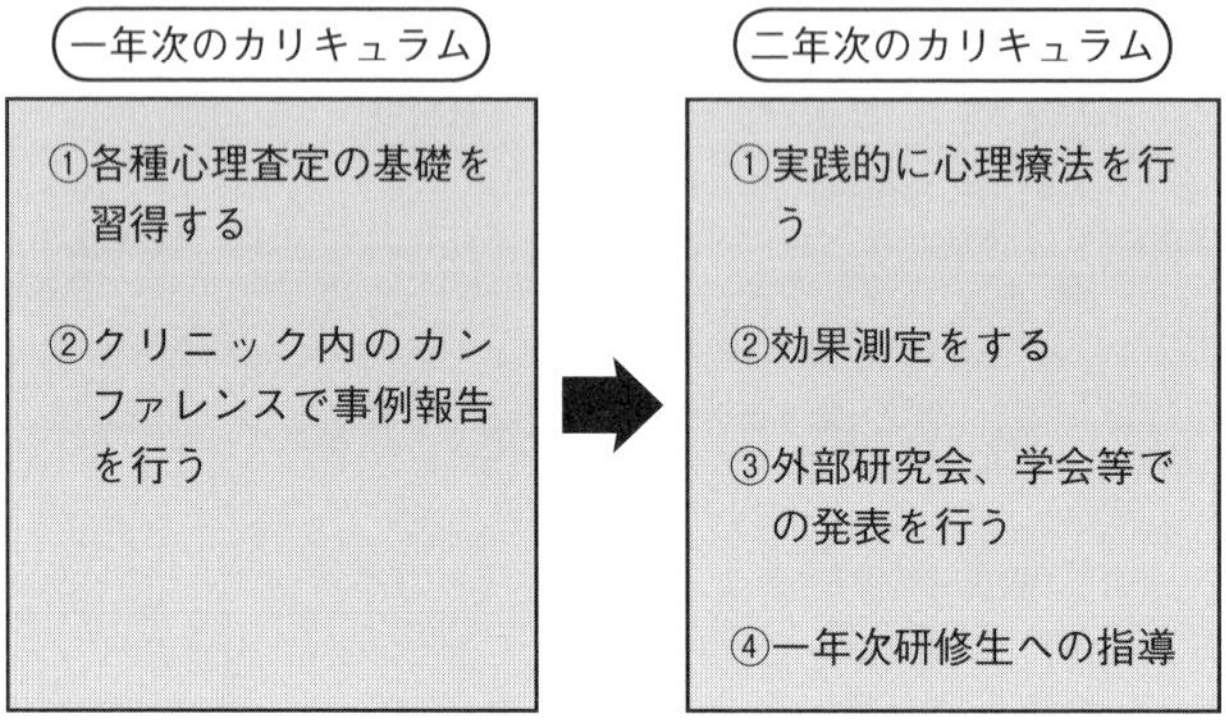
一年次のカリキュラム
①各種心理査定の基礎を習得する
②クリニック内のカンファレンスで事例報告を行う
二年次のカリキュラム
①実践的に心理療法を行う
②効果測定をする
③外部研究会、学会等での発表を行う
④一年次研修生への指導

図8-11　Aクリニックの心理教育のカリキュラム

し、アドバイスを受けることができる。

6. 心理教育を行うために

医師と心理職は協働して心理教育のテキストを作成している。一年次は、モニターで心理教育を視聴し、同期や大学院生とロールプレイを行う。二年次には、実際に作成されたテキストによって受診者に心理教育を行う（図8-11）。その上で、受診者の病状に合うようにテキストの修正（個別的なカスタマイズ）を提案する。週に一回以上は精神医学の勉強会が行われ、心理教育をする上での精神医学的知識を担保している。

7. 学校との協働・産業との協働
——円滑にコンサルテーションする力の育成

常勤心理職には、従業員支援プログラム（EAP）における経験、教育相談室における経験、スクールカウンセラーの経験がある常勤心理職がおり、各領域との協働について熟知し、指導している。教育法、労働基準法などに関わる法律や組織の在り様についても協働に当たって知るべきことについて学習する。外部の提携機関でキャリア・カウンセリングの陪席も行い、キャリア・カウンセリングの実際に触れることも行っている。

第4節　心理専門職が要請されている現状と実情のギャップ

1. 医療法の実際

現在の医療法（基本医療六法編纂委員会，二〇〇八）では国家資格ではない臨床心理士を認めてはいない。したがって、心理査定など心理職が当然従事すると思われる領域でさえ、医師の領域として規定されている。診療報酬（医科診療報酬点数表，二〇一〇）においても、心理技術職が関与すると、加算される領域は非常に限定されており、心理療法のみ求めて来院した場合も、医師が関与しない限り、診療報酬は与えられない。心理職が必要であることが明白な領域においてさえも、心理職の雇用は、病院経営上大きな負担となる。

2. 医療現場の現状

A. 医師教育の現状

医師は、医師教育においては、働き方や他の医療従事者、たとえば看護師、精神保健福祉士などとの協働の仕方、チームのマネージメントの仕方などは教育されない。医師が他の職種とどの程度上手に協働することができるか、チームをマネージメントできるかは、しばしば医師自身の素質に依存している。看護師は医師と共通する医学教育を受けているために共通語があり、協働の歴史もあり、医師にとっては協働しやすいが、臨床心理士はほとんど医学について知らずにチームに加わることも多い。医師、心理職双方にとって、協働は過酷な試みである。ケースワーク、マネージメントの素質に欠ける医師と、医学についてほとんど知らない臨床心理士が協働した場合、共同して同一の対象を同時に治療しながら、医師も臨床心理士もまったく異なる見方をしてお互いに理解できないことさえある。

B．医療保険の現状

外来部門のみの診療所においては、現在の保険診療下における心理職は、医師の指示による心理査定の施行及びデイケアにおいて「臨床心理技術者」としてチームに参加することのみを認められている。心理療法（精神療法）の施行は認められていない。したがって、臨床心理士が保険診療機関で心理療法を行った場合、医療法上有意味なことは行われていないことになり、医師が面接し診療を行わなくてはならない。実際、Aクリニックでは、心理療法を求めて来院した場合も、すべて医師が臨床心理士の面接の後、診察を行っている。

3．都市型クリニック併設の自費心理療法機関の問題点

前記の事情により、精神科診療所では、自費による心理療法部門を併設し協働する形態を選択する場合が多い。しかし、実際には臨床心理士は医学的知識をほとんど大学や大学院で教育されない。

「心理の先生」が大学の教員や大学院の教員、あるいはスーパーバイザーから伝授された自分の知っている心理療法を、適応の見立てなしにどのクライアントにも施行するという場合をよく見聞する。極端な例では、統合失調症のクライアントに対して、来談者中心技法（健康度の高いクライアントを対象として傾聴によって共感と受容を伝え、適応的、回復的な心理的変容や行動変容をうながす技法）で心理面接を行っていたという笑い話のような逸話すらある。自費心理療法機関では、なんとか赤字を避けるために、心理職は出来高や日給の報酬体系で給与が支払われ、医師や先輩心理士の指導は行われない場合が一般的である。たとえば来談者中心技法が来所者の病態水準も考慮せず施行されていたとしても誰一人チェックできない。「心理の先生はよく聴いてくれるけれど何も教えてくれない」あるいは「聴くだけで何も言ってくれない、アドバイスをくれない」と支持療法

（support therapy＝欠損を埋めるという原義としてのサポート）を必要とする水準の受診者から訴えられることも多い。

精神科診療所に併設されている場合も自費心理療法部門は独立しており、医学的フィルターが何らかかからない状況で適応外の心理療法が行われる危険性が常にある。

４．独立型の心理療法機関の問題点

精神科領域では病態水準が重症であればあるほど病識は欠如している。たとえば統合失調症者は悪口を実際に言われていると思って悩み、来所する。「学校で悪口を言われて困っている」「心が傷ついている」と訴えられた場合、統合失調症について経験を積んでいる精神科医でさえもしばしば診断を保留することがある。ましてや統合失調症をほとんど経験していない心理療法家にとっては過酷な試練である。実際、独立開業の心理療法家によって何年も心理療法を受け、誰の目にも統合失調症の症状が明白になったのちに患者が家族に連れられて受診することもある。

一方、独立心理療法機関の臨床心理士は、特定の心理療法や領域の専門家として高名で開業をする場合が多い。したがって、しばしば自身が行っている心理療法の専門家であるがゆえに唯一無二のものと考え、適応を考慮せず施行する危険性がある。

５．ＥＡＰ（従業員支援プログラム）の問題点

一般的に、ＥＡＰ（Employee Assistance Program：従業員支援プログラム）は、企業から従業員一人あたりのコストで入札し、ＥＡＰ業務を受注する。現在のこの業界トップの事業所の相談員は医療畑のＰＳＷ（精神保健福祉士）を中心に運営されており、２位の事業所は米国流のＥＡＰを学んできたスタッフが中心で運営され

ている。ＥＡＰ事業所それぞれ、得意とする分野が異なるにもかかわらず、どのような業務がその本質であるか明確にはされていない。すべてのＥＡＰに共通する点は、従業員全体にメンタルヘルスの啓蒙活動をすること、受ける回数が制限されること、専門家に紹介する点である（市川、二〇〇四）。つまり、見立てることが重要な要件となろうが、見立ての質は問われていない。一方では、ＥＡＰは従業員全体として業務を請け負っているので、問題を発見する力があればあるほど、事業としては損失となることになる。すなわち心理専門職としての技量があり見立てをする能力があり、従業員のメンタルヘルスについて鋭敏であればあるほど、事業所としては損失であるという矛盾が起こりかねない。今後ＥＡＰについては、どのようにその質を担保し、共通認識を形成していくのかが問題となろう。

第5節　都市型クリニックにおける心理専門職への期待

精神科領域の都市型クリニックはすでに述べたようにその受診層が著しく変化し、生物学的治療（薬物療法）のみでは対応できない層の受診が増加している。また、一方、保険診療の枠を超えた地域医療、産業、教育からのニーズも大きい。このような医療をとりまく環境の変化のなかで心理専門職に望まれることは多い。現時点では心理専門職のあるべき姿について異なる意見があり、どのような技能が必要かということについても意見が異なる。

現在、Ａクリニックで就労している心理職らに、協働する上で最も必要な資質として一つだけ挙げてもらった場合には、やはり人柄、職業的内的資質、モラルが挙げられた。

一方、Ａクリニックの研修プログラムを作成するにあたり、必要項目とされたのは、①精神科臨床に関わる知識（医学・精神医学的専門知識の習得、医療保険制度・福祉制度の知識の獲得、連携対象・学校産業領域の知識の獲得）、②見立て力の育成（精神疾患を除外できる、病態水準を同定できる、発達障害を見立てられる、危機介入すべき時が分かる、自殺念慮の明細化ができる）、③心理査定ができるようになる（投影法が自分でできるようになる、発達障害の査定ができるようになる、総合的な査定所見を作成できる、査定結果をフィードバックできる、自立して病態を査定するテスト・バッテリーを組めるようになる、心理査定を心理面接へ活用できる）、④心理療法の力（心理療法の目標をクライアントと協働し、短期的、中期的、長期的に立てることができる、心理療法の技法を適切に使用できる、クライアントの情報を心理療法のなかで収集し、内的現実と外的現実の双方を把握するバランス感覚をもっている）、⑤理論力（見立てや心理療法において基盤となっている理論的背景をもつ、他の理論や技法を必要とする場面が分かる）、⑥研究力（研究調査のグループに所属する、学会、研究会、院内勉強会で発表する）ということであった（小田ら、二〇〇七）（表8-3）。

つまり、Aクリニックでは、心理臨床スキルや、知識、他機関との連携については計画的に学んできた同僚と協働しているので、心理臨床スキルや知識については前提とした上で、重要な資質として「人柄や職業的内的資質、モラル」が挙げられたと考えられた。人柄、職業的内的資質として重要とされたのは、多様な価値観を認める柔軟性、素直さ、温かさ、コミュニケーション力であり、モラルとして挙げられたのは、医師と同列の使命感、責任感であった。心理専門職として受診者の予後に責任をもつ姿勢が求められた。都市型クリニックの心理臨床では、生物学的治療のみでは対応できない層の受診者に対し、適切な心理療法を選択する見立てができることが求められる。また、生物学的治療を行っている受診者に対し、即効性のある援助する心理療法（たとえばリラクゼーション、呼吸法など）や心理教育ができることが求められる。さらに、選択する心理療法を見立てられるために、必要であれば自在に心理査定を使用することが必要となる。

今後、最も医療領域で心理職に望まれることは、孤立して心理室内に留まる職種でなく、チーム医療が可能

表 8-3　医療において協働する上で臨床心理士に必要とされる資質

知識
　1）医学・精神医学的専門知識の習得
　2）医療保険制度・福祉制度の知識の獲得
　3）連携対象・学校産業領域の知識の獲得
見立て力の育成
　1）精神疾患を除外できる
　2）病態水準を同定できる
　3）発達障害を見立てられる
　4）危機介入すべき時がわかる
　5）自殺念慮の明細化ができる
心理査定力の育成
　1）投影法が自分でできるようになる
　2）発達障害の査定ができるようになる
　3）総合的な査定所見を作成できる
　4）査定結果をフィードバックできる
　5）自立して病態を査定するテストバッテリーを組めるようになる
　6）心理査定を心理面接へ活用できる
心理療法の力の育成
　1）心理療法の目標をクライアントと協働し，短期的，中期的，長期的に立てることができる
　2）心理療法の技法を適切に使用できる
　3）クライアントの情報を心理療法の中で収集できる
　4）内的現実と外的現実の双方を把握するバランス感覚をもっている
理論力
　1）見立てや心理療法においてベースとしている理論的背景をもつ
　2）他の理論や技法を必要とする場面がわかる
研究力
　1）院内の研究調査のグループに所属し，研究をする
　2）学会，研究会，院内勉強会で発表する

以上の能力を踏まえた上で，もっとも必要とされる資質は，
人柄や職業的内的資質（多様な価値観を認める柔軟性，素直さ，温かさ，コミュニケーション力），モラル（医師と同列の使命感，責任感）が必要であるが，人柄，職業的内的資質，モラルは必要条件ではあるが十分条件ではない。

［小田，中井，石川ら，2007］

な職種となることである。医師や医師以外のスタッフと共通語を話し、他の職種と連携できることが求められている。ひいては、産業や教育分野の専門家へ臨床心理的評価の結果を伝え、臨床心理領域の専門家として提言できることが求められる。Ａクリニックでは複数の心理専門職が同じ職場で働いている。また、医師、看護師、社会福祉士など他の職種も協働して同一の対象を診ている。よくあるように、心理室に一人で籠もり、他の職種と関わることなく心理療法のみを行うという環境は、医療のなかで本格的に臨床心理士がきちんと位置付けられれば、自ずと減っていくであろう。このような複数の職種で協働し、治療効果を上げていく心理の職場が今後増えていく可能性がある。

現実的には保険診療上で評価されることは医療領域において最も重要なことである。そのためには、他の医療職種同様、国家資格化することが必要である。国家資格化に際しては、他の職種の国家資格同様、どのような業務をするのか、その業務に安定した効果があることの立証、それを支える技能の明示、それらの技能に到達するためにそのような訓練（カリキュラム）が必要かについて共通認識を持つ必要があろう。

◆おわりに

Ａクリニックにおいて研修を行い、研修終了後大学の学生相談室、高校のスクールカウンセラー、産業カウンセラーなどに勤務している臨床心理士は、Ａクリニックの研修がその後の心理臨床業務に役立っている度合いを平均４・73（「まったく役立っていない」～「非常に役立っている」までの5件法）と評価している。特に、広範囲に及ぶ心理査定能力を陶冶し見立てができること、他職種と連携する方法を学んだこと、チームで行動することができるようになったことが挙げられていた。今後、都市型クリニックでは現在以上に真に実力のある心理専門職が要請されることは間違いがないだろう。安定した効果を提供し、自らの技能を明示できる人材が育っていくことを望みたい。

文　献

・秋山剛監修／うつ病リワーク研究会著『うつ病リワークプログラムのはじめ方』弘文堂、二〇〇九年。
・American Psychiatric Association（2000）*Diagnostic and Statistical Manual of Mental Disorders DSM-IV-TR*. American Psychiatric Association. 高橋三郎・大野裕・染矢俊幸（訳）『ＤＳＭ－Ⅳ－ＴＲ　精神疾患の診断・統計マニュアル（新訂版）』医学書院、二〇〇四年。
・Belar, C. D., & Perry, N. W.（1992）The National conference on scientist-practitioner education and training for the professional practice of psychology. *American Psychologist*, 47, 71-75.
・Gelso, C. J.（2006）On the making of a scientist practitioner: A theory of research training in professional psychology. *Training and education in professional psychology*, S（1）, 3-16.
・市川佳居『ＥＡＰ導入の手順と運用』かんき出版、二〇〇四年。
・基本医療六法編纂委員会『基本医療六法』中央法規、二〇〇八年。
・厚生省大臣官房統計情報部『昭和45年度医療施設調査』厚生省、一九七〇年。
・厚生労働省大臣官房統計情報部「厚生労働省医療施設調査」厚生労働省、二〇〇八年。
・厚生労働省大臣官房統計情報部『平成19年度労働者健康状況調査』厚生労働省、二〇〇八年。
・『２００８年版診療点数早見表』医学通信社、二〇〇八年。
・『２０１０年版診療点数早見表』医学通信社、二〇一〇年。
・小田千夏・中井有希・石川由紀子ら「臨床心理職の卒後研修システム」『日本臨床心理学会　第二五回大会抄録集』二〇〇六年。

・小田千夏・中井有希・石川由紀子ら「臨床心理職の卒後研修システム第2報」『日本臨床心理学会　第二六回大会抄録集』二〇〇七年。
・『精神保健法詳解』中央法規、一九八五年。
・精神保健福祉研究会『精神保健福祉法詳解』中央法規、二〇〇六年。
・Shinn, M. R. (1987) . Research by practicing school psychologist: The need for fuel for the lump. *Professional school psychology*, 2, 235-243.
・『昭和40年改正精神衛生法詳解』中央法規、一九六五年。
・八木剛平・菊地謙一郎・佐藤忠彦・羽藤邦利「精神科医療の機能分化」『Consonance』一一巻、二〇〇四年。
・World Health Organization（1992）*The ICD-10 Classification of Mental and Behavioural Disorders: Clinical descriptions and Diagnostic guidelines.* Geneva: World Health Organization. 融 道男・中根允文・小見山実・岡崎祐士・大久保善朗（監訳）『ＩＣＤ－10　精神および行動の障害――臨床記述と診断ガイドライン（新訂版）』医学書院、二〇〇五年。

第V部

精神科医と臨床心理士の対話

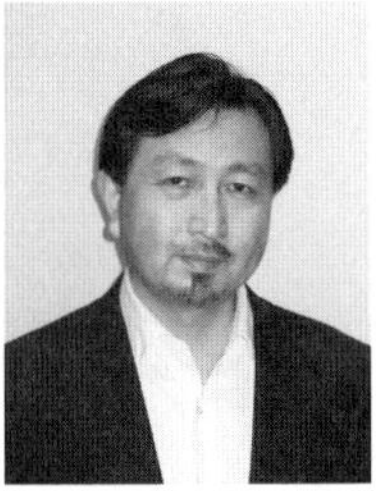

東京大学大学院
下山晴彦

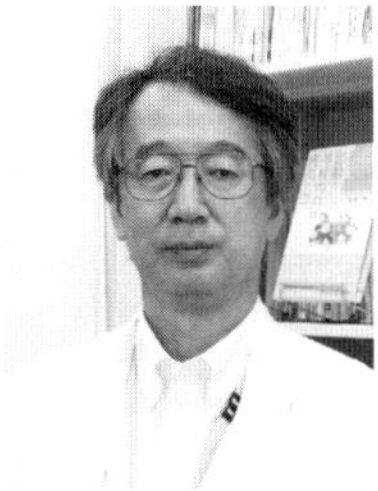

日本医科大学
野村俊明

psychiatry

clinical psychology

第9章　各章の論考から見えてくること

日本医科大学
野村俊明
東京大学大学院
下山晴彦

1．はじめに

野村　下山さんとは、大学院生時代に机を並べて臨床心理学の勉強をした間柄ですね。あの頃は、お互い20代前半でしたから、もう30年以上の付き合いになります。考え方は違う面もありましたが、当時の臨床心理学の在り方に疑問を感じていた点では共通していたように思います。

下山　その後、30年たって、臨床心理学は変わったところと、依然として変わらないところがあります。私はまだまだ課題が多いと感じています。特に、医療の分野では臨床心理学への期待が高いにもかかわらず、まだ十分それに応えられていないと思います。今回は、東京大学の大学院生を相手に第一線で活躍している精神科医の先生方に講演していただき、その講演からさらに本書のための原稿を書きおこしていただきました。どれも立派な論考でとても勉強になるものばかりです。

野村　若手の臨床心理士に精神医療の第一線の様子を伝えていただくという趣旨でしたが、私が読んでも参考になる論文ばかりです。

下山　今回は、精神医療の現状をまとめていただくとともに、「心理職に期待すること」というテーマで忌憚のないご意見を書いていただきました。ここでは、これらの論考から、何を読み取れば良いのかという角度から二人で話し合ってみたいと思います。

2．近年の境界性パーソナリティ障害治療における変化

下山　本書の第Ⅰ部では、従来の精神医療において臨床心理学が比較的深く関わってきたテーマが扱われています。最初は、境界性パーソナリティ障害の治療がテーマとなっています。

野村　林先生（第1章）の論考には、パーソナリティ障害、特に境界性パーソナリティ障害が増加しているという事実が説得的に示されています。これが今後も精神医療において重要な課題の一つであることが良く分かります。

下山　パーソナリティ障害の治療は心理療法の理論の発展にも大きな影響を与えてきたし、これからもそうだろうということですね。

野村　また、パーソナリティ障害の定義というか、パーソナリティ障害をどう捉えるかが、なかなか難しいことなのだと改めて感じました。パーソナリティ障害はパーソナリティが障害されているわけではなく、心理学的な意味でのパーソナリティ特徴に問題があるというのでもなく、持続的な非適応パターンにすぎないとされています。パーソナリティ障害自体は、単独では軽症の精神障害であるという表現もあります。パーソナリティ障害は頻度が高く、治療の対象にならないこともあると書いてあります。このあたりはどう理解したら良いのでしょうか。

下山　考慮すべき一つのポイントとして、パーソナリティ障害、特に境界性パーソナリティ障害に関しては、かつて精神分析の概念が非常に強く影響していたということがあると思います。林先生の論考では具体的に触

れられていませんが、その精神分析から離れて、新たな見方でパーソナリティ障害を理解し、治療しようという意図があると思います。例えば、カーンバーグが主張していたような、精神分析的人格構造論のようなものから離れようというのが、まず前提にあると私は感じています。要するに、人格構造論ではなく、症候論として見ていくということです。そのような観点に立つならば、確かに境界性パーソナリティ障害が増えているということになると思います。最近の若者においては、自傷行為、例えば手首を切るということは、ある意味で流行とでもいえるほど当たり前になってきています。また、いわゆる援助交際のような性非行の広がりを考えると、不適応行動のパターンも広がっていると思います。広がりつつある、自傷行為などの不適応行動の治療にどのように心理職が関わるのかは、臨床心理士の緊急の課題となってきていると思います。

効果が実証された心理的治療に関連して、林先生はリネハンの弁証法的行動療法などに言及されていました。このことからも、精神分析のパーソナリティ構造論を前提にしたパーソナリティ障害の理解と治療から離れ、不適応行動として理解し、それを認知行動療法によって治療していくという方向に心理的治療が変化してきているといえます。リネハンの方法を用いるならば、精神科医や臨床心理士、看護師などのチームによる介入がどうしても必要となってくる。それが、今後のメンタルヘルス活動の重要なポイントとなると思われます。

野村　個人の病理という捉え方から、パーソナリティ障害の概念そのものをシフトさせようということですね。林先生は、論考のなかで「パーソナリティ障害は特性としても安定しない」「定義もあいまいだ」といった旨を書いておられます。しかし、パーソナリティ障害という概念そのものは大切にされているのですね。個人的に「パーソナリティ障害という言葉や概念を、あえて使わなくてもいいのではないですか」と尋ねたことがありますが、先生は「でも、やはりパーソナリティ障害という言葉でいいと思う」と言われていました。まあ、言葉はどうでもいいと言えばいいのですが。

下山　かつてカーンバーグやマスターソンなど精神分析概念との関連でパーソナリティ障害論がとても流行っ

た時期がありました。しかし、現在では、そのようなパーソナリティ障害論はほとんど聞かれなくなり、それに替わって、発達障害が非常に注目を集めており、さまざまな問題行動を発達障害の観点から理解する傾向も出てきていると思います。もし、この発達障害論の流行が下火になった時、改めてパーソナリティ障害の観点から問題行動を理解していこうという動きが出てくるかもしれませんね。

野村　それはあると思います。例えばアスペルガー障害なども、もともとアスペルガーは自分が記載した症例を自閉性精神病質というパーソナリティ障害、以前の言葉で言う精神病質の範疇《はんちゅう》で捉えていたようですね。やがて発達障害一辺倒からパーソナリティ障害のほうに、また焦点が当たる日が来るのかもしれません。振り子が戻るような感じですが。林先生としては、病理が固定していると考えるのではなく、バイオ・サイコ・ソーシャルないろいろな要素で起きてくる不適応パターンとしてパーソナリティ障害を捉え、それを多面的多次元的にアプローチしていかなければならないという、そういう論理展開だということですね。

下山　それでチーム医療が大事になってくる。心理社会的な介入が大きなウエイトを占める。

野村　そうなるでしょうね。もともと薬物療法の効果は限定的なわけですから。

3．精神医療において心理職が期待されていること

下山　特に境界性パーソナリティ障害の場合などは、いろいろなところでアクティング・アウトするし、社会的な調整をしなければいけない。家族の調整や学校・職場の調整をしなければいけなくなる。そうなると、心理職が精神分析のように、内的な世界だけ扱っていたら、対応できない。まずは、人間関係の調整をしたり、行動のコントロールのサポートをしたりすることが求められる。もう一つ、チーム医療のなかで、心理職がチームリーダーになるという面もあります。一方では生物学的介入として、医師の薬物治療や入院治療などがある。他方では社会的介入として、ソーシャルワーカーが担当する制度的なサポートがある。その両者をみながら、

心理的観点から、バイオ・サイコ・ソーシャルな側面の関係を調整し、全体のバランスの良いサポートシステムを構成する際にリーダーシップをとることも、心理職の役割になってくると思います。

野村　パーソナリティ障害の病理を軽減するために最も効果的なのは、地域生活や家庭生活で援助することであるというのはわりと新しい見方ですよね。これまでは、どちらかというと密室で内面に関わる心理療法を行うというのが心理職のイメージでしたね。

下山　それは、一人で患者さんを抱え込んで、結局は抱えきれずに投げだすということにもつながっていたと思います。

野村　以前は、対象関係のあり方が議論の中心でした。それが大事なのは変わらないでしょうが、第一人者の林先生が、そのような精神分析の観点から、認知行動療法やバイオ・サイコ・ソーシャルモデルの観点に軸足を移しているとしたら、非常に新しい見方ですね。場合によっては病院を離れて、というような援助になってくるわけで、そういった場面で心理の人がチームリーダーのようになり、マネージメントしていくのはありうる形ですよね。

下山　そこで林先生が、「心理職は、かつて名人芸や特有の味わいで勝負する気風が強かった。それは一芸に徹するという潔い態度であるが、それによって周囲に理解されなくてもよいという独善に陥ることを戒めなくてはならない」と言われているのはまさにそうだと思います。これからの心理職はチームのなかで、自分の役割をうまく調整していくスキルが求められている。

野村　地域や家庭生活等に入っていくと、絶対にそれではやっていけなくなるので、必然的に変わらざるを得ない。

下山　名人芸とか味わいだけではね……。ところが、一方で「心理の味わい」を出して欲しいと書いてある。じゃあこの〝味わい〟って何だろうと考えてしまいますね（笑）。

4．「心理の味わい」とは何か

野村　それは僕も林先生に聞いてみたいと思った。心理ならではの〝何か〟があるという好意的なコメントだとは思うけれど、ただ、具体的にどのようなことを求めているのか。

下山　苦悩に共感し、人間として受け止めるといったことですかね。

野村　そうですね。確かに大事な要素で、それを失ってしまうといけない。難しい注文を出しているというこ とだけれども、専門的な技能を持ちつつ、人間味のあふれる共感する力も持って欲しいということでしょうか。

下山　第I部のテーマである「従来から心理職が関わっていた精神科領域」では、従来はパーソナリティの問題を、発達早期の愛着の問題として見る傾向が強かった。それが、現在ではパーソナリティ障害の新たな理解に基づき、不適応行動パターンを多くの専門職が協力して調整をしていくという方向に変化してきています。その際、心理職は、一方で多職種間の調整役になるという面と、他方で従来の心理職のような味わいは残して欲しいとの期待がありますかね。ここがなかなか難しい。

野村　難しいけれども、たぶん、そういう期待があるのだと思います。

下山　その〝味わい〟というのは何なのでしょうか。

野村　医学は実用的現実的な色彩が強いが、臨床心理学はそれよりも心の奥底に入っていくというニュアンスがあるし、あまり現実適応に縛られないというイメージもありますね。

下山　人間を全体として捉えるということでしょうか。どこかで人間性心理学のような、苦悩する人間として共感していくという部分は残して欲しいということでしょうか。

野村　パーソナリティ障害の治療の場合は、それはとりわけ必要だということではないでしょうか。難しい注文だけれど、そうではないですかね。

下山　確かに、弁証法的行動療法では基本的にそういう人間的受容や共感を重視する面と、現実直面や行動統制を求めるという、両面を統合することが求められる場合がありますね。ある面では行動統制を厳しく求めるが、その前提には、患者さんと治療者の間には共感や受容が必要であるという、一見して矛盾した両面を備えていることが心理職に求められているともいえます。

野村　ある意味で、要求は高いですね。

下山　日本の臨床心理学は未だに精神分析にこだわっていたりしますので、このような高い要求に応えるのは難しい。そもそも古い発想から離れられないのですから。

野村　抽象的な論考を書いている研究者の中には特定の理論にこだわる人が多いように思います。しかし、現場で出会う臨床をやっている若手はだいぶ変わってきている感じがします。

下山　現在は、効果研究によって有効性が実証された方法を用いるということは、市民の間では常識になりつつある。むしろ、日本の場合、臨床心理学内部のほうが遅れてしまっている。未だに精神分析にこだわって、それ以外の可能性が開かれない心理職も少なからずいます。あるいは、離れようとしても、次にどうしたらいいのか分からずに自信を持てない心理職も多くなっています。おそらく、今必要なのは認知行動療法であろうと感じていても、それが実際に自分にできるかと不安になっている心理職が多くなっていると思います。特に現場を持たずに、大学で教えている中堅教員にそのような不安を持っている人が多いのではないでしょうか。

野村　教員が変化しなければ、若い学生は変化しにくい。それが、日本の臨床心理学の構造的問題ですね。

野村　ただ、そこでまた「個別の技法」に頼ろうとすると、同じことの繰り返しになる危険があるように思うのですが。

下山　個別の技法というのは？

野村　たとえば認知行動療法が役に立つのは確かですが、精神分析の時代が終わり今度は認知行動療法の時代になりました、というのは同じことの繰り返しになってしまう可能性があるのではないですか。

下山　認知行動療法は、精神分析と次元が異なるということはありません。精神分析は、フロイトの理論を軸に体系化された方法です。それに対して認知行動療法は――行動療法は特にそうなのですが――体系化されたものではなく、単なる介入技法の集合体に過ぎません。したがって、介入対象となる問題の成り立ちに合わせて、適宜技法を選択し、さまざまな技法を組み合わせて、最も効果のある介入をしていくことになります。その点で、学派性やドグマ性は弱いと思います。そういう技術者の発想で、医師などの、他の専門職の皆さんとチームを組んでいくことが大切であると思います。精神分析に親和性の強い心理職は、〝臨床家〟と自称し、一家を成そうとする傾向があり、チームワークを組むことが難しい傾向があるともいえます。

野村　先ほどの〝味わい〟に関連することですが、認知行動療法にしても、行動療法にしても、それを使う前提としてのベースが必ずあるはずです。精神分析でも、認知行動療法でも、その基盤となる事柄は多分ほとんど同じです。それが、心理職独特の〝味わい〟につながるのではないでしょうか。そこのところのトレーニングにこそ心理職独特なものがあり、それを身につけることで〝味わい〟につながるものになると思います。その上に乗っかって認知行動療法があり、精神分析があるということになるのかと思います。そうならないとまずいのではないでしょうか。われわれが若いころにやった、クライアントの許可を得て面接を録音してそれを繰り返し聴くとか、その面接を逐語にして文章にするとか、そういう基礎的な訓練も、まんざら無意味ではないというか。

下山　当然のことですが、従来の心理職の教育にも大事なものがありますね。

野村　そうだと思います。ただ一方で、話を共感的に聞いて、深く受容すればパーソナリティ障害が変わるかというと、そうではなさそうだというのがはっきりしてきたわけです。地域のなかで具体的に援助するとか、場合によっては教えたり指示したりしなければいけない、そういう個別のスキルが、ベースになるものの上に乗らないと、機能しないですよね。そう考えると、訓練の時間はかかりますね。

5．PTSD治療の経験から心理職に求められる改善点

下山　本書の全体のテーマの一つとして、「訓練」が挙げられています。

野村　訓練に関しては、金先生（第2章）は、論考のなかでかなり厳しく書かれている。

下山　訓練を受けた時間数のことにも言及されていましたね。つまり、従来のものは大事にしながらも、今の時代の要請のなかで、新しい概念、新しい介入方法に合わせた技術を身に付けていかなければいけない。そのための訓練をしっかりと時間をかけて行わなければいけないということですね。

野村　それに見合った変化が心理職の在り方に求められるということですね。

下山　変化といえば、外傷後ストレス障害（PTSD）に関して、かなり概念が変化発展してきている。第2章でも触れられているように、PTSDに関して生物的なことがものすごく分かってきたということがありますね。

野村　そうですね。

下山　臨床心理学の発展にとっては、PTSDというのは非常に重要なテーマでした。アメリカで臨床心理士の資格ができたのも、第二次世界大戦後の戦争神経症があり、その治療が必要になってきたことがきっかけでした。PTSDの治療に、どのように臨床心理学が関わるかというのは、歴史的にも、それから今後に向けても、非常に重要なものだと思います。しかも、この間の研究により、生物医学的な見解もはっきりしてきた。それから、持続エクスポージャー療法（PE）という、治療効果がかなりある介入法も出てきた。したがって、PTSDは、まさに従来から心理職にとって重要テーマであったものですが、それが最近、新たに変化発展し、心理職に対して変化することを求めるようになったと言えるでしょう。

野村　PTSDについて言えば、生物学的なことが解明されつつありますが、それが心理療法でかなり治るというのも分かってきています。そこが非常に大事なところですね。

下山　バイオ・サイコ・ソーシャルのバイオ（生物）とサイコ（心理）の部分が、非常に関係してきていることが分かってきて、面白い連携ですね。

野村　バイオ（生物）からサイコ（心理）へという一方向ではなく、逆もあるというのが興味深いところです。

下山　サイコロジー、つまり心理的介入で治ることにより、バイオロジー、つまり生物的側面も改善されてくる。

野村　そういう点では、これは心理療法にとって重要なテーマですよね。持続的エクスポージャー療法などはまさに心理療法以外の何ものでもないですから。

下山　ところが、そのエクスポージャーのような手法は、日本の臨床心理学が最もやってこなかったことでもあるわけです。受容ばかりを強調し、現実への直面化をないがしろにしてきた。精神分析においても、日本ではユング心理学などのように独特の心理力動的方法をとっているので、それほど直面化させるわけではないと思います。むしろ、共感的な対応を重視していると言えるでしょう。そこで、PTSDの治療ということに関しては、まさに日本の臨床心理学が問われていると思います。どう変われるかということが問われているわけです。しかも、東日本大震災で、多くのPTSDの問題が出てくる可能性がある。それにどのように対応するのかは、日本の臨床心理学の重要な課題ですね。

野村　エクスポージャーはきちんとしたトレーニングを受けないと怖いですね。私も金先生から分厚いマニュアルを送っていただいて、勉強しようかと考えたこともありましたが、時間のゆとりもなかったし、まだ気持ちの上で踏み切れていません。精神科医としての通常の診療時間の枠では実際のところできないという現実的な問題もあります。

下山　確かにエクスポージャーを実施するためには、環境を整えることに加えて、十分な技術訓練が必要となりますね。私の研究室では、強迫性障害のエクスポージャーのプログラムを実施しているのですが、その前提として臨床心理学の実践の基礎訓練をきちんと習得することが大切であると痛感しています。その上で、エクスポージャーの知識と技法を教育し、プログラム化したプロセスで実施する形を整えるならば、比較的若い心理職でも有効な介入が可能であることを確かめています。大学院の修士課程で1年間学んだのみの若手でも、実際に強迫性障害の症状が確実に軽減するケースを多く経験しています。

野村　エクスポージャーは、強迫にしてもＰＴＳＤにしても、治療が中断しなければまず治療効果を得られる技法です。

下山　本当にそう思います。

野村　それは理屈からしてそうですね。症状として出ているものに暴露するわけで、それに耐えられればまず良くなります。ただ問題は、それに耐えきれずにドロップアウトしてしまう患者さんが少なくないことで、このところで技術がすごく要ります。単純に恐怖や不安の階層表をつくり、順番に機械的に暴露していけばいいかというと、それでは絶対にダメで、そこに何かプラスアルファが要る。誰がやっても成功するかというと、そうではないので、そこに認知行動療法のトレーニングをきちんと行い、心理職がそれに耐えられる、遂行していく能力をつける必要がある。こういう点まで含めての認知行動療法のトレーニングシステムはまだ未確立で、日本全国でできるところがそれほどないから、これをどう創っていくかは非常に重要なことですよね。

下山　従来、日本の臨床心理学が重要視していた共感とか、受容とかということが、逆に試されることになりますね。私の研究室で行っている強迫性障害のエクスポージャーは、野村さんが言われたように、臨床心理学の実践の基礎訓練を習得しないうちは、誰でもできるわけではないのです。プログラムの内容は決まっているから、手続きはこのようにすれば良いということは分かっている。しかし、その介入が成功する者と、成功せずに中断になる者がいます。それは、介入環境を適切に形成できなかったという問題もありますが、それだけでなく、患者さんにどれだけ共感し、協働関係をどれだけ構築し、患者さんの動機づけをどれだけ高められるのかにかかっています。ですから、そこでは、心理職の基本的な共感能力が問われます。

野村　そうです。不潔恐怖の人に汚い状況をつきつけるわけだから、それは治療者が、その人を支えなければできないわけです。認知行動療法に関する理論的なトレーニングと同時に、それが林先生の言う味わいのようなものに通じるのだろうけれど、何かがないと続かないですよね。患者をエンパワーする何かがね。その両方をやっていく必要があると思います。どちらかというとエンパワーするほうは、もしかしたらこれまでやってきたのかもしれないし、それも不十分だったのかもしれないけれども、認知行動療法的なアプローチが欠けていたのは間違いないですね。

下山　従来は、心理職は、一生懸命共感して、受容して対応しようとしていた。その結果として、ケースが続くか続かないかということのみに関心が向いていたと思います。どのような介入の仕方が役に立って、どのようなものが役に立たないのかを厳しく評価する視点が欠けていました。内輪の事例検討会でお茶を濁していた面があったのではないでしょうか。それに対して、エクスポージャーのような、厳しい介入法を導入する場合には、その前提として共感や受容がどれだけきっちりとできているのかが、明確に評価されることになる。その点で、エクスポージャーを導入するためには、心理職の基礎訓練の達成度が厳しく問われることになりますね。

野村　そうですね。具体的な治療効果が問われる時代になってきているということです。僕らの若いころは、面接が続いていれば、何か評価されるような雰囲気がありましたよね。

下山　「面接が続くのは、クライアントとの間に信頼関係が築かれたからだ。大きな目的を果たした」と言っていればよかったわけですね。

野村　患者さんが個人的な悩みを話すと、何かそれだけで評価されるような雰囲気があった。今はもう少し具体的に、症状がどれだけ軽くなったかが問われている。

下山　効果が出ているかということです。

野村　社会的な適応が改善されたかというところまで、心理職にも求められる時代になってきている。その点では具体的な要求が突きつけられています。症状の改善は医者任せで、サポートして深く聞いていればいいという時代ではありません。

下山　本当にそうだと思います。むしろ、境界性パーソナリティ障害にしても、ＰＴＳＤについても、新しい生物学的知見も見えてきているし、新しい概念も出てきている。さらに生物学的側面と心理的側面の相互作用も見えてきているから、お医者さんのほうも、自分たちだけではできないのがはっきりしてきている。そうなってくると、心理の力が問われる。しかも、そのための援助の仕方も、弁証法的な行動療法やＰＥ等が出てきた。そうなると心理職のほうは、ただ話を聞いているのでは済まなくなってきている。

野村　それに見合う技法もいろいろつくられつつあるから、それを取り入れてという時代になってきているということだと思います。ただ、それを支える訓練体系が、まだまだできていない。

下山　そうです。林先生・金先生は、その最先端を行っているから、単に心理職が居てくれればいいというのではない。実際に新しい概念、治療法を扱うことができる心理職がいてもらわなくては困るということです。

野村　ＰＥはすごく人手が要る治療なので、圧倒的に治療者の数が足りないです。パーソナリティ障害への治療もそうだと思います。治療者が足りない。これは職種と関係ないですから。

下山　そうなってくると、心理職に求められている特性が変わってくる。つまり、以前は話を聞いて、共感をしていくのでよかったので、素朴な人柄のカウンセラーがいればそれでよかった。ところが、弁証法的行動療法やＰＥのように、しっかりと直面化をすることが求められる介入法であれば、それだけでは済まされない。

患者さんに対する共感とともに、自分でプログラムを組み、きちんとしたリーダーシップを執る能力が求められる。それと同時に、社会的な能力も求められるようになる。

野村　社会に通用するための専門性がすごく要る。

下山　人間性が必要なのは当然ですが、それだけでなく、高度な専門性が求められる。そのための、高度な訓練が求められるようになってきたということですね。

6．専門性を高めるために必要な心理職の教育訓練課程とは

野村　金先生はかなり具体的に時間数まで示していますが、これは日本の状況で可能なのですか。

下山　現状では無理ですね。教育訓練システムを変えなければいけない。つまり、博士課程も必要となるでしょう。私の意見としては、このような専門性を高めるためには、心理職の階層化が必要となると思います。つまり、話を聞いて、安心してもらうタイプのカウンセラーは、それはそれで必要だと思います。従来の、日本臨床心理士資格認定協会のモデルがそれにあたりますが、しかし、それは修士課程で学ぶレベルです。医学の知識や社会的能力をもち、エクスポージャーのような高度な専門性を必要とする介入ができる心理職となると、修士課程の基礎訓練に加えてさらなる教育訓練が必要となる。まずは、基礎訓練ができていなければいけない。それに加えて、性格的にもしっかりリーダーシップを執らなければならないのです。医学等の知識や複雑な介入技法を習得する能力も必要となる。しかも、スーパービジョンを何百時間と受けなければならない。そこまで考えると、とても修士課程だけでは足りない。博士課程を修了した上級の心理職が必要となります。その意味で階層化が必要になってくると思います。

野村　アメリカで言えば、カウンセラーと、クリニカル・サイコロジストの違いですね。

下山　そうです。日本でも、カウンセラーとクリニカル・サイコロジストの区別は必要です。現在の日本では、

その両者の区別がなく、グチャッと一緒になっています。グチャッとなれば、易しいほうに流れてしまう。しっかりとした高い専門性が育たないことになっています。ですから、従来のものから新しいものにするためには、心理職が専門職の枠組みを変えていかなければいけない。

野村　やはりスーパービジョンを何時間とか、そういう枠組みが必要でしょうね。外科の専門医だと手術経験が何例といった具合の基準がありますが、精神科はまだ曖昧です。

下山　そこが難しいのは、スーパービジョンを取り入れようとなると、次にスーパーバイザーはどういう資格にしようかという問題が出てくるためです。今の日本は各学派で分かれてしまっています。精神分析は精神分析で、自分たちのスーパーバイズの段階を決めてしまっている。臨床心理学のスーパーバイザーをどのレベルにするかとか、どういうものを基礎技術とするかに関しては、学派で意見が割れていて、話がまとまらないのが現状です。

野村　大変ですね（笑）。

下山　さまざまな学派を超えて、共通して重視しなければならないのは、利用者の利益を第一に考えるという視点です。自分たちの学派の利益を考えているだけでは、単なる家元制度を守る宗派のようなものです。公共に貢献する専門職にはなりえません。ですので、心理職が専門職となるためには、公共の利益を基準にして学派を超えて介入方法を選ぶことが前提となります。そして、その公共の利益になるかどうかを検討するのが、効果研究です。効果研究で有効性が実証されるということが、基準になるということでしょう。そのような基準で見ていくと、認知行動療法関連の方法が有効であるとの結果が多く出ています。その結果、米国でも英国でも認知行動療法の技法を軸として臨床心理学が再構築されてきています。スーパービジョンも、そのような軸で見ていく必要があるでしょう。単に学派の技法を伝承するためのスーパービジョンではなく、そのスーパーバイジーが対象としている問題や障害に最も有効性を発揮できる介入技能をスーパーバイザーが教育訓練

子どもの心理臨床［全9巻／18冊］

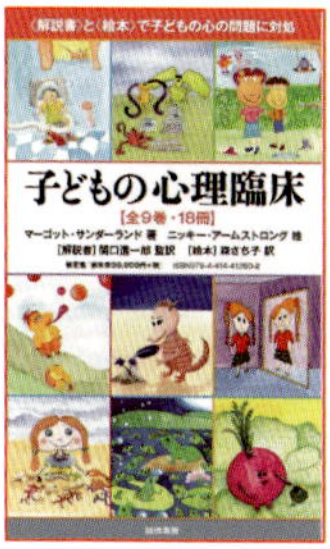

マーゴット・サンダーランド 著　ニッキー・アームストロング 絵
解説書：関口進一郎監訳　絵本：森さち子訳
発行所：誠信書房
■ B5判 18冊函入り
■ 揃定価 31,500円［揃本体 30,000円＋税］
■ ISBN 978-4-414-41350-2

◎ このシリーズの特徴と使い方

☆ 本シリーズは［絵本］と［解説書］がセットになっていて、全9巻18冊の構成になっています。

☆ 各巻は子どもが抱える心理的な問題をテーマ別に取り扱っています。

☆ まず［絵本］を子どもに読み聞かせます（あるいは、子ども自身に［絵本］を読んでもらいます）。

☆ 絵本を子どもに読み聞かせたあとで、親や教師、専門の心理職の方は、解説書で紹介されている課題やゲームを、子どもの年齢や状況に合わせて、行わせてみましょう。これらの課題は、子どもの創造性に訴えかける作りになっていて、子ども自身が自分の気持ちを表現しやすいように工夫されています。

☆ 課題やゲームに取り組むことで、子どもは自分の抱えているこころの問題に気づき、それと向き合うことができるようになります。また子どもの本音を知ることができるので、援助しようとする大人は、子どものこころの問題がどこにあり、いかに対処すればよいか理解できます。

☆［絵本］を読むだけでも、子どものこころに変化が生まれます。子ども自身が自分のこころの問題を正面から捉え、変わろうとする気持ちが芽生えます。

☆ 本シリーズが焦点を当てているのは、「いじめ」「恐怖」「不安」「自信喪失」「感情の抑圧」「怒り」「憎しみ」など、現代を生きる子どもたちの誰もが直面するこころの問題です。

☆ 子どもの発達段階やこころの問題に合わせて、各巻を活用されることをお薦めします。

◎ このシリーズの対象読者

○ 臨床心理士（スクールカウンセラー・児童相談所カウンセラー）
○ 教師・養護教諭
○ 小児科医・精神科医
○ 社会福祉関係者
○ 保護者

（株）誠信書房
〒112-0012 東京都文京区大塚 3-20-6／TEL.03-3946-5666／FAX.03-3945-8880
http://www.seishinshobo.co.jp/

3巻 《解説書》「感情を抑圧した子どものために」
《絵　本》「へっちゃら君」

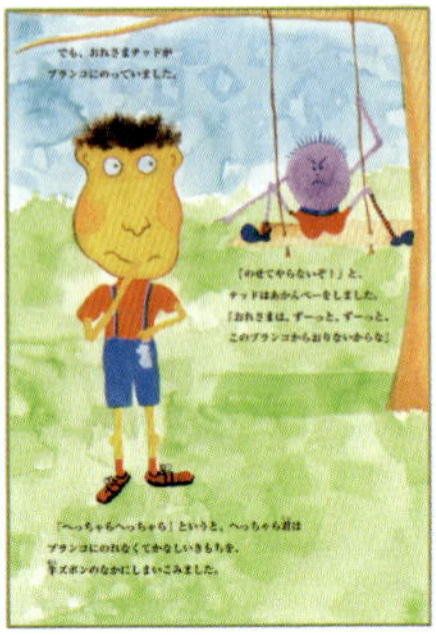

●『へっちゃら君』のあらすじ

「へっちゃら君」は、いつも何かを我慢して、ひとりで頑張って、自分の気持ちをしまいこんでしまう少年です。彼はどんなに嫌なことや悲しいこと、つらいことや寂しいことがあっても、いつも勇敢にふるまって「へっちゃらさ！」と周りに言います。でも本当は感情を自分のなかで押し殺していたのです。ある日のこと、封じ込めていた感情でがんじがらめになって、動けなくなった「へっちゃら君」を救ってくれたのは、自分の感情を大切にしなさい、という「かしこどり」の言葉でした。

● この物語が教えてくれる心理学的なメッセージ

☆ 不快な感情をいくら封じこめても、それがなくなってしまうわけではない。むしろ、自分の中に抑え込むことで、かえって強大なものになってしまう。

☆ 感情が封じこめられることで、人生の喜びや楽しみを損なってしまうことがある。

☆ 感情を人と分かち合えないことは、とても寂しく、恐ろしいことである。自分の気持ちを誰とも分かち合うことなくすごしていると、つらいという感情はさらに増すばかりである。

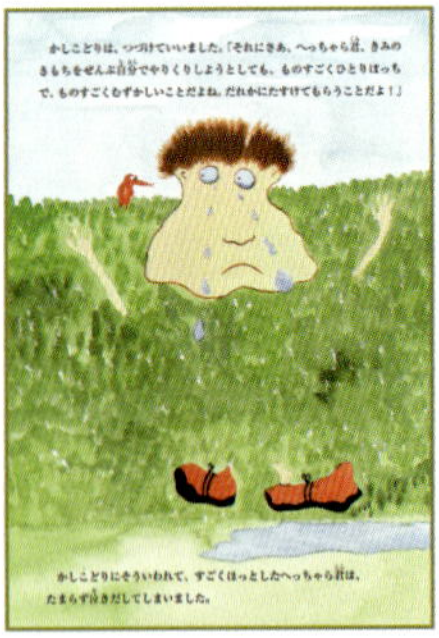

● この本は次のような子どもを助けるのに役立ちます

☆ とてもつらい気持ちを、自分ひとりだけで、なんとかしようとしてしまう子ども

☆ 泣いたり怒ったり、怖いと口にしたり、相手に自分の気持ちを訴えようとしない子ども

☆ 過去のつらい感情を解決できないまま、それをたくさん抱えている子ども

☆ 妨害や混乱だらけの生活を送っていても、そのことを考えたり、きちんと感じたりできないままでいる子ども

☆ 自分では手に負えないことでも、なんとか自分で解決しようともがき苦しんでいる子ども

☆ 表には出せない悲しみで、いっぱいになっている子ども

1 巻　《解説書》「不安や強迫観念を抱く子どものために」
　　　《絵　本》「ゆらゆら君とまっすぐ君」

●『ゆらゆら君とまっすぐ君』のあらすじ

少年「ゆらゆら君」は、いつでもどこでも、いつも“ゆらゆら”していて、不安な気持ちでいっぱい。反対に、となりの家の少年「まっすぐ君」は、いつでもどこでも、“まっすぐ”きっちりしていることに、窮屈な気持ちでいっぱいです。“まっすぐ”安定した世界に憧れる「ゆらゆら君」と“ゆらゆら”な不安定の世界に憧れる「まっすぐ君」の二人は、ある素敵な体験をして、人生が変わります。

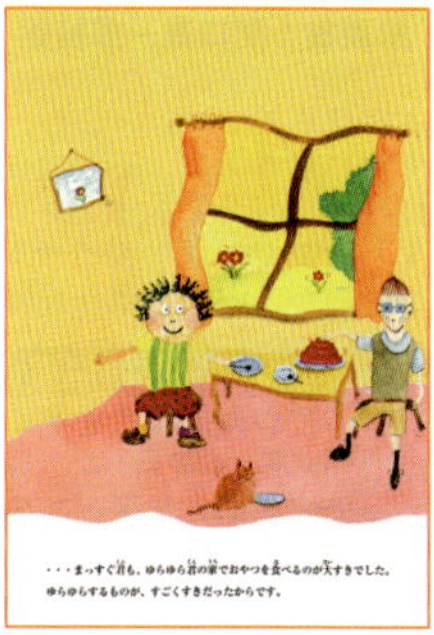
・・・まっすぐ君も、ゆらゆら君の家でおやつを食べるのが大すきでした。
ゆらゆらするものが、すごくすきだったからです。

● この物語が教えてくれる心理学的なメッセージ

☆ 自分らしくあることが不安定なら、世の中で体験することも不安定になってしまう。

☆ 手助けがあれば「狭い生活」から抜け出して、世界のなかでのびのびと生きることができる。

☆ 人とふれ合う経験は、あなたが夢にも思わないほど、あなたの生き方を広げてくれる。

☆ 人は、ある生き方を始めると、それしか存在しないと感じてしまいがちだ。

● この本は次のような子どもを助けるのに役立ちます

□「ゆらゆら君」タイプ

☆ 内面に強い不安を抱えた子ども

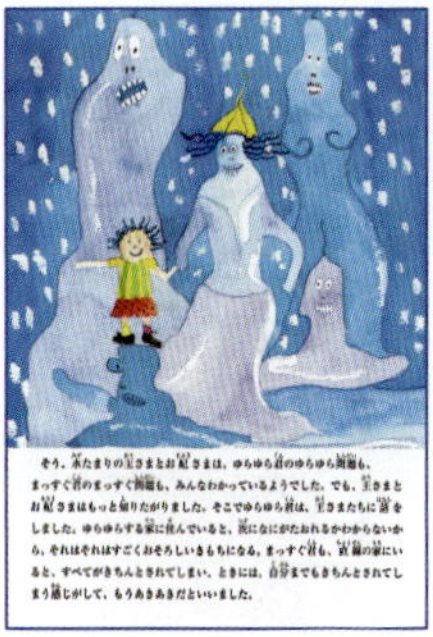
そう、水たまりの王さまとお妃さまは、ゆらゆら君のゆらゆら部屋も、
まっすぐ君のまっすぐ部屋も、みんなわかっているようでした。でも、王さまと
お妃さまはもっと知りたがりました。そこでゆらゆら君は、王さまたちに話を
しました。ゆらゆらする家に住んでいると、次になにがたおれるかわからないか
ら、それはそれはすごくおそろしいきもちになる。まっすぐ君も、両親の家にい
ると、すべてがきちんとされてしまい、ときには、自分までもきちんとされてし
まう感じがして、もうあきあきだといいました。

☆ 心配しすぎる子ども

☆ 冷静になれない子ども

☆ 集中するのが難しいと感じている子ども

☆ 心の傷に苦しむ子ども

□「まっすぐ君」タイプ

☆ 退屈を感じている子ども

☆ 周りから見ても心配になるほど「いい子」にしている子ども

☆ 空想の世界に住んでいる子ども

☆ 思い切り楽しむことが苦手な子ども

絵本と解説で子どものこころの問題に対処

子どもの心理臨床　全9巻/18冊

マーゴット・サンダーランド 著　ニッキー・アームストロング 絵

解説書：関口進一郎監訳　絵本：森さち子訳　B5判18冊函入り・揃定価31,500円（税込）

ISBN978-4-414-41350-2

本シリーズでは、いじめ、喪失、恐怖、不安、怒りなど、現代の子どもが抱える心の問題をテーマ別に取り上げ、その対処法を紹介していきます。最新の心理学・精神医学の研究に基づいた技法をお伝えし、また、「物語」を通して子どもの問題を理解し、働きかける方法を紹介します。教師やスクールカウンセラーなどの子どもにかかわる専門職だけではなく、大切な子どもの健やかな成長を願う親にも役立つ内容となっています。

巻	解説書タイトル	絵本タイトル
1	不安や強迫観念を抱く子どものために 96頁　1890円　ISBN978-4-414-41351-9	ゆらゆら君とまっすぐ君 36頁　1470円　ISBN978-4-414-41361-8
2	恐怖を抱えた子どものために 176頁　2520円　ISBN978-4-414-41352-6	大きな世界のおちびのウィーニー 40頁　1470円　ISBN978-4-414-41362-5
3	感情を抑圧した子どものために 72頁　1785円　ISBN978-4-414-41353-3	へっちゃら君 40頁　1470円　ISBN978-4-414-41363-2
4	思いやりをなくし，弱いものいじめをする子どものために 104頁　1995円　ISBN978-4-414-41354-0	ふわふわころりんのプーミン（と、えっへん3兄弟） 48頁　1470円　ISBN978-4-414-41364-9
5	大切なものを失った子どものために 112頁　2100円　ISBN978-4-414-41355-7	海が戻ってこなくなった日 48頁　1470円　ISBN978-4-414-41365-6
6	自信を失っている子どものために 128頁　2100円　ISBN978-4-414-41356-4	私ってごみくず、かな？！ 40頁　1470円　ISBN978-4-414-41366-3
7	怒りや憎しみにとらわれた子どものために 256頁　2940円　ISBN978-4-414-41357-1	ハティは、親切大きらい 40頁　1470円　ISBN978-4-414-41367-0
8	愛する人を待ちわびる子どものために 64頁　1470円　ISBN978-4-414-41358-8	お月さまにっこりを待ちこがれたカエル君 36頁　1470円　ISBN978-4-414-41368-7
9	夢や希望をもてない子どものために 64頁　1470円　ISBN978-4-414-41359-5	お豆のニューピー 32頁　1470円　ISBN978-4-414-41369-4

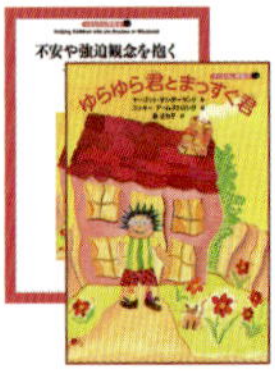

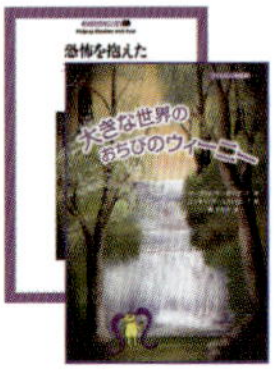

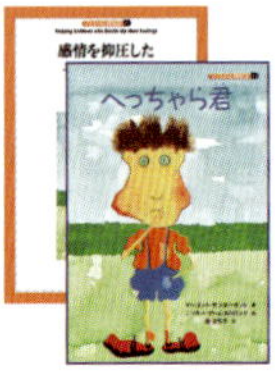

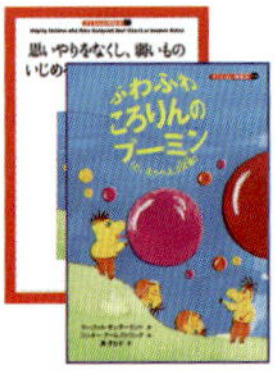

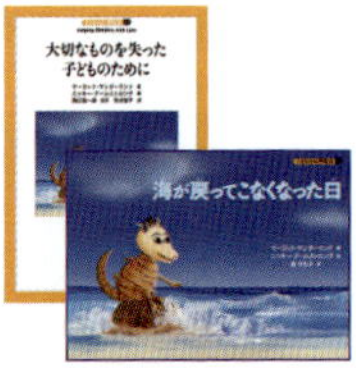

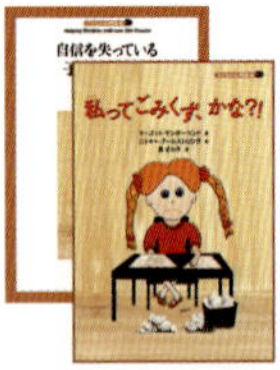

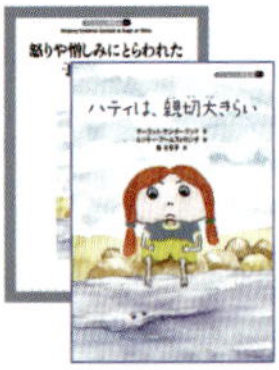

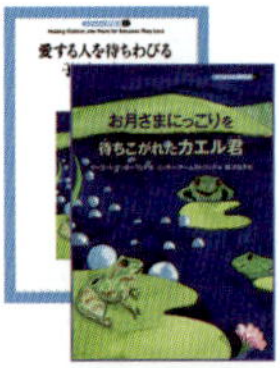

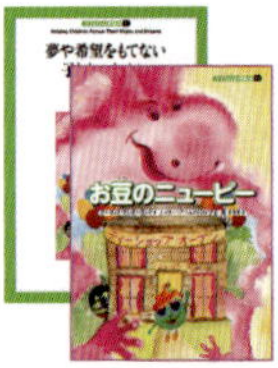

誠信書房 SEISHIN SHOBO
〒112-0012 東京都文京区大塚3-20-6 TEL.03-3946-5666／FAX.03-3945-8880 ［税込］

することがスーパービジョンの目的となります。したがって、効果研究によって役に立つものを教えるという基準を設け、訓練システム、それから専門性の高さというものを体系化していかなければならない。心理職の教育訓練の課題は、そのようなことであると思っています。

野村　何段階かの教育に分け、どこまでいくか。その人のやる気と資質で振り分けざるを得ないということですね。

下山　今の日本の問題点は、専門性というのが学派の集まりとして、何かある種の合意ができてしまっていることです。それを解体して、むしろ、ここで求められているような、今この障害には何が必要なのか、どういう介入法や技法が有効なのかということを大前提にして、訓練システムを再構築していく必要があるでしょう。

野村　それが決定的に大事です。まず技法ありきでなく、そのケースにどういう技法が必要なのかという、そういう発想に変えていかないと。

下山　第I部で言われていることは、まさに従来型の臨床心理学の在り方を変えなければならないということです。どう変えていくかは、今議論したところではないでしょうか。まさに、「従来型から新たな協働関係へ切り替えていくための課題」は、そういうところだと思います。

野村　医学的な概念も変わってきていることを、押さえなければいけないということですね。

下山　本当にバイオ・サイコ・ソーシャルになっています。それにともない、介入法も変わってきています。心理も、従来型の学派志向性なところから離れなければならないということではないですかね。

野村　ＰＴＳＤ、トラウマの精神障害とパーソナリティ障害は、心理療法のいちばんメインのところであるのは間違いないですね。

下山　そうです。このテーマについては、米国の精神分析が１９６０年代から１９７０年代にかけて熱心に議論したものですね。米国では、それがすでに過去の遺物になっているのに対して、現在の日本の臨床心理学は、それを後生大事に抱えているという感じでしょうか。

野村　そうですね。しかし、それはだんだん変わってきているということですね。それにともない心理療法がどう変わっていくか、心理職がどう変わっていくか。

下山　心理職も早く頭を切り替えて、専門的な技術集団にならなければいけないですね。そのためにも専門性の基準を変えていかなければならないと思います。

野村　金先生は、かなり厳しくスーパービジョンについて述べています。

下山　スーパービジョンは、しっかりと専門性を規定しておかないと、若い訓練生をマインドコントロールするための方法になる危険性があります。スーパーバイザーは、若い訓練生にとっては、自分を評価する権威ですね。そのため、専門性の基準がきちんと合意されていないと、スーパーバイザーが権威を笠に着て若い訓練生に対して自らの学派の理論を教え込み、マインドコントロールすることが起こりやすいのです。私としては、臨床心理学の、統一的な専門性の基準が明確に示されるまでは、安易にスーパービジョンのシステムを作ってしまわないほうがよいと思っています。システムの話は、心理職の技術とは何なのか、専門性は何なのかということをフェアに議論した後だと思いますね。

野村　精神科医も学会認定の専門医ができ、ようやく何年かが経過し、まだ十年もたたない状況です。ところで、パーソナリティ障害、人格障害は変わらないという教育を僕らは受けたのです。しかし、林先生の論考では新しい考え方が提唱されています。ＰＴＳＤに関しては、わりと広く診断されるケースと、非常に狭く診断されるケースと両方あり、精神医学のなかで対立があります。しかし、臨床的にはＰＴＳＤという診断にこだわらず、トラウマ由来の精神科的な問題と捉えておけば良いと思う。この人はＰＴＳＤなのか、そうではないかという議論をし出すと、実は精神科医の間で、けっこう意見が別れてしまうのです。診断は賠償や補償などの法的な問題が絡む場合には極めて重要ですが、臨床的には極端な話、どちらでもいい。要するにトラウマがあり、その後、苦しんでいるということなので。金先生の論考では「ＰＴＳＤ」で書かれていますが、トラウマ体験ということがあり、それに関心を払って、そこに心理的な技法や援助をどう使うかと捉えておけばいいと思います。

下山　そうすると、議論が広がりを持ってきますね。例えば、いじめが原因として不登校になった子どもの場合、そこにトラウマの症状が見られるということもあるでしょうね。それが引きこもりの原因になっているのに、見逃しているということもあるかもしれません。

野村　そのとおりです。それがＰＴＳＤかどうかは、裁判の場合は重要になってきますが、臨床上は決定的なことではないように思います。

下山　エクスポージャーが役に立つ場面も広がるかもしれない。治療の仕方も変わってくる。単なる受容だけでなく、直面化も必要になってくる。そのように変化した場合、心理職の専門性もずいぶん変わってくるでしょうね。

野村　ＰＴＳＤという概念ができたおかげで、トラウマを受けた後の精神症状の変化が研究されるようになってきました。金先生の論考にも書かれていますが、ＰＴＳＤというのは、非常に苛烈な体験があった場合、誰にでも起こりうることです。例えば、今回の震災についても当てはまってきます。しかし、金先生の論考にはＰＴＳＤになっても大多数は治るとはっきり書いてあるのですが、一方で治らない人、治りにくい人にどのように介入するかも大事なわけです。ＰＴＳＤやトラウマ由来の精神障害はどういう性質のものかについての臨床経験を積み、知識も蓄積していく。それが専門性だと思います。

下山　それに関して言うならば、臨床心理学に期待されることのなかには、障害がその後どのように発展したのか、あるいは軽快したのかということに関する追跡研究などもあるでしょう。つまり、研究を担うという側面です。特に調査研究は、心理職の得意なところですね。単に既存の介入技法を実践するだけではなく、さまざまな障害や問題のメカニズムを探り、その解決法を開発していく研究も必要となりますね。

野村　そうですね。医療と協働して研究をしていくことは、臨床心理学に期待される重要なポイントですね。統計的なことなどはむしろ強い人がたくさんおられるわけですから。ＥＢＭ（evidence based medicine）全盛の時代、統計は精神科医に限らず、医者の悩みです。

下山　米国でも英国でも優秀な臨床心理士は、当然、精神病理学や異常心理学の研究分野で活躍しています。また、今は神経心理学や脳科学においても、優秀な臨床心理士が精神科医と共著論文をたくさん書いている。その点で日本の心理職が研究分野で活躍できるように教育カリキュラムを作成しなければなりませんね。

7．発達障害の概念がメンタルヘルス領域に与えたインパクト

下山　発達障害（第3章）への関心は、現在爆発的な高まりですね。

野村　発達障害は、精神医学のこれまでの診断の枠組みを、もしかしたらすごく大きく変えるかもしれない。これまでの精神医学の診断体系のなかには発達という観点が乏しかった。単に広汎性発達障害とか、注意欠陥・多動性障害（ＡＤＨＤ）という、それだけではなく、発達という観点で見ていくという切り口が、今後、さらに発展していく可能性があるでしょうね。パーソナリティ障害の概念もつながってくるし、これまで統合失調症と診断されていた人のなかに、発達障害として考えられる患者がいるのではないかと。

下山　昔の統合失調症のシンプルタイプとか、ああいうものも、かなり発達障害的な人もいるのではないですかね。

野村　そういう目で見ると患者さんのなかに発達障害的な要素がある方は多いですね。それは、現代になって増えていると主張している先生もいる。それとも、こちらのフィルターができたからそのように見えるのか……。そこはよく分からないけれど、数は多いと思います。子どもだけではなく、高校生、大学生、社会人に

もね。

下山　発達障害という概念が出たことにより，診断が揺らいできている。

野村　かなり影響を与えていると思います。

下山　しかも，第Ⅱ部のタイトルにあるように，社会的要請も大変強くなってきている。特別支援教育は，まさにそのことに相当します。単に診断分類が変わったというだけでなく，社会が発達障害というものをどのように位置付けたら良いのかを考えなければやっていけなくなっているとも言えます。したがって，発達障害への対応は，精神医学や臨床心理学に止まらずに，メンタルヘルス活動や教育活動を含めて社会全体が対応していかなければならない時代になっています。それによって精神医学も揺らぐでしょうが，臨床心理学の在り方も大きく揺らいできていると思います。まず発達的なアセスメント能力が問われます。それから，生活技能の支援を含めた介入技法も発展させる必要も生じてくる。これまでの内的世界のみに注目した心理支援の在り方では通用しなくなっています。

野村　今のところ，そしておそらく中期的に見ても，発達障害については純粋に身体医学的には診断はつかないと思うんです。今，発達障害の診断は，心理テストと生活史の聞き取り，そこで診断をつけるわけです。結局，それは心理学的な手法ですよね。何か生物学的なマーカーが見つかることは少なくとも当分の間はないと思う。

下山　疾病として，なかなか確立しにくい。

野村　厳密な意味での疾患単位としては難しいのではないでしょうか。もっとも，統合失調症ですらまだできていませんし，カテゴリー診断自体を疑問視する向きもあるぐらいです。まして発達障害は数も多いし，幅も広い。診断あるいはアセスメントは，心理学的な手法によることになると思います。

下山　知能検査が有効な判断材料になっていますしね。

野村　心理テストと生活史の聞き取りが主な手法なので、これは心理学的なアセスメントで診断をするということですよね。もちろん横断面の症状も重要ですが、心理学的なアセスメントの占める比重はすごく大きい。

下山　大きくなっていますね。それと関連してですが、発達障害そのものだけでなく、二次障害が非常に大きな問題となる。いじめを受けたり、排除されたりしてしまう。それによって自信をなくしたり、周りに対し反感を持ったり、パニックになったりする。そのような二次的問題に関しては、心理職の役割がますます高まってくる。

野村　今のところ、発達障害に関して医学的にできることは、すごく少ないです。結局、対症療法的な薬物療法ぐらいでしょうか。それも効きめは大変限定的です。誰が行うかは別にして、主な援助の手法は心理学的なものだと思います。これも学校や、家庭など、地域のなかで、どうサポートするかという問題なので、面接室から出て、どのように援助していくかとなってくる領域であるのは間違いないです。

下山　その点については、平岩先生の論考（第3章）にかなり率直に書かれていると思います。特に「療育」や「トレーニング」という方法も必要となる。そうなってくると、心理と教育がどのように連携し、協働するのかがテーマともなってくる。

野村　臨床心理学では、一般に療育を敬遠しているでしょう？

下山　昔の障害児教育のイメージが残っているのだと思います。

野村　何か療育的なものをを避ける傾向があるように感じます。それは行動療法に対しネガティブだった時期と同じことでしょうが。できることは全部やるという、そういうスタンスに立って欲しいですね。

下山　日本の、従来の臨床心理学は、精神の内的世界、つまり精神内界にばかり関心を向けていた。ところが、発達障害というのは、生活場面における行動の調整が大切になってきますね。二次的障害への対応もその点がポイントになります。また、発達障害の支援においては、社会生活技能訓練（ＳＳＴ）などの生活訓練も重要な方法となる。そのことを考えると、心理職は、もう従来の方法では対応できなくなっている。考え方を変え、手を広げなくてはなりません。

野村　そうだと思います。従来の臨床心理学は、きれいごとで終わってしまうところがあった。療育や訓練は、養護教諭の先生に任せておいてというような感じでしたね。しかし、今後、発達障害支援においては、生活場面での援助が必要となります。フィールドの性格にもよるのでしょうが、他にできる人がいない場合は、できることは何でもやるというのでないと本当の意味で力になりません。それは医者も同じですが。

8．心理職が発達心理学や認知心理学を学ぶことの意義

下山　発達障害という概念が出てきたことを通して、発達ということが重要になってきていますね。発達の問題というのは、生活のなかで起こる。そうなってくると、精神医学においてもそうですし、臨床心理学においても、生活のなかでサポートしていかなければならなくなる。これは重要なテーマです。心理職は、どのように自分たちの技術を広げていくのかが問われていると思います。

野村　発達心理学には、いろいろな蓄積がありますよね。医学部ではまず習わないし、医者になってからも詳しく勉強する機会はよほど自覚的にもつようにしないとありません。私が教育心理学の大学院に在籍していた頃に読んだピアジェ、ワロン、ヴィゴツキー、ああいうものの蓄積は医学にはないです。臨床心理学を勉強した人は発達心理学や教育心理学を学んでいるはずです。発達心理学の理論を持っている人が発達障害に関わるのは、大変有効だと思います。しかし、それは現場ではあまり活かされていない。発達心理学と臨床心理学が切れてしまっているようで、すごくもったいないことです。

下山　認知心理学も、同様に心理職がもっと学ぶべき心理学ですね。自閉症の人たちの認知の偏りは独特なわけです。近年の認知心理学は、そこにアプローチできています。本来なら臨床心理学が中心になって研究し、

関わっていくテーマであると思います。しかし，日本の臨床心理学は，その点が非常に弱い。

野村　発達障害に関して，心理学の知見とうまくリンクしてアプローチすると，これまでの医学がやっていなかったことが，いろいろできるのではないか。療育もそうです。知的障害児の教育や日本でかつて使われていた意味での学習障害の教育のなかに理論と実践の蓄積があるはずなのに，そういうのが何かちゃんと活かされていないという感じがします。大学院での臨床心理学教育が制度化されたことで，逆に発達や学習などの領域を勉強しなくなっている嫌いはありませんか。

下山　それはあります。学部でやっているからという理由で，大学院でしっかりと学ぶことをしなくなっている傾向はあるでしょう。

野村　発達障害がこれだけ注目されているのだから，ぜひ臨床心理学のトレーニングプログラムのなかに発達心理学を取り入れ直して，カリキュラムを組み直してもらいたいですね。

下山　そもそも日本の場合，臨床心理学の学問体系と心理学の学問体系とが切り離されていることが問題です。精神分析やクライアント中心療法の影響が強かったので，臨床心理学を心理療法やカウンセリングの体系としてしか理解していなかった。しかし，ここで一度見直して，心理学の学問的蓄積のなかに，臨床心理学の考え方，知識，技術をどのように位置づけていくかを考えなければならない。それは訓練のシステムとも結びついてくる。学部の時に心理学をやっていて，それと全く違うものを大学院でやっても無駄だと思います。両者をつなげるために学部の心理学教育を大学での専門職訓練にどのように発展させていくのかを考えることが必要となっていますね。それは，日本の臨床心理学の，重要な課題ですね。日本の心理職は，発達をしっかり学んでいない場合が多いのにもかかわらず，三歳児健診に関わってしまっている。スクールカウンセラーなどは，思春期という最重要な発達期と深く関わってきますね。

野村　もともと認知心理学だって，心理学のなかから出てきたわけですからね。心理職のなかに認知心理学の専門家がいると、リサーチの面でも貢献はすごくできるのではないでしょうか。

下山　今、医学のなかでできないことがたくさん出てきています。従来のメンタルヘルスというのは、医学のほうで病理というものを規定し、この部分の治療は医学がやりますので、心理職などのパラメディカルは余計な手を出さないでくださいというスタンスでした。しかし、発達障害などは、これは医学のなかで判断するレベルではなくなってきていて、社会のほうで取り組まなければならない問題です。医療も自分たちだけで抱え込むことはできないということになってきている。今こそ、心理職が社会に求められている時だと感じます。

9．性同一性障害の問題がメンタルヘルス活動に問うてきていること

野村　性同一性障害（第4章）にも発達に絡む問題があります。もちろん、生物学的に規定された性同一性障害があるわけですが、思春期あたりで顕在化してくるものに関しては、発達の問題が絡むのです。生得的にセクシャリティとジェンダーが違う人はいると思いますが、もっと成長のプロセスで、その辺が入り組む人もたくさんいると思う。それは優れて発達的な問題なのです。したがって、そういう角度から見ていかないといけない。

下山　性同一性障害の問題は、極めて社会的なテーマでもあると思います。今まで社会がフタをしていたものを開けてみたら、実はこれは社会の根幹に関わる問題だったという感じですね。

野村　そうですね。数も多い。本当に新しい専門領域ができているという印象です。性にまつわる相談はけっこう多いですね。難しくて、専門性が高いです。これに関して、かなり集中的に勉強して臨床経験を積まないと、なかなか厳しい。性にまつわる相談は、問題がかなり具体的です。性転換手術を受けるべきか、受けない方がいいのか、性的倒錯があり、犯罪まがいのことをしてしまったとか、あるいは性行為がうまくいかないとか、具体的な成果が求められるのです、治療に関して。それこそ受容して苦しみを聞いてあげれば済むわけで

はないので、専門性がすごく問われてしまう。知識と、患者さんの希望にどれだけ応えられるかというのが、具体的に非常に問われます。

下山　性転換の手術という点では医療の枠内のテーマでしょう。しかし、性同一性となると、アイデンティティの問題であり、これは心理的テーマとなってきますね。社会的な価値観とも関わってきますから、医療が一人で背負うわけにはいかない分野ですね。発達障害と同様に性同一性障害も、価値観と関連して社会システムの根幹に関わってくるテーマであると思います。ですので、精神医学も臨床心理学も、社会、生活、それから社会システムとどう関わるかということが問われることになる。しかも、そこでの解決の道を提示することが社会の側から要請されることにもなります。発達障害もそうですが、性同一性障害はさらにバイオ・サイコ・ソーシャルな問題ですね。だからこそ社会との関連が問われることになるのだと思います。

野村　これは専門性が高いというか、かなりの知識と理解がないとできない領域ですよね。しかし、逆に言えば、本当にしっかり勉強して、臨床をトレーニングしていけば、専門家としてやっていける領域という気はします。

下山　専門性ということと結びつくことだと思います。それに加えてバリアフリーのテーマが関わってくる。つまり障害というのは、社会がつくっている面があるということです。特に性の在り方は、社会的規定によって決まってくる。例えば、かつての精神障害の診断分類では、ホモセクシャルは異常として分類されていた。それは、当時の社会的通念に従ったという面はあるかもしれませんが、精神障害の診断分類そのものが障害をつくってしまったという面がある。逆に、精神障害の分類を変えることを通して社会の通念を変え、それによって障害が障害でなくなることもある。発達障害などに関しても、彼ら特有の感覚やコミュニケーションの在り方を、障害として診断することを止め、その人の個性と見ることで、社会の受け入れ方も変化していくことはあると思います。そのような見方の変化で社会が彼らを受け入れるようになることによって、少なくとも二次障害が減じて、障害も緩やかになっていくこともありうると言えます。性同一性障害も、まさにそのような傾向があります。いかに私たちが社会的価値観に含まれるバリアから自由になるかが問われています。そのようなバリアフリーに精神医学や臨床心理学がどのように関わっていくのかが問われていると思います。

野村　そうですね。まだまだ医者のなかにも心理職のなかにも偏見はあるのかもしれません。

下山　逆に言うと、性障害のケースに関わっていると、こちら側の偏見が問われていると感じます。社会的なバリアをどのようにしていくか、彼らの生活をどのように支援していくのかというところで、精神医学と臨床心理学が視点を共有し調整していくことが必要になってきていると感じます。それに基づき、知識や技術を増やしていく。

野村　他の領域もそうですが、法律がどうなっているか、社会的なシステムがどうなっているか、そういうことに関する知識がものすごく必要となってきますね。そういうことも含め、この領域の専門家を育てるのは非常に大事なことです。

下山　性同一性障害にしても、性の問題に関しても、精神医学が専門的に扱ってきたテーマではありません。ですから、蓄積がない。しかし、現在、社会的ニーズがこれだけ多くなってきている状況になってきて、縄張り争いをするのではなく、精神医学と臨床心理学が協働してこの問題を考えていく、そういう意識が必要ではないでしょうか。

野村　必要です。たとえば、スクールカウンセラーの人はカウンセリングの技術も重要でしょうが、性の問題などもしっかり学んでおくことも必要となるでしょう。性の意識の発達とか、そういうものは心理学のなかで学んできたことでしょう。しかしそれが心理職の臨床活動に反映されていないですよね。もったいないことです。ぜひ、もう一回光を当て、役立つようにして欲しいですね。

10．睡眠障害の治療に心理職が参加するために必要なこと

野村　睡眠（第5章）については迂闊にも知らなかったことがたくさんあり、本多先生の論考を読み非常に参考になりました。睡眠障害は実際の診察では、しばしば睡眠薬を処方して終わりということが少なくありません。最近の睡眠薬は、ひと昔前のものに比べれば安全性が高いのですが、そうは言っても依存や離脱の問題や高齢者や児童への投与の是非など、臨床上話題になることがいろいろあります。レストレスレッグス症候群とか、睡眠時無呼吸症候群にも注目が集まっています。本多先生の論考にもあるように不眠は大変大きな問題で、患者数も非常に多いです。

下山　精神科の患者さんのなかでは、睡眠障害をともなっていない人の方が少ないほどですね。

野村　睡眠障害の治療はとても大事です。睡眠時無呼吸の診断をきちんとするためには、相応の設備と技術が要ります。そうすると、とても普通のクリニックや病院ではできないので、専門施設を紹介することになります。睡眠時無呼吸はきちんと除外診断しておかないと、誤診につながるのです。患者さんもインターネットなどで情報を得ています。私は睡眠時無呼吸ではないですかとか、自分から質問してきます。この論考を読んで、睡眠薬を出して終わりという診療では患者は報われないということ、そしてそれではいけないということを改めて感じました。精神科医は、睡眠障害を他の精神障害の随伴症状と考えたり、あるいは不眠だけなら大きな問題ではないと考えたりしがちです。しかし、実はもっと重大で幅の広い問題だということが、本多先生の論考を読むと良く分かります。生活面の指導も含め、いろいろなアプローチをしなければいけないということが、本当に良く書かれていて、非常に勉強になりました。

下山　睡眠に関しても、薬物治療だけではなく、もう少しリラクゼーションや認知行動療法による介入といった心理的介入を取り入れていくことも必要ですね。

野村　患者さんのニーズも変わってきて、睡眠薬を出して終わりでは、だんだん済まなくなってきているということですね。特に高齢の人の睡眠薬の副作用は、最近、特に厳しく言われるようになってきています。漫然と睡眠薬を出すのではなく、生活面からどうアプローチするかということがどうしても必要になってくる。

下山　睡眠薬を出してしまうことにより、その人の生活リズムの乱れや、生活を調整する能力を見えなくしてしまっている面もあると思います。実は睡眠障害の背後に何らかの心理的問題が隠れているかもしれないのに、薬物によって無理やり眠らせることで、本来の問題を見えなくしてしまうということもあるかと思います。

野村　しかも、漫然と睡眠薬を出し続けることに対し、だんだん厳しい目が生じてきているということです。睡眠薬は使うのは必要ですが、一部に、睡眠薬を安易に処方しすぎるという傾向があるのは確かですので、その点からも心理職の活動に期待したいですね。

下山　さらに、本多先生の論考のなかには睡眠衛生指導というテーマがありましたが、この場合は、予防も含めた教育的活動が必要になってきますね。そうなってきますと、心理職や保健師などが関わっていく必要が出てきます。これまでの心理職は、何か問題が起こるまで待っていて、問題が起きた後に介入するという発想が強かった。しかし、予防活動や指導活動という視点からメンタルヘルスに関わっていく視点が必要となっていることを自覚しなければいけませんね。

野村　特に睡眠は生理的な現象なので、ややもすると心理学とは距離が遠いと考えがちですが、そうではないということです。できることがたくさんある。

下山　睡眠の問題は、社会の夜型化とか、いろいろな面で社会環境と結びついている。ですから、この領域で調査をし、社会に対しこの問題を伝えていくといった作業が必要になってくる。それは、医療だけではできない話であり、臨床心理学が担う面でもあると思います。

野村　最後に書かれている睡眠社会学。これはまさにリサーチだから、臨床心理学の得意なところですね。

下山　一見すると心理職の仕事として、精神科医と協力して治療を行うという論点に傾きがちです。しかし、このような調査研究という点では、心理学研究者としての活動を求められることになる。調査だけではなく実験なども、心理学は得意なところです。したがって、睡眠の実験研究などにも関わることもできる。いずれにせよ、心理職は、研究ということでメンタルヘルスに関わる責任もあります。

野村　例えば疲労研究というのは、実は心理学のなかで、熱心に取り組まれていた分野です。生理的な研究というのは、これまでも心理学で行っていたことですし、もう一回、そのあたりを臨床と結びつけた形で進めて欲しいですね。

下山　研究と関連して、臨床心理学の教育をどのようにするかということを考えなければいけないと思います。つまり、臨床活動のみに専念する心理職と、研究活動も併せてできる心理職の教育を分けて考える必要があると思います。特に人間性を軸に据えて共感的理解の技法を中心に活動するカウンセラーレベルの心理職と、問題の成り立ちを分析し、その問題に最も適した介入技法を適用するとともに研究活動も併せて行うことができる上級レベルの心理専門職の教育を分けてカリキュラムを作る必要があるということです。当然、カウンセラーレベルの心理職と上級レベルの心理専門職では、対象とする問題や障害が異なることになります。特に上級の心理専門職となると、やはり博士課程まで行かなければならない。発達心理学や認知心理学の知識も備え、調査研究や実験研究の技能も修得するためには、博士課程までの教育が必要となります。そのような専門性をもつ専門職となってはじめて、精神科医と臨床心理士が互いに専門職として尊敬できる関係を築くことができるのだと思います。その点で研究マインドはとても必要になってくると思います。

11．女性外来の視点によって精神医学も臨床心理学も質的変化が起こる

下山　女性外来（第6章）は、新しい領域ですね。しかし、心理学研究が、実はこれまで扱ってきたテーマと

かなり重なってくる領域でもある。これに関して言うならば、特に古い臨床心理学は、精神医学もそうかもしれないですが、男性の学問だった。あるいは男性のための学問だったと言えます。それに対して女性外来の活動や、そのための学問が発展していくならば、新しい見方が出てくるのではないでしょうか。

野村　そうですね。加茂先生の論考で指摘されていたように〝女性のライフサイクル〟をどのように考えるのかという視点が必要となってくる。それは時代とともに変わってきていますし、女性とひとくくりに言ってもいろいろな人がいますね。しかも、性の問題とも絡んでくる。

下山　性の問題に女性の視点が入ってくると、メンタルヘルスというものの考え方が再構築されていくのではないかと思うんです。今までのメンタルヘルスは、男性中心で、しかも医学が中心にあり、管理中心だった。そこに女性の視点が入ることで、ライフサイクルのテーマも出てくるし、社会的な役割のテーマも出てくる。あるいは、出産というテーマも深く関係してくる。精神医学や精神医療に関しても、女性の視点が入ってくることで再構築されなければならない可能性が出てくる。臨床心理学を専攻する女性は多いですから、これらの女性がこのテーマを追求するようになると、臨床心理学は大きく変化すると思います。

野村　出産、育児、そして更年期の問題などが明確にあり、男性の視点とは異なりますね。それに社会的弱者だということが、まだまだあるということでしょうけれどね。

下山　これは面白い議論ですね。言われてみれば当たり前ですが、男性と女性では体験が全然違っている。女性の視点では、男性よりも生活の質、QOLがテーマになりやすいということもあるかもしれません。いかに質の良い生活をするかということがテーマになってきて、そこに精神医学や臨床心理学がどう関わっていくかということが問われますね。

野村　例えばエリクソンのアイデンティティ研究にしても、女性の場合はどうだろうということを一生懸命行っていた時期がありましたね。エリクソンの理論は男性モデルで、女性の場合は違うのだという議論をしていました。あのような心理学の知見も、現在ではあまり目に触れなくなったようです。今役に立つものがあるのかどうか分かりませんが、心理学には女性の視点に立つ研究の蓄積はいろいろあるだろうなという感じがします。最近、医学生に心理学を教えていますので、昔の文献や心理学の古典的な著作を読むことがあるのですが、新たな刺激を受けることがあります。

下山　女性のＱＯＬやアイデンティティの問題でも、心理学にある種の伝統があるわけですから、今後臨床心理学が女性の視点に立った実践だけでなく、研究でもリーダーシップを執る可能性がありますね。

野村　それは、かなりあると思います。女性外来の場合、これはまさしくチーム医療です。総合的に受け持つことになります。女性という対象をいろいろな角度から、つまり婦人科とか、精神科とか、いろいろな角度で対応するわけです。ドメスティック・バイオレンスの問題ということになれば、ケースワークも入ってきます。狭いメディカルモデルではとても対応できないため、そこで心理職の活躍が期待されますね。

下山　本当にそうですね。本書のなかに女性外来の領域が入ったことは、心理職にとっても視点を広げられることになりますが、精神医学においても新しい視点でしょうね。

野村　本当に女性外来や睡眠外来は、精神医療の最前線なんですね。ですから、われわれが知らないことがたくさん書かれています。

下山　第Ⅲ部でテーマとなっている睡眠外来や女性外来での活動については、第Ⅱ部ほどはまだ社会的な問題にはなっていないものですが、しかし、実際には社会的ニーズは非常に高いものですね。これは、精神医学や臨床心理学が今後扱わなければならない潜在的な課題であるといえます。このような課題は、これは精神医学とか、これは臨床心理学といった区別をするのではなく、さまざまな職種が協働して対応していかなければならないと思います。

12. 精神科の病院やクリニックで働く心理職に求められること

野村　佐藤先生（第7章）の論考を読んでいちばん納得したのは、精神科病院に心理職が増えていないという事実です。私は、精神科病院は、今後精神医療がどのように変化しようとも精神医療の最前線の一つであり続けると考えています。その最前線で心理職が増えていないのはとても残念です。ここで言われていることもほかのところと同じで、スペシャリティーにこだわるのではなく、ある意味では何でも屋にならなければならないという、そういうことが強調されています。私も精神科病院で働いた時代がありましたが、心理職の方には本当にいろいろなことが求められていました。

下山　すでにその動向ははっきりしていますし、病院でも進んでいると思います。しかも、病院の開放化が進み、患者さんをコミュニティで支える方向に進んでいる大きな流れがあり、精神科病院もそれに取り組まなければならなくなっています。そうなってくると、さらに心理職が何でも屋として働けることが必要とされてくると思います。そこをどうするかが課題でしょうか。

野村　その辺りは、診療所でも同じであるとは思います。

下山　西松先生（第8章）も、チーム医療で必要となる心理職のコミュニケーション力不足が問題となるという趣旨の指摘をされていたかと思います。むしろ医師のほうが、コミュニティに出ていかなければならないということで、さまざまな人々との生活レベルのコミュニケーションを重視している。逆に心理職には面接室に籠ってしまっていることの弊害があると思います。従来の心理職のモデルが個人心理療法であるので、正式の心理職の仕事は面接室内の、密室の中で行うものという意識が強く残っています。その結果、心理職の視野の狭さがあり、それが、特に精神科病院などでの活動にはマイナスに働くと思います。

野村　しかし、実際に精神科病院に勤めている人は、そういう意識は少なく、何でも屋として働いていると思います。むしろ、そのような狭い意識をもっているのは、大学で教えている教員ではないでしょうか。現場の心理職のほうが、実は大学の教員よりも先に進んでしまっていると思います。「心理職の仕事は面接室の中だけ」などと言っていたら、病院の中では仕事ができない。

下山　大学の教員は、現場の心理職の声を聞いて、臨床心理学を再構築していかなければいけないということですね。それは、痛感しています。

野村　そのシステムが十分できていないということでしょうか。大学で教えている教員や学会に現場の声が届いていないのでしょうか。

下山　そういう偉い先生方のなかには現場の心理職の声を聞くと、面接室の中での心理療法モデルに固執している立場が危うくなるという気持ちもあるのではないでしょうか。そのような旧来のモデルやシステムをどのように変革していくのかが、今臨床心理学に問われているのだと思います。しかし、これは、臨床心理学だけの課題ではない。本書のなかで佐藤先生は、医療も変革しなければいけないとはっきり書かれています。どの領域でも、変革が求められているのだと、改めて感じました。

野村　資格とは何のための資格なのかということを、心理職だけでなく、医師も改めて考えなければならないと思います。心理職の資格を議論することは同時に、医者自身翻って、医者は何をする者なのかを考えるという課題に直面していることだと思います。

下山　それを佐藤先生のような方が言うのは、すごいことだと思います。

野村　そうですね。佐藤先生のような人だから言えるのでしょう。

下山　逆に心理職のなかには、医師がもっている権威に憧れ、心理職もあのような権威を身につけたいと念じて資格を求めている人も少なからずいると思います。むしろ、最近では、医師のほうが権威の否定的側面に気付いているということもあるかと思います。その点で心理職も、資格を単なる権威と異なる視点から求めることが必要となりますね。

野村　西松先生の論考のなかで、私が最も共感したのは、医師と心理職は、どちらも多職種連携の教育を一番していない職種ということです。確かにその通りです。

下山　論考のなかで西松先生は、本当に細かく、何が必要かを指摘されています。社会との接点ということがポイントでしょうか。都市型クリニックは、まさに社会と結びつきながらやっているので、クリニックに勤務する心理職は、そのような社会との接点にどのように介在していくかが課題ですね。

野村　全体として思うのは、精神医療は患者さんが増え、幅や裾野が広がっています。しかし、その一方で本書に掲載された領域のように非常に細かく専門化しているという、両方の現象が起きています。ですから、心理職の人たちも、裾野の広さに対応するような広がりと、先端化細分化している専門性と、その両方が必要になってくるということです。

下山　そうですね。特に精神科クリニックは大都市では広がっているので、社会との接点がどんどん拡大している。その結果、さまざまな領域と関わる専門性が必要となっている。社会のなかのさまざまな組織や職種に対応して活動を特化していくことも必要となっているわけですね。心理職もスペシャリストになることが求められる。例えば、企業のなかで起きるメンタルヘルスの問題に対して、そのことに特化した心理のスペシャリストも必要となる。このような領域別のスペシャリストを養成していくことも、心理職の教育訓練の課題となっていますね。

野村　医学教育のなかでは、最近になってインタープロフェッショナル・エデュケーション（Interprofessional Education: IPE）（専門職の協働教育）の必要性が語られています。それにともなって、インタープロフェッショナル・ワーク（Interprofessional Work: IPW）（職種間協働）という言葉も使われるようになっています。多職種連携は医学教育でも大きなテーマではあります。

下山　臨床心理学では、そのあたりを十分教育してこなかった面があります。臨床心理学の教育訓練では、まず心理職としての味を出すことができる基礎技能を習得することが必要となります。ここまでは、カウンセラーレベルの心理職においても求められることです。これは、主として修士課程で学ぶ課題であると思います。次に、さらに上級レベルの心理職になるためには、対象とする問題や障害に対応して、最も有効な介入技法を用いることができる専門性を高める必要があります。それとともに多職種協働する社会性を身につけることも求められるでしょう。これは、研究遂行能力を育成することとともに博士課程の教育課題です。さらにそれぞれが勤務する職場の特殊性に対応できる専門性を育成することも必要となります。これは、卒後教育の課題ですね。いずれにせよ、心理職に対する社会的な期待が強いだけに、それに応えるためには、教育訓練システムを充実させることが何にも増して必要であることを痛感しています。

（二〇一一年五月十六日）

あとがき

本書が作られた経緯は「まえがき」に述べられたとおりである。文字通り精神医療の第一線・最前線で臨床・研究・教育に活躍している先生方からの論考を収めることができ、編者としてとても嬉しく思っている。ご多忙のなか、原稿を頂いた先生方に改めて感謝する次第である。

私事で恐縮であるが、対談部分で多少触れられているとおり、私はかつて臨床心理学の道を志していた。大学院で臨床心理学の基礎的な教育を受け、博士課程進学後の数年間は総合病院や精神科病院で心理士（当時まだ臨床心理士という言葉はなかった）として勤務した経験がある。その後、幾つかの理由があって医学に転じたが、精神科医として臨床を始めてから、改めて医師の立場から心理職の役割と重要性を考えるようになった。医師としてのキャリアが長くなるにつれ、心理職が医療のなかにきちんと位置づけられて活躍の場を持つことが医療の質を高めることにつながるという思いが強くなっていった。しかし、一方で、臨床心理学あるいは心理職の側も変化する必要がありそうだという想いを抱くようになった。本書は、臨床心理学と心理職へ期待と要望を精神医療全般の状況と最前線の専門領域を紹介しながらまとめたものである。本書が若手・中堅の心理士の方々の刺激となり、専門家として歩んでいく際の「道しるべ」のようなものになることを願っている。また、本書は精神科医や心療内科医が読んでも十分参考になる水準の内容を持っていると思う。本書が職種を問わず、多くの読者を得ることを望んでいる。

共同編者である下山晴彦氏は、私が臨床心理学を学んでいた当時からの古い友人である。私が臨床心理学から医学に転じてからも付き合いが続き、医学生時代には心理士として仕事をする場を紹介して頂いたし、医師になってからも勉強会等を一緒に行う機会が少なくなかった。若い時代に臨床心理学を共に学んだ友人と本書を上梓できたことも大きな喜びである。

本書の出版にあたっては、誠信書房編集部の松山由理子氏、佐藤道雄氏にひとかたならぬ本当にお世話になった。記してお礼を申しあげます。

二〇一一年九月吉日

野村俊明

著者紹介

序　章

野村俊明（のむら としあき）

奥付参照

第 1 章

林　直樹（はやし なおき）

1980年　東京大学医学部卒業

現　在　都立松沢病院精神科部長

著訳書　『リストカット―自傷行為をのりこえる』講談社現代新書　2007

第 2 章

金　吉晴（きん よしはる）

1984年　京都大学医学部卒業

現　在　国立精神・神経医療研究センター

著訳書　『外傷後ストレス障害　In；今日の治療指針　2008年版』医学書院　2007

第 3 章

平岩幹男（ひらいわ みきお）

1976年　東京大学医学部卒業

現　在　Rabbit Developmental Reseach 代表

著訳書　『乳幼児健診ハンドブック―発達障害のスクリーニングと 5 歳児健診を含めて（改訂第 2 版）』診断と治療社　2010

第 4 章

針間克己（はりま かつき）

1996年　東京大学大学院医学系研究科脳神経医学博士課程修了

現　在　はりまメンタルクリニック院長

著訳書　『プロブレム Q&A ―性同一性障害と戸籍』（共著）緑風出版　2007

第 5 章

本多　真（ほんだ まこと）

1989年　東京大学医学部卒業

現　在　東京都医学総合研究所　精神行動医学研究分野　睡眠研究プロジェクト・プロジェクトリーダー

著訳書　『ナルコレプシーと睡眠制御機構　In：シリーズ脳科学 6 、精神の脳科学』東京大学出版会　2008

第6章
加茂登志子（かも としこ）
1981年　東京女子医科大学医学部卒業，医学博士
現　在　東京女子医科大学附属女性生涯健康センター所長・教授
著訳書　『実践・女性精神医学―ライフサイクル・ホルモン・性差』（共著）新樹会創造出版　2005

第7章
佐藤忠彦（さとう ただひこ）
現　在　社会福祉法人桜ヶ丘社会事業協会　桜ヶ丘記念病院
著訳書　『精神科領域の個人情報についてどう考えるか―個人情報保護法の全面施行にあたって』（共著）星和書店　2005

第8章
西松能子（にしまつ よしこ）
1979年　大阪大学医学部卒業
現　在　立正大学心理学部博士課程主任
著訳書　『初診時におけるリスクマネジメント In: 精神科リスクマネジメント』（分担執筆）中外医学社　2007

第9章
野村俊明（のむら としあき）・下山晴彦（しもやま はるひこ）
奥付参照

編著者紹介

野村俊明（のむら　としあき）

1954年　埼玉県生まれ

1986年　東京大学大学院教育学研究科博士課程満期退学

1992年　日本医科大学医学部卒業

現　在　日本医科大学教授

著　書　『非行と犯罪の精神科臨床―矯正施設の実践から』（共著）星和書店　2007,『非行精神医学』（共著）医学書院　2006

下山晴彦（しもやま　はるひこ）

1957年　静岡県生まれ

1983年　東京大学大学院教育学研究科博士課程中退

現　在　東京大学大学院臨床心理学コース教授，博士（教育学）

編著書　『心理学の新しいかたち』全11巻（編著）誠信書房　2004-2006, デビソン，ニール他『テキスト臨床心理学』全５巻　別巻１（編訳）誠信書房　2006-2007,『臨床心理学を学ぶⅠ　これからの臨床心理学』東京大学出版会　2010,『認知行動療法を学ぶ』金剛出版　2011

精神《せいしん》医療《いりょう》の最前線《さいぜんせん》と心理職《しんりしょく》への期待《きたい》

2011年 11月30日　第１刷発行

編著者　野村俊明
　　　　下山晴彦

発行者　柴田敏樹

印刷者　田中雅博

発行所　株式会社 誠信書房

〒112-0012　東京都文京区大塚3-20-6

電話 03(3946)5666

http://www.seishinshobo.co.jp/

創栄図書印刷　協栄製本

検印省略

ISBN978-4-414-40069-4 C3011

今，心理職に求められていること　医療と福祉の現場から

ISBN978-4-414-40057-1

下山晴彦・村瀬嘉代子編著

社会の幅広い分野で活躍する心理職への期待を，医療と福祉の現場で働く，日・米・英の11名の専門家が実体験にもとづいて記述

目　次

A5判並製　定価(本体2800円＋税)

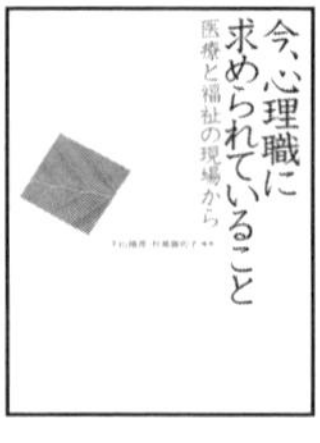

心理学の新しいかたち ⑨

臨床心理学の新しいかたち

ISBN978-4-414-30160-1

下山晴彦編著

日本の臨床心理学は独自の歴史と伝統に基づいて発展してきた。それはスクールカウンセラーを始めとしてさまざまな社会的場面で活用されている。それを受けて専門活動としてのアカウンタビリティを社会に提示することを目指して本巻が編まれた。

目　次

A5判並製　定価(本体3200円＋税)

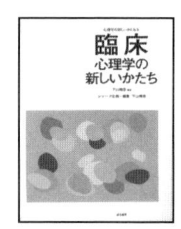

物語りとしての心理療法
ナラティヴ・セラピィの魅力

ISBN978-4-414-41423-3

J. マクレオッド著 下山晴彦・野村晴夫訳

クライエントが語ることと語り直すこと，のプロセスにセラピストが立ち会うことで，新しいストーリィを生み出すのが心理療法である。ナラティヴ・セラピーの文化的社会的な意義も含めて，さまざまな角度から心理療法を語る。

目　次

1　心理療法，文化，そして物語ることは，どのよう に重なり合っているのか
2　認識としてのナラティヴと機能
3　心理療法におけるナラティヴ
4　構築主義的なナラティヴの活用と認知療法
5　社会構成主義の観点に基づくナラティヴ・セラピィ
6　ナラティヴ・セラピィのプロセス
7　ポストモダンのナラティヴ・セラピィ
8　心理療法の新しいかたち

A5判上製　定価(本体4200円+税)

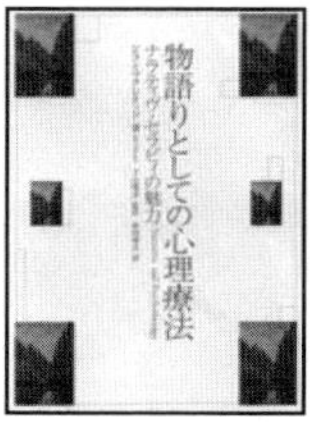

自傷行為とつらい感情に悩む人のために
ボーダーライン・パーソナリティ障害（BPD）のためのセルフヘルプ・マニュアル

ISBN978-4-414-41417-2

L. ベル著　井沢功一朗・松岡 律訳

一人でいると気分が荒れ始め，あるいは仲間といてもなじめずに居心地が悪くなってしまう……。つらい感情に折り合いを付けられず自分を傷つけてしまう人たちも多くいる。読者は，本書に収められたエクササイズに記入していく過程で，自分と向き合い，自傷行為とは違う癒やしに気づくことができる。

目次抜粋

- このマニュアルの対象者と使い方
- 薬とお酒の使い方
- 感情を理解しうまく扱う
- 思考の習癖と信念を調べ，修正する
- うつを克服し，難しいさまざまな気分をうまく扱う
- 児童期の虐待に取り組む
- 自傷行為（沈黙の叫び）を克服する
- 怒りの感情をうまく扱い弱める
- その他の問題――ゆきずりの性交渉，摂食障害，幻覚

A5判並製　定価(本体2800円+税)

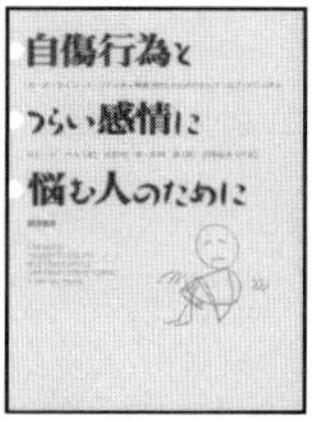